女性の不調に全対応！

毒をかき出す
足もみ大全

KMR式官足法療法院 院長
和智恵子

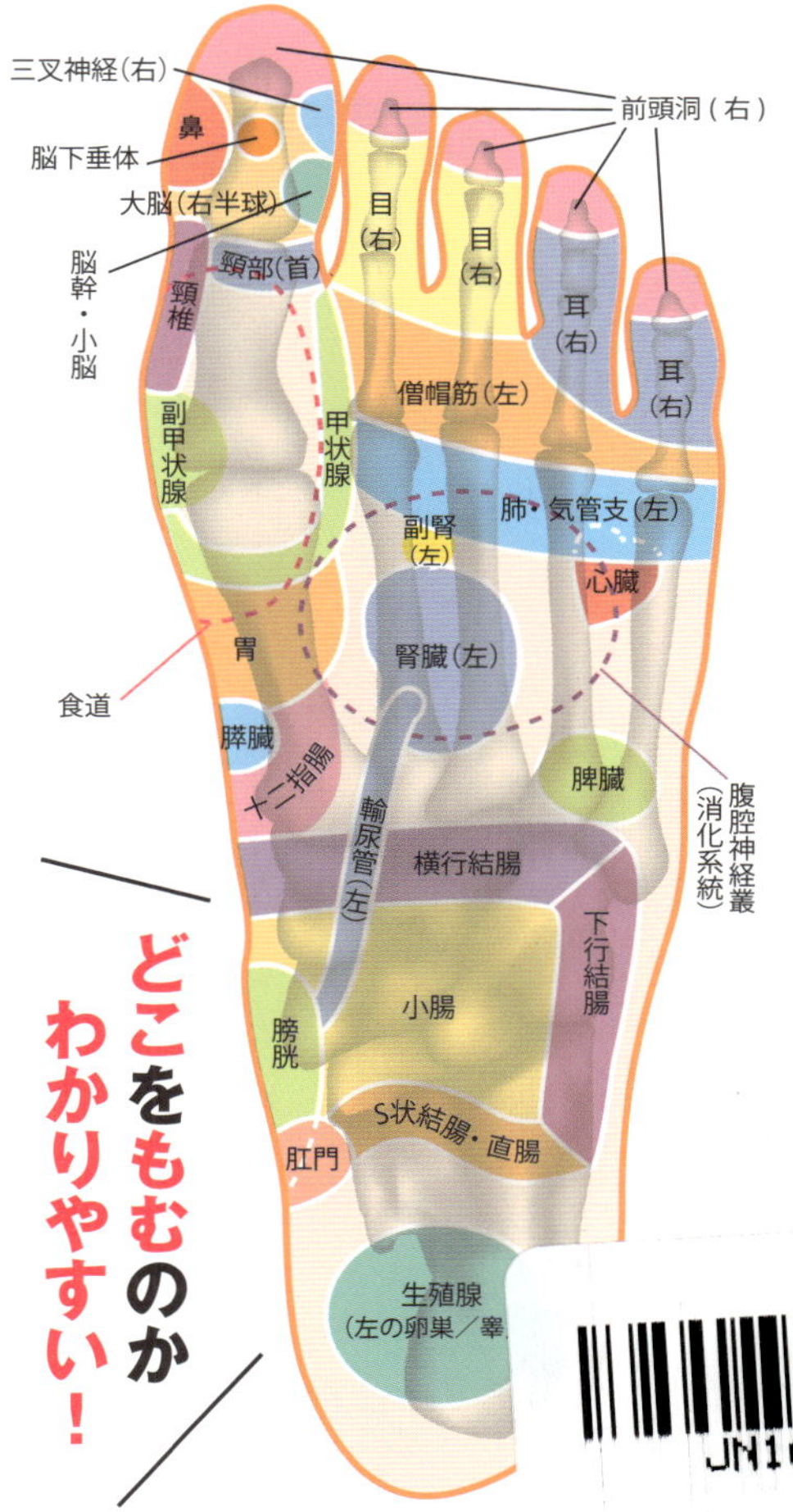

どこをもむのか
わかりやすい！

JN164321

宝島社

はじめに

体の毒をかき出す「足もみ」は未来を変えることができます！

私が足もみと出会ってから約41年、足もみ専門の「ＫＭＲ式官足法療法院」を立ち上げて、皆様の足をもむようになってから約37年。これまで延べ11万人の足をもみ続けてきました。当院には、今も毎月延べ３００人以上の会員さまが通ってくださっています。

前著『からだが蘇る！ 奇跡の足もみ』（宝島社）は、おかげさまで多くの方が読んでくださいました。「とても丁寧でわかりやすい」「足もみについてもっと知りたい」など、うれしいお声をたくさんいただき、こうして2冊目の本を出版することになりました。

今回の本は、ＫＭＲ式官足法の極意である「足に溜まった毒＝老廃物を徹底的にかき出す」ことをテーマに、女性に多いさまざまな不調や悩みを改善することを目指しました。

つらい不調を抱えて、駆け込むように当院にいらっしゃる方々は、足裏だけではなく足首や膝周りなど、足全体に毒が溜まってカチカチに硬くなっていることが多いです。足裏は軟らかいのに、足もみをとても痛がる場合も、体のどこかに不調が隠れています。心と体は一体です。体調が悪ければ、心も弱ってしまうでしょう。

足に毒が溜まる原因は、低体温、睡眠不足、仕事や人間関係のストレスなど、さまざまですが、いちばんは何と言っても運動不足でしょう。窮屈な靴に押し込められ、仕事はデスクワーク中心、歩くことが減った足には、どんどん毒が溜まってしまいます。そうなると腎機能が低下してリンパの流れも悪くなり、運動する気力さえ奪われてしまいます。

毒が溜まってカチカチになった足も、徹底的にもみほぐし、毒をかき出していけば、必ず足は柔軟さを取り戻し、血液循環も良くなります。そうなると個人差もありますが、それぞれの不調も改善され、体が軽やかに、心も元気になっていくのを実感していただけると思います。

この本を手に取ってくださった一人でも多くの方が、足に溜まった毒をかき出すことで、本当の意味での健康を手に入れられることを心から願っています。長年の不調から解放されて、体が元気になると、人生も彩り豊かに変わっていきます。

今日から足もみを始めましょう。自分の手で未来は変えられるのですから！

足を触れば、その人の
過去、現在、未来の
体の状態がわかります！

KMR式官足法療法院　院長
和智恵子

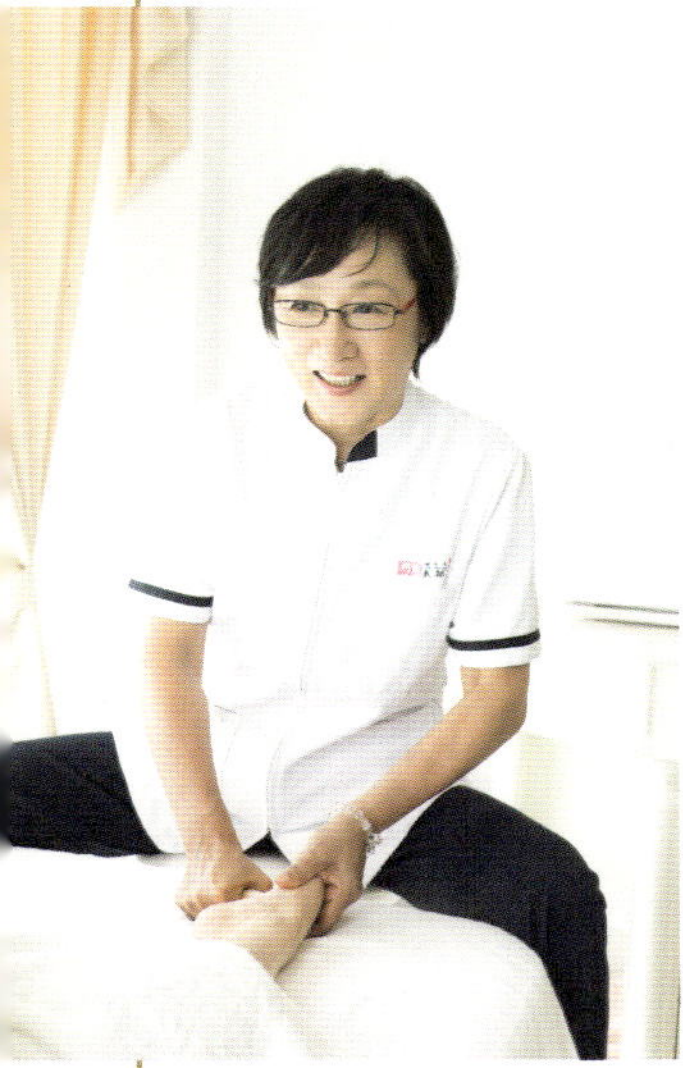

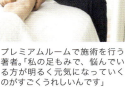

プレミアムルームで施術を行う著者。「私の足もみで、悩んでいる方が明るく元気になっていくのがすごくうれしいんです」

溜まった毒をかき出す!

「毒出し足もみ」のここがすごい!

ここがすごい!

1

溜まり続けた老廃物=毒をかき出して、健康に!

「毒」とは、本来は尿や便や汗で排出されるべきだった老廃物。足に蓄積されてカチカチになった老廃物を「足もみ」で崩して、かき出して、流して、体の外に追い出します。

ここがすごい!

2

血液やリンパの流れが良くなり病気や不調を撃退できる

足をもんで老廃物の塊を崩してかき出すと、酸素や栄養を運ぶ血液、毒素や老廃物を回収してろ過するリンパが滞りなく流れるようになります。細胞や臓器も元気になり、病気を寄せ付けない体になれます!

ここがすごい!

3

冷え切ってカチカチの足も 血行が良くなり体温アップ!

たった5分の足もみでこんなに体温が上昇。女性に多い冷え症の原因は血行不良なので足もみを習慣にするだけで改善されます。

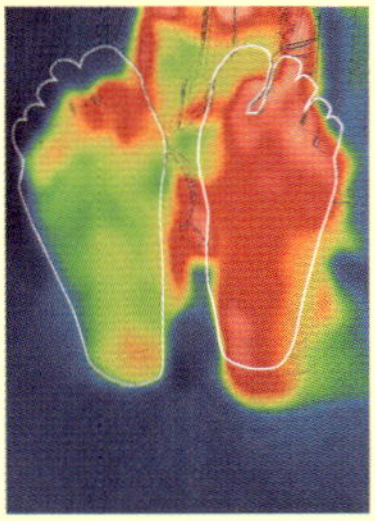

足もみ 後

左足を5分もんだだけで血行が良くなり、もんでいない右足まで体温が上がっています。

←

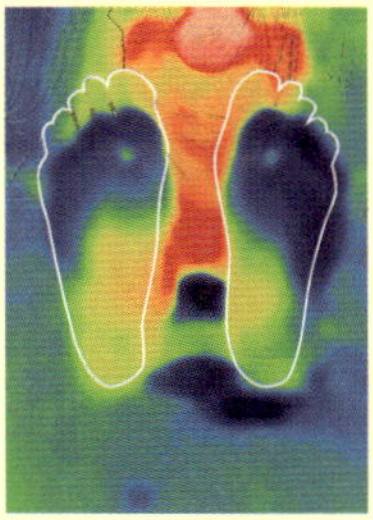

足もみ 前

夏でも冷え症に悩んでいるという女性の足。両足が氷のように冷えているのがわかります。

足に溜まった毒を
崩して、かき出す!

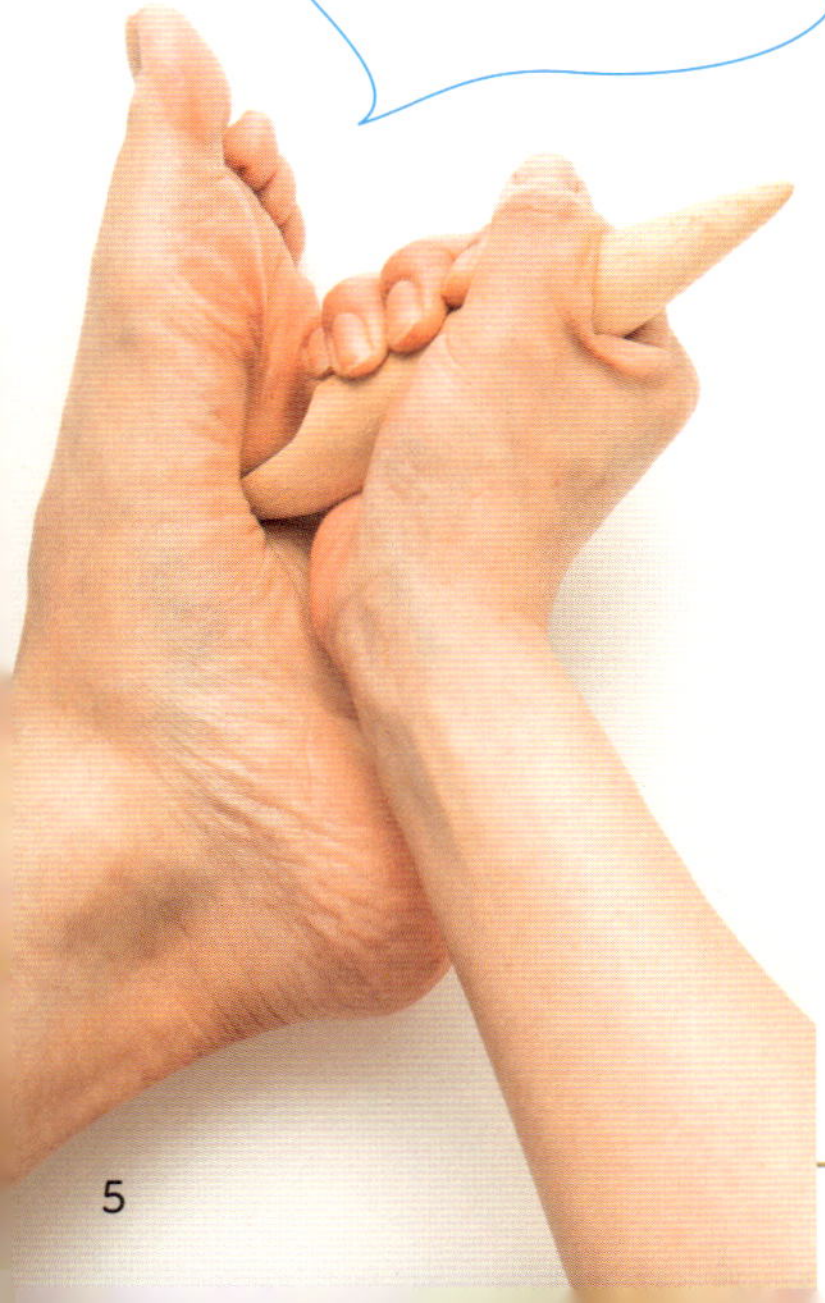

ここがすごい!

4

副作用なし、 健康状態もわかる! 自分でできるから続けられる!

足もみは副作用がなく、誰でも手軽にできる健康法です。毎日、自分の足に触れることで健康状態も把握できるし、長く続けていくと、自分の手で自分の体を元気にできます!

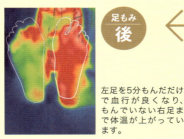

女性の不調に全対応！

毒をかき出す足もみ大全

CONTENTS

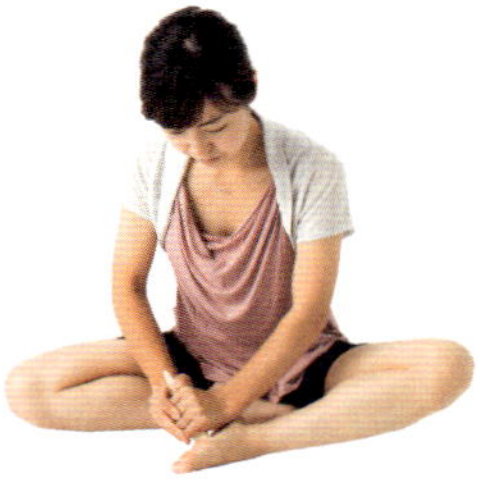

3章 ピンポイントでもOK！お悩み別・毒出し足もみ

1章

不調が良くなる「毒出し足もみ」とは?

カチカチに硬い足、冷たく冷え切った足、
パンパンに腫《は》れたような足……。
体の不調や病気はすべて足にあらわれます。
なぜ毒は足に溜まるのか?
なぜかき出さなくてはいけないのか?
まずは「毒出し足もみ」の仕組みをご紹介します。

第二の心臓、弱っていませんか？

すべての不調は足に溜まった毒が原因

私たちの体は、酸素や栄養を体の隅々まで運ぶ血液や、老廃物や毒素を回収してろ過するリンパ液が、体内を滞ることなく流れることで、健やかに保たれています。心臓から送り出された血液は全身をめぐり、重力にも助けられて足先まで下りてきます。そして、歩行の刺激や、足の筋肉の収縮を使い、再び心臓へ向かって戻っていきます。このときに、血液やリンパ液を押し上げるポンプの役割をしているのが足です。そのため、足は「第二の心臓」と呼ばれています。

ところが現代社会では、「第二の心臓」が使えていない人が急増中です。交通機関の発達や車を利用することで、歩く機会がグンと減りました。会社ではデスクワークで座りっぱなし。ついついエレベーターやエスカレーターで楽をしてしまいます。家電の進化により家事労働も楽になり、昔に比べて家の中で体を動かす機会も減ってしまいました。

こうして、第二の心臓を休ませた状態が続いていると、血液の循環が悪くなり、本来なら、排出されるべき「毒」が足に溜まりやすくなります。

本書で「毒」と呼んでいるのは「老廃物」のことです。私たちの体内では、常にエネルギー代謝が行われ、そのときに発生する二酸化炭素やアンモニア、尿素、尿酸、有機酸などが老廃物の正体です。**私たちの体は「汗」「尿」「便」「呼吸」によって毒を体の外に排泄しています。女性の場合は「生理の経血」**も毒を排泄する大切なチャンスです。

大量の毒を排泄する主な器官は腰周りにあるので、足に溜まった毒は、足のポンプの力でそこまで押し上げなければいけませんが、休ませてばかりのポンプにそんな力はありません。本来排出されるべき毒が、足に何層にも重なって蓄積されると、カチカチに硬くなり、血液循環が悪くなってしまいます。すると、全身のリンパの流れも滞り、むくみ、やがては体調不良を引き起こすという悪循環になります。

足のどこに毒が溜まっているかを見れば、その人の体のどこに不調が出ているのかがわかります。Ｐ24からの図表を見ると、足には体の各器官や臓器につながっている末梢神経が集中していることがわかります。これを「反射区」と呼んでいますが、足もみで反射区を刺激すると、関連する臓器や器官が刺激を受け、活発に動くようになります。

反対に、反射区に毒が溜まり、棒で触れるとゴリゴリ、ジャリジャリした状態であれば、そこの臓器や器官がダメージを受けていることになります。これから紹介する「毒出し足もみ」で毒を崩してかき出し、健康な体を取り戻しましょう！

あなたは大丈夫？

毒を溜めやすいのはこんな人!!

足の状態・見た目編

- □ 土踏まずにアーチがない扁平足
- □ 膝のお皿がくっきり見えない
- □ 足がひんやり冷たい
- □ 夕方になると足がむくむ
- □ くるぶしの骨が埋もれている
- □ パンパンで棒や指が足裏に入らない
- □ 足が分厚い
- □ 皮膚が黄色っぽい、または白っぽい
- □ 足の指でグーパーができない
- □ 角質が厚くなっている

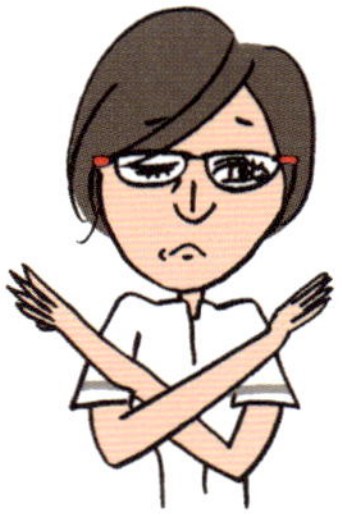

こんな足の方はいつも
体がダルく、やる気も出ない
という方が多いですね。
足もみで、心もむくみも
すっきりしましょう！

生活習慣編

□ デスクワークが中心である

□ 運動習慣がない

□ 窮屈な靴を履いている

□ ちょっとした不調でも薬を飲んでいる

□ あまり歩かず、どこへ行くにも車に乗る

□ 栄養の偏った食事が多い

□ しっかりとした睡眠がとれていない

□ 不規則な生活をしている

□ ストレスをうまく発散できていない

□ ついついお菓子をつまんでしまう

足を触るだけで
その人がどんな生活をしているのか
良くわかります!
足もみで毒をしっかりかき出して
元気になりましょう!

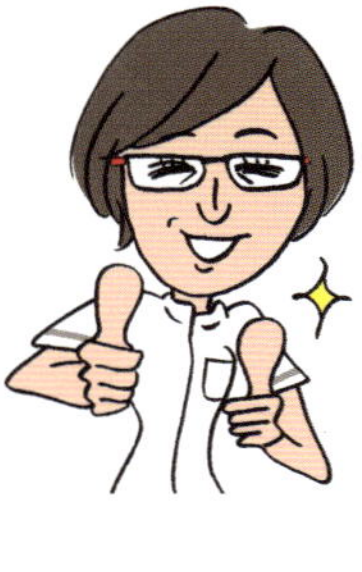

あなたの足はどのタイプ？

足の形でわかる3つのタイプ

1型 ホネホネ足

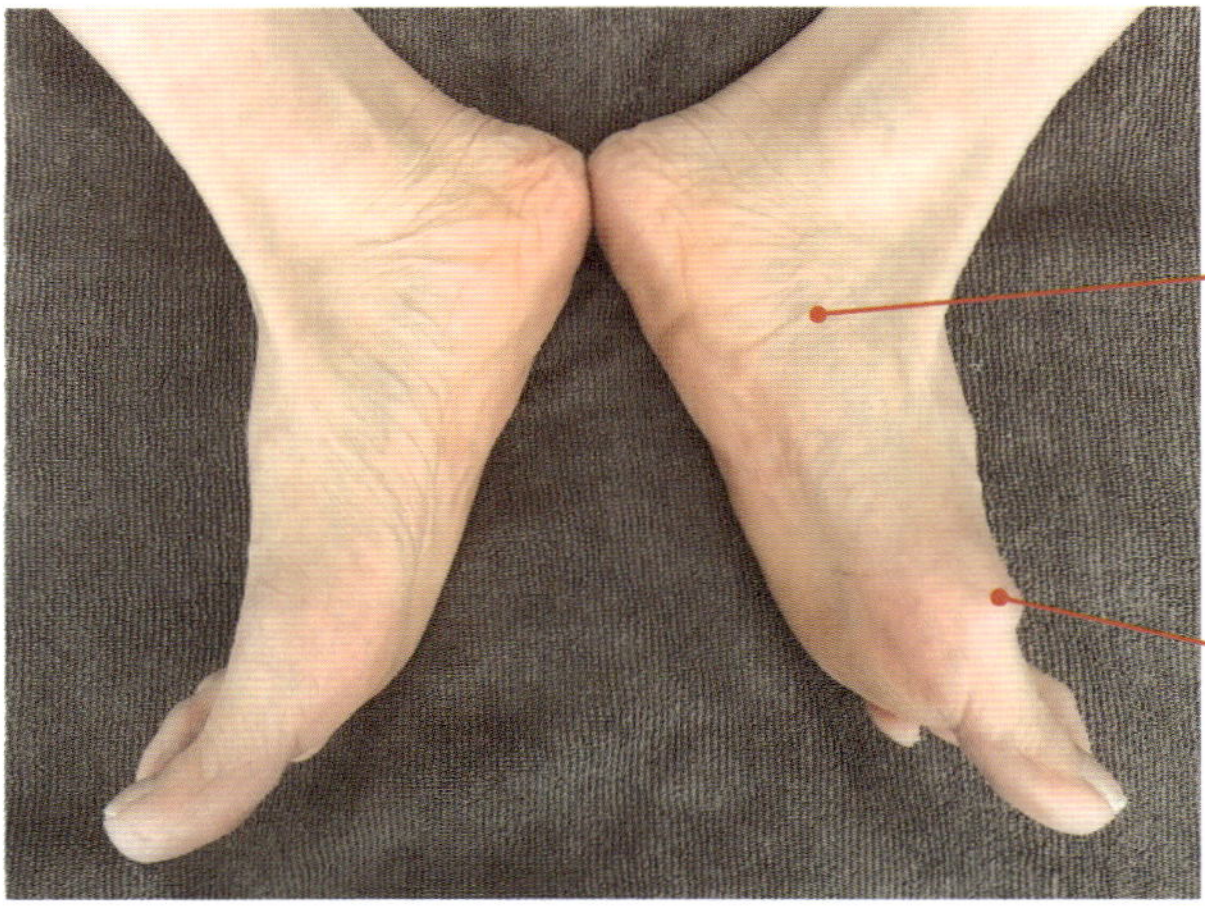

血管や骨が浮き出ている
厚みがなく骨ばっている

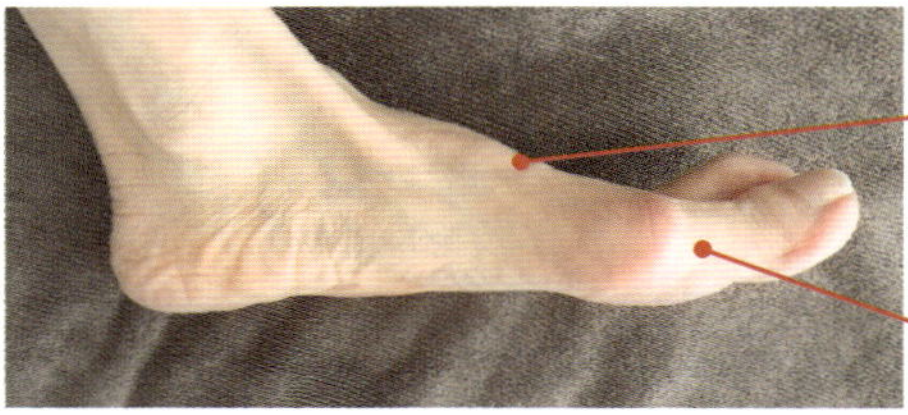

弾力性が欠けている
血行不良で冷たい

1型は、骨や筋や血管が浮き出た薄い足です。老廃物が溜まりやすい足ではありませんが、血行が悪く、冷えていることが多いです。しっかり毒をかき出して、血液やリンパの流れを良くして、温かさと弾力性を取り戻しましょう。

このタイプは神経が細やかな人が多いですね。体調の変化にもいち早く気づけます！

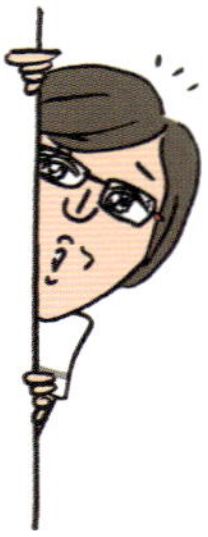

2型 理想の足

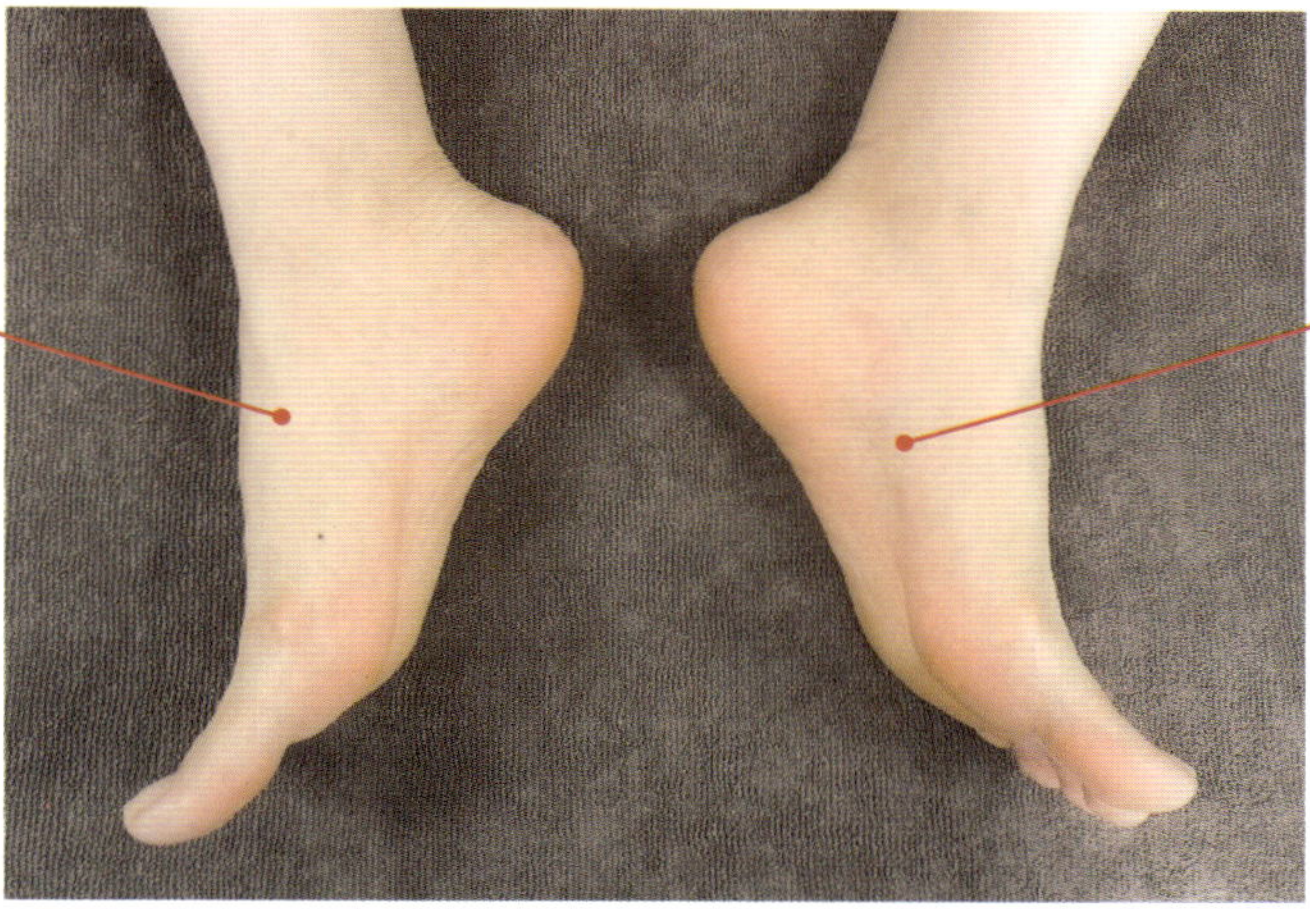

むくみがない

土踏まずの
アーチがきれい

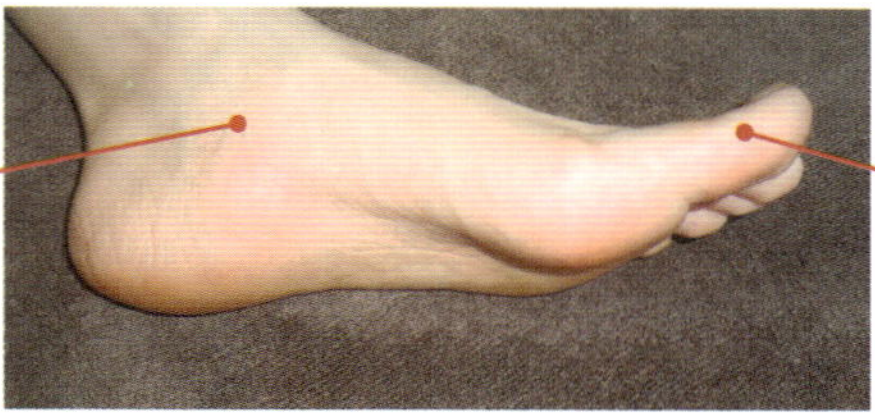

ふっくらと
弾力がある

足の指が軟らかく、
指の間が広がる

2型は理想の足型。土踏まずがしっかりと弓型のアーチを描いて、内側の骨に触れることができます。足の指と指の間がしっかり開き、指にむくみもほとんどありません。足の甲の筋、アキレス腱がくっきり見えます。さらに、腎臓から輸尿管、膀胱、尿道にかけての反射区まできれいな道があります。

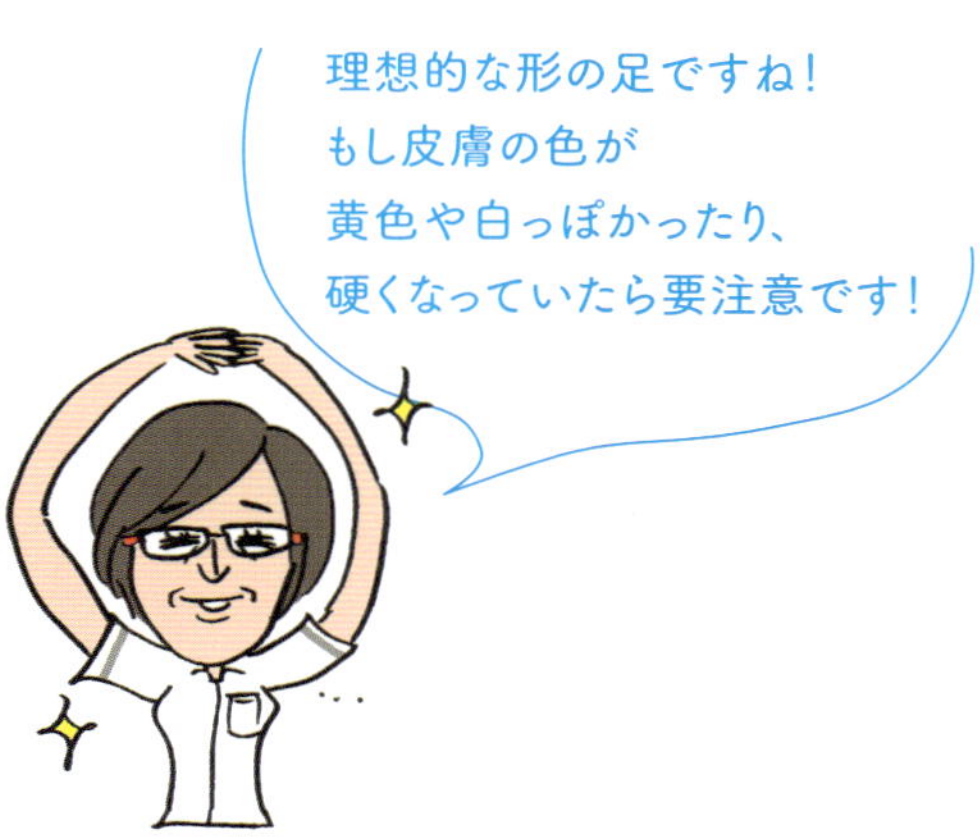
理想的な形の足ですね！
もし皮膚の色が
黄色や白っぽかったり、
硬くなっていたら要注意です！

3型 パンパン足

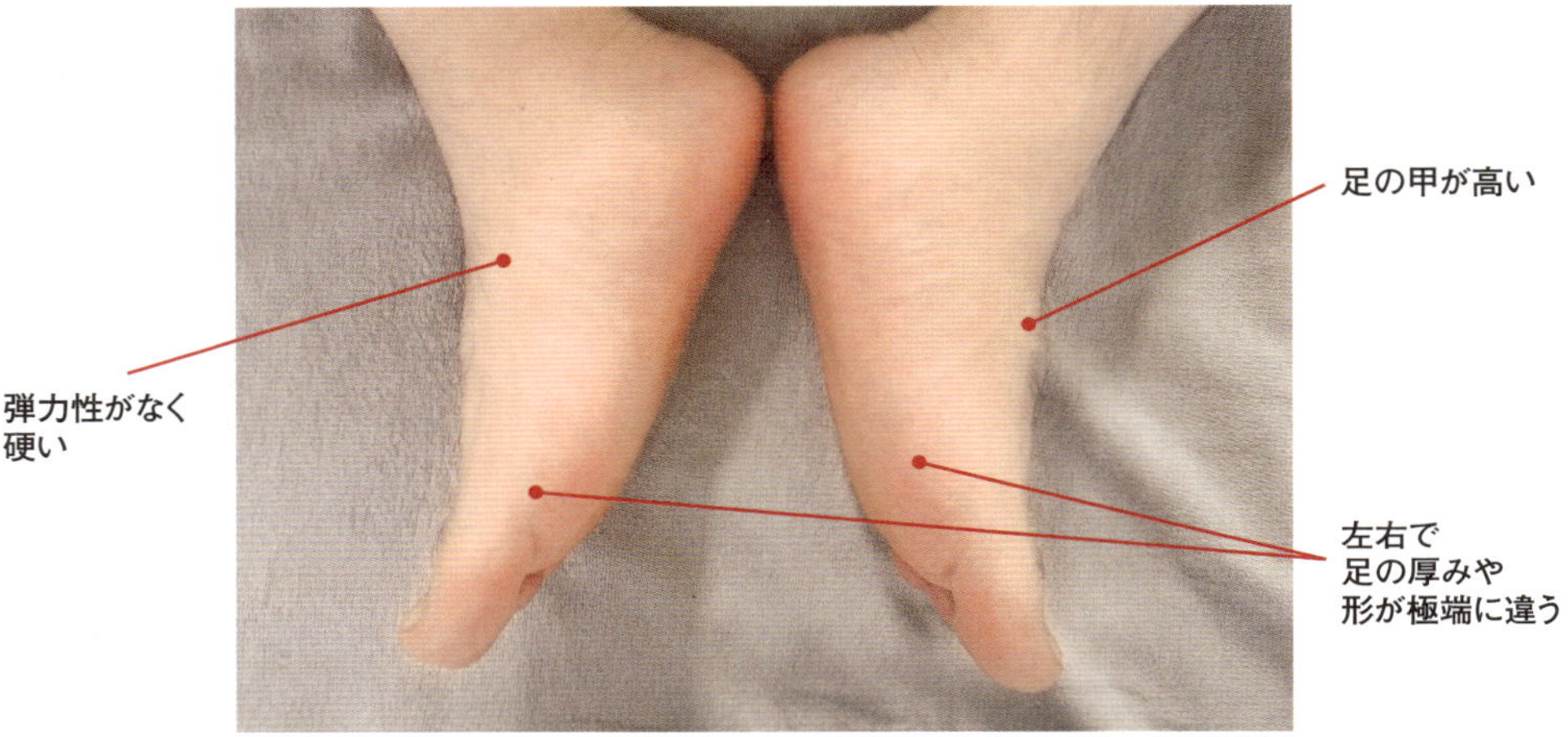
足の甲が高い
弾力性がなく
硬い
左右で
足の厚みや
形が極端に違う

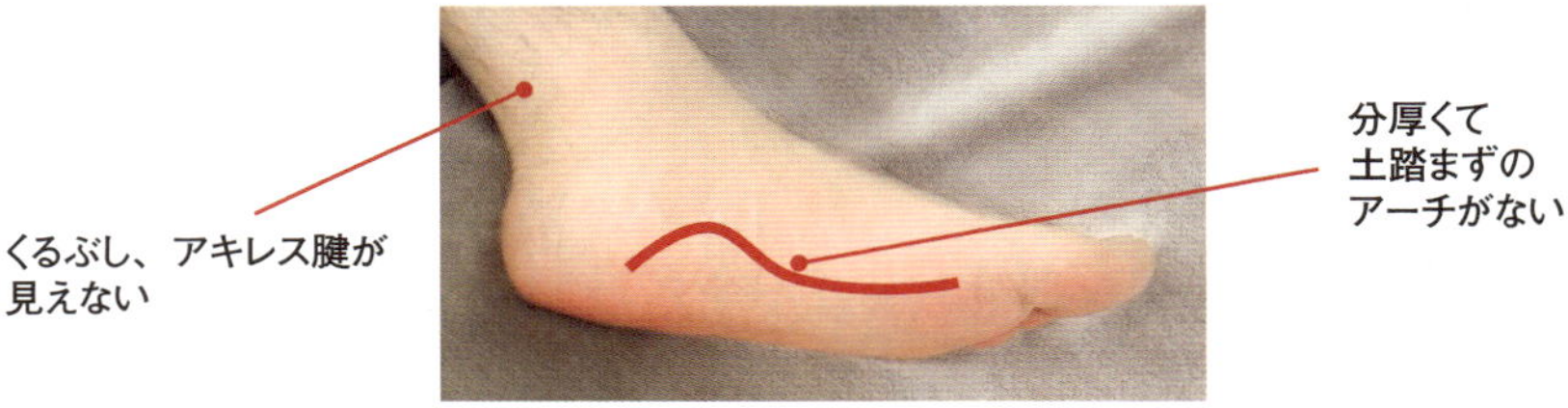
分厚くて
土踏まずの
アーチがない
くるぶし、アキレス腱が
見えない

3型の足は土踏まずのアーチやくるぶし、アキレス腱、足の甲の筋も埋もれて、全体にパンパンに張っています。毒（老廃物）が何層にも溜まって固まってしまっているので棒や指が足裏に入らず、もみ崩そうとしても痛みを感じないことも。

慢性化した体の不調に
気づきにくい
鈍感タイプですね！
層になった毒を根気良く
かき出しましょう！

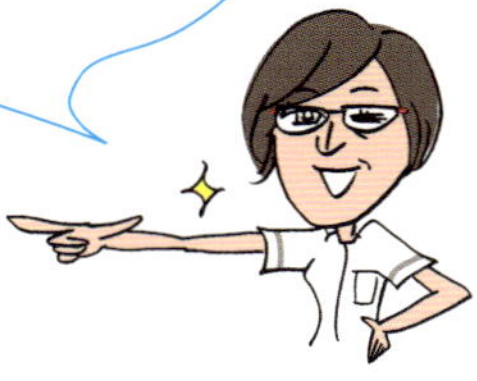

※足もみKMRでは、この3つの型を足の色や硬さなどでさらに3つに分類し、計9パターンにしてチェックしています。

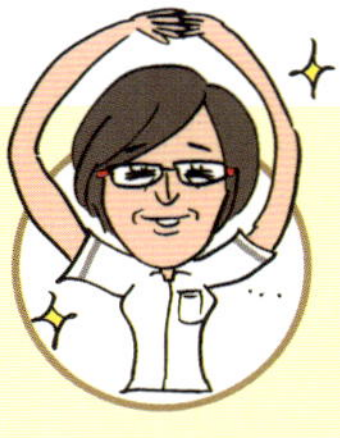

＼ 目指すはこんな足！ ／

健康な足の条件とは？

1 土踏まずのアーチがきれいに出ている

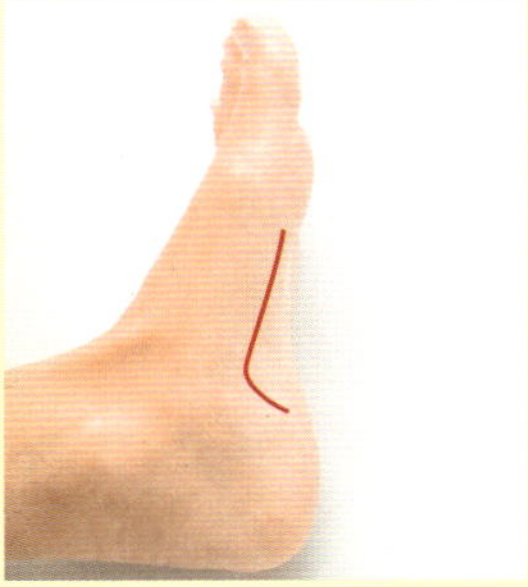

足の裏は赤ちゃんの足のようなピンク色で、軟らかくて弾力性がある。土踏まずがくびれていて、もむと痛さを気持ち良く感じる。

2 中《ちゅう》足《そく》趾《し》節《せつ》関節やくるぶしがくっきり！

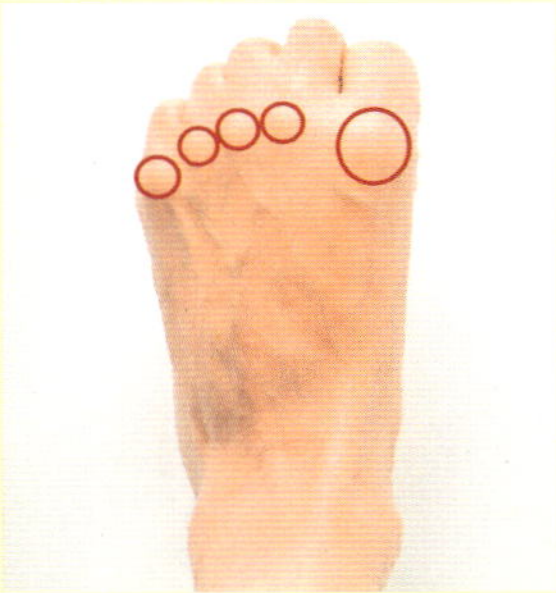

むくみがなく、くるぶしがくっきり見える。グーの状態にすると、中足趾節関節（足の指の付け根の関節）がしっかり浮き出る。

3 手のようにしなやかに指と指の間が開く

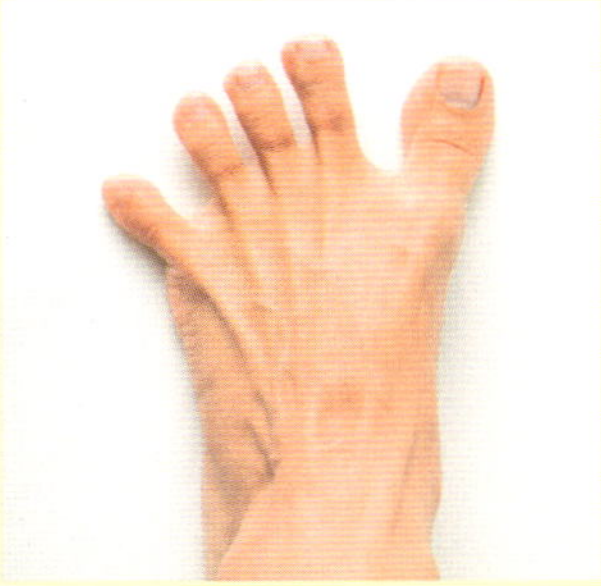

足の指と指の間が開き、指先がほっそりとしている（指先が膨らみすぎているのは関節が詰まっている証拠）。触れると適度に温かい。

4 温かく弾力性がありポンプ作用がしっかり

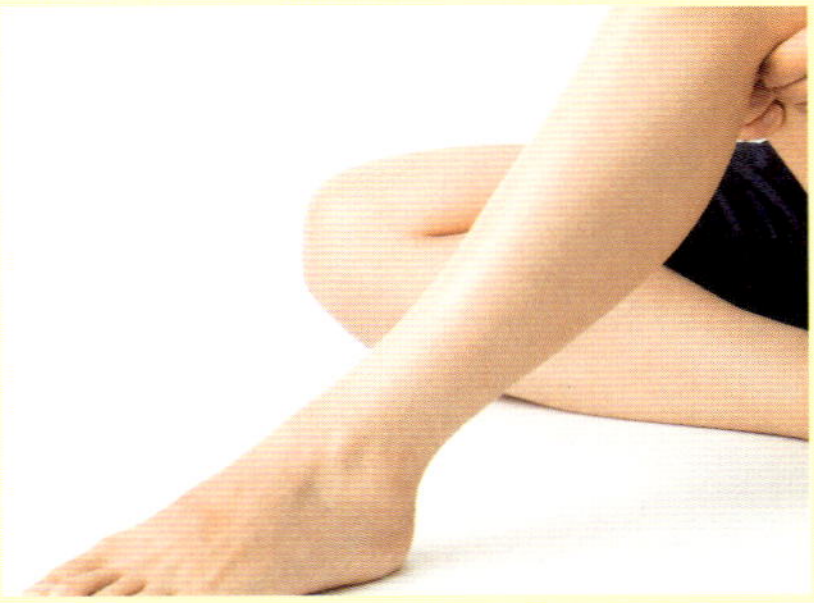

ふくらはぎは力を抜いたときは軟らかく、力を入れるとキュッと引き締まる。弾力性に富み、指で押して離すとすぐ元に戻る。

体験談 1

いつもダルかった私の体を足もみが軽くしてくれました

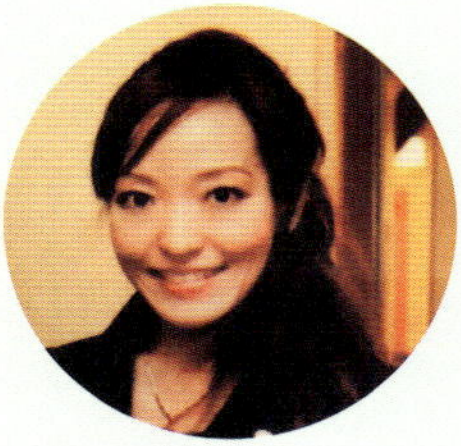
坂田良子さん（38歳）

初めて足もみKMRに伺ったのは、「足もみの専門店で病気が改善した」という雑誌の記事を見たことと、当時住んでいた自宅から近かったことがきっかけでした。

私は小さいころから大きな不調もなく、病院にもほとんどかかったことがありませんでした。しかし社会人になると、接客業でハードな仕事だったためか、遅い時間になると立っているのもつらく、そのうち一日中軽い頭痛のような症状が続きました。体調によってはひどい頭痛に吐き気を伴い、座っていることもきつい状態に。当時、私は職場で一番若かったのですが、50代の先輩を見て「私は先輩のように仕事を続けられるだろうか」と不安になったことをよく覚えています。しかし、すべて自分の体力と忍耐力のなさからくるものだと思っていました。

院長先生に初めてみていただいたとき、「体がいつもダルいでしょう」と言われたのですが、いつもその状態なのでピンときませんでした。しかし頭《ず》重感《じゅうかん》があった時期をピタッと当てられ、足裏だけでそこまでわかるんだとびっくりし、「頑張れば変わりますよ」という言葉を信じて続けることに。それから月2回のペースで足もみKMRに通い、家では毎日朝晩にローラーを30分ほどかけ続けました。

最初の数年は足もみが終わった後に足は軽くなるものの、夜はダルさと眠さですぐに寝てしまっていました。徐々にベタ足（扁平足）だった足裏にアーチができ、足もみをした後のほうが元気が出るようになりました。そして、私にとって通常の状態だったダルさが少しずつ消えていき、院長先生の「いつも体がダルいでしょう」という意味がやっとわかるようになったのです。

体の軽さを教えていただいた院長先生をはじめ、スタッフの皆さまにとても感謝しております。

体験談2

足もみでアトピーが落ち着き、子どもを授かりました！

足もみKMRを初めて訪れたのは、アトピーを根本的に改善したいと模索していたときでした。院長は私の足を少し触っただけで体の不調を、なんと時期まで言い当てたのです。笑いが飛び交う足もみが終わるころには、私はKMRの虜《とりこ》に。も

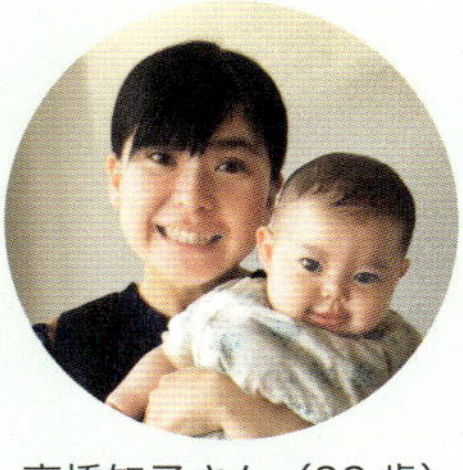

高橋知子さん（32歳）

ともとリフレクソロジーを勉強していた私は、レッスンに通うことをすぐに決意しました。

レッスンは、自分の足をもむセルフケア、他の方をもむ初級と中級、プロ資格の上級に分かれています。セルフケアではＫＭＲ桐棒やＧ棒を使って、継続しやすいもみ方を教わることができました。初級と中級では、講師の方がマンツーマンで丁寧に教えてくださいます。とても楽しい一方で、技術の習得や理解は難しく、毎回のレッスンはいつもあっという間に過ぎていきました。

院長自ら教えてくださる上級では、その奥深さと難しさ、厳しさに何度も涙しました。そのたびに、院長や講師、スタッフの方に叱《しっ》咤《た》激励していただき、ひたすら練習を重ねました。そして、合格までもうひと踏ん張りというところで、なんと妊娠が判明。当初より生殖腺の反射区が硬いから、将来妊娠したいなら重点的にもんでおくといいよと院長にご指導いただき、その通りに自分で足もみを行っていたのです。アトピーの症状も落ち着き、そろそろ子どもをと考えてすぐの妊娠だったため驚きました。

焦らず技術を取得したほうがいいとご配慮をいただき、現在はレッスンをお休みしています。毎日の育児は楽しくも大変ですが、早くレッスンを再開し、上級合格に向けて頑張っていきたいと思います！　余談ではありますが、私は妊娠中も産後もほとんど足がむくみませんでした。妊娠中の方も笑いの絶えないＫＭＲで足もみをしてもらうと、妊婦期間の不安定な情緒も足もスッキリしておすすめですよ！

2章

毎日これだけでもOK!
「毒出し足もみ」の基本

思い立ったら気軽に始められるのに
奥が深い! それがKMR式官足法です。
この章でご紹介している
「準備もみ」「基本もみ」を毎日行うだけでも、
全身の血流が良くなるので、
むくみや疲れ、だるさ、ストレス、
イライラなどを一気に解消できます。

不調をなくして病気を予防！

毒をかき出す
ＫＭＲ式官足法とは？

私たちが実践している「ＫＭＲ式官足法」は、官有謀《かんゆうぼう》先生の「官足法」を学び、効果を実感した私が、延べ11万人のお客さまの足をもむことで独自の方法論を取り入れ、私なりにアレンジを加えながら30年以上続けてきた足もみ法です。主な特長は次の３つ。

❶ 「もみ崩して」「かき出し」「流す」

足全体をしっかりもみほぐし、それぞれの反射区に溜まった毒を念入りにもみ崩し、かき出し、リンパや血液の流れに乗せて流していきます。必要以上の痛みを与えず、奥の老廃物までしっかりアプローチすること。そのもみ方を追究しています。なるべく肌に負担をかけずに、日々溜まっていく毒を排出し、さらには毒の溜まりにくい足をつくっていきます。

❷ 手順が大切！　毒出しロードをつくる「準備もみ」と「基本もみ」

足もみでかき出した毒を、最も効率的に体外に出す方法は排尿です。「準備もみ」（Ｐ34）で太ももや膝裏、膝周り、ふくらはぎなどを最初にほぐし、その後「基本もみ」（Ｐ44）で、排泄に関連する反射区をもんでいきます。

「基本もみ」で実際に足をもむ前に、足全体の循環を良くして、毒を流すルートをつくる「準備もみ」を行うことも、ＫＭＲ式の特色です。

「官足法」では、尿が流れていく順番に従って、「腎臓」→「輸尿管」→「膀胱」→「尿道」の順番にもみます。私も足もみを始めたばかりのころは、そうしていましたが、老廃物がスムーズに流れず、「膀胱」の反射区が硬くなるのが気になっていました。

そこで、老廃物の出口となる「膀胱」と「尿道」を先にもんだところ、とてもスムーズに毒が流れていくのを実感したのです。それ以来「基本もみ」で先にもむべき反射区は、膀胱だと確信しました。２００９年から実施している、ＫＭＲ式オリジナルのもみ方です。

３ 関連する部位をバランス良くもんで効果アップ

ＫＭＲ式では「陰陽《いんよう》五行《ごぎょう》」の考え方（詳細は『からだが蘇る！奇跡の足もみ』）に基づき、弱っている部分の反射区だけでなく、足全体や、関連する部位の反射区をバランス良くもむことを大切に考えています。毒をかき出すことで、それぞれの臓器や器官が本来の働きを取り戻し、お互いに助け合うことで、真の健康な体がつくられるのです。

KMR式官足法
足の反射区図表

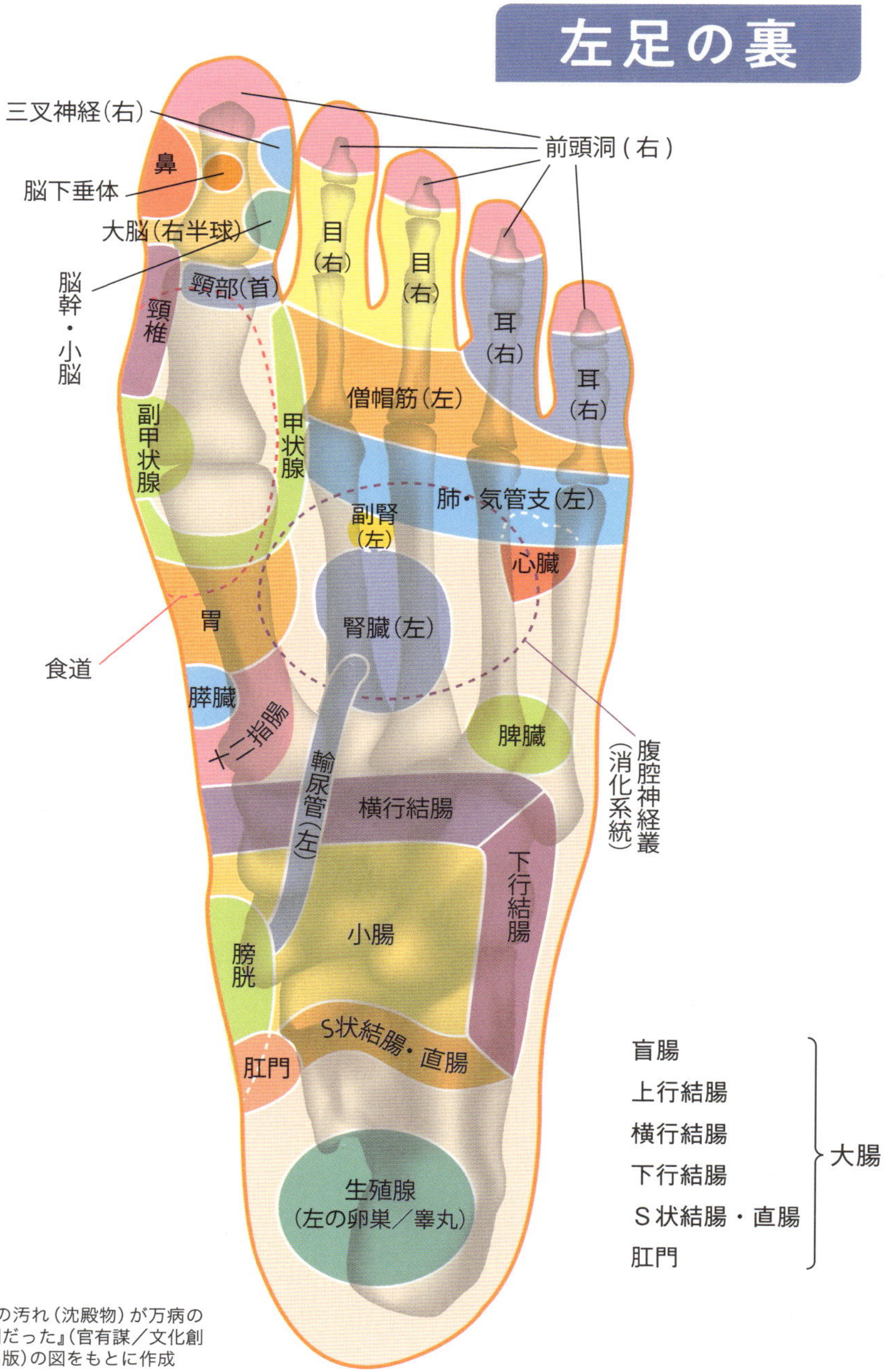

『足の汚れ（沈殿物）が万病の原因だった』（官有謀／文化創作出版）の図をもとに作成

右足の裏

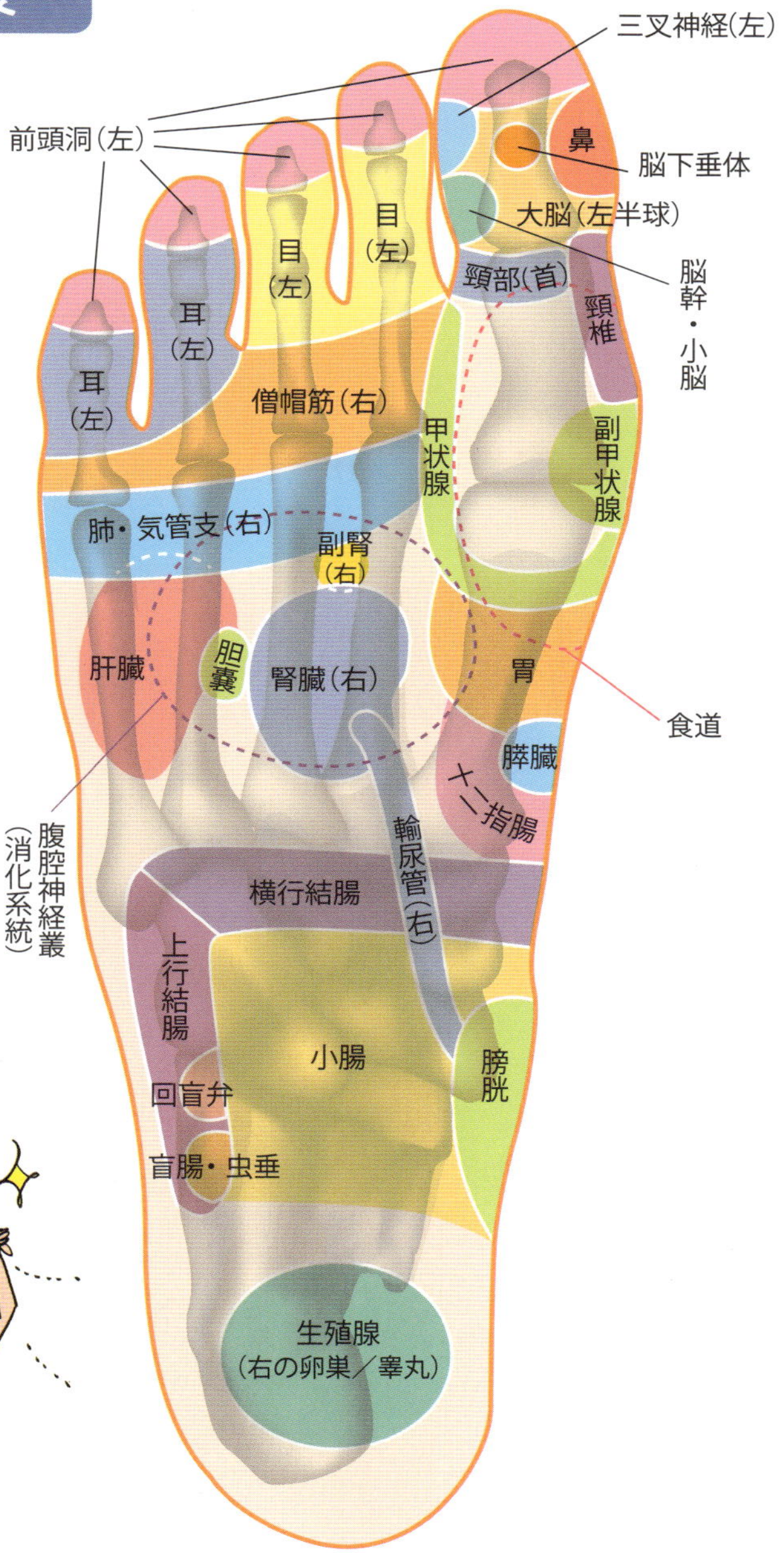

大脳、前頭洞、三叉神経、目、
耳など、首から上の反射区は、
延髄《えんずい》で神経が交差しているため、
反射区と体の部位が
左右逆になります。
左足の反射区をもむと、
大脳や前頭洞の右半分、
右目や右耳が刺激されます。

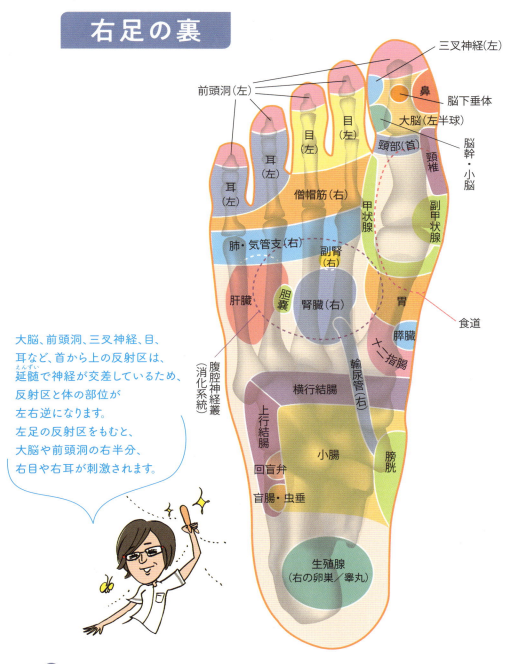

足の内側面

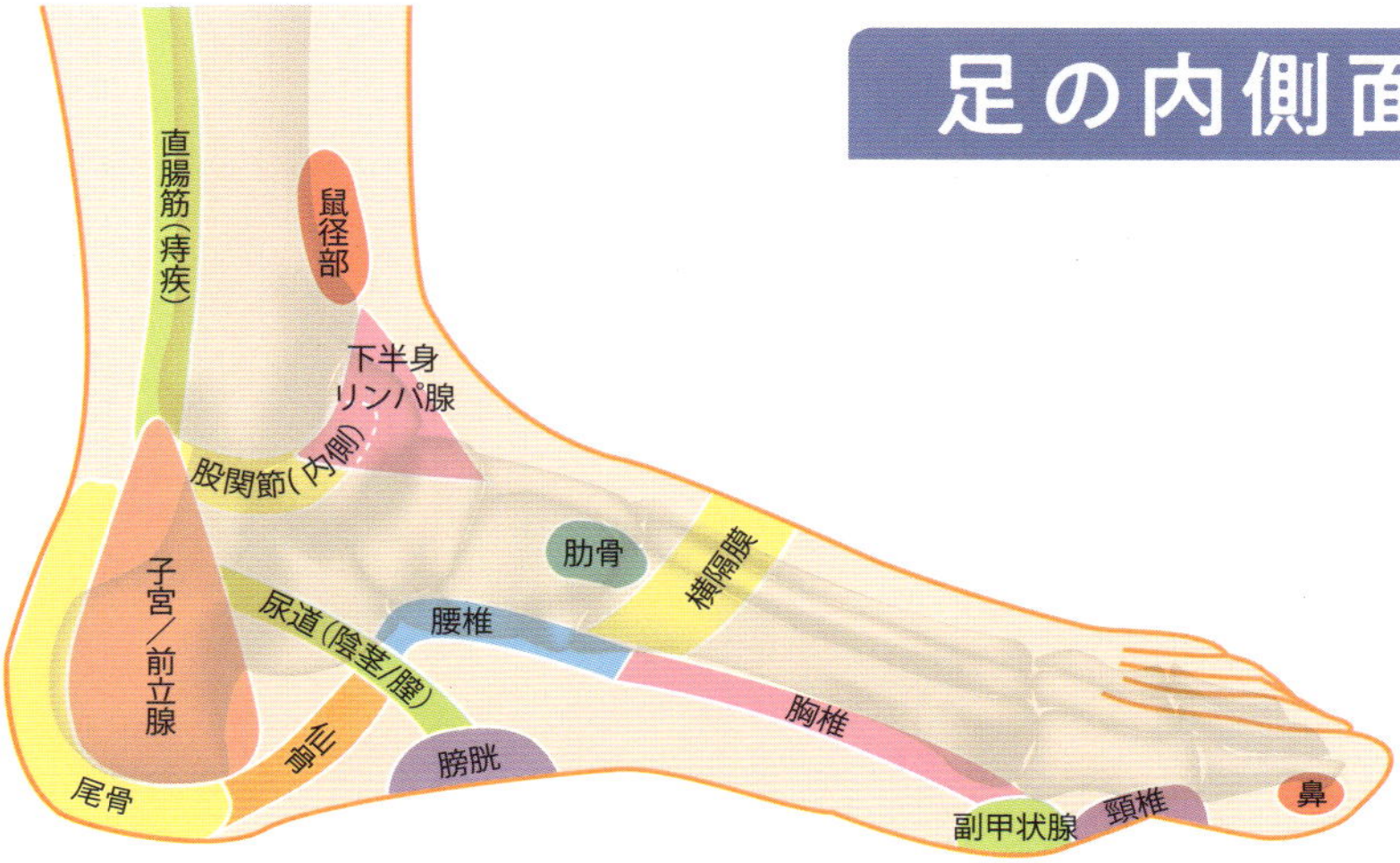
直腸筋（痔疾）
鼠径部
下半身
リンパ腺
股関節（内側）
子宮／前立腺
尿道（陰茎/膣）
腰椎
肋骨
横隔膜
胸椎
仙骨
膀胱
尾骨
副甲状腺
頸椎
鼻

足の外側面

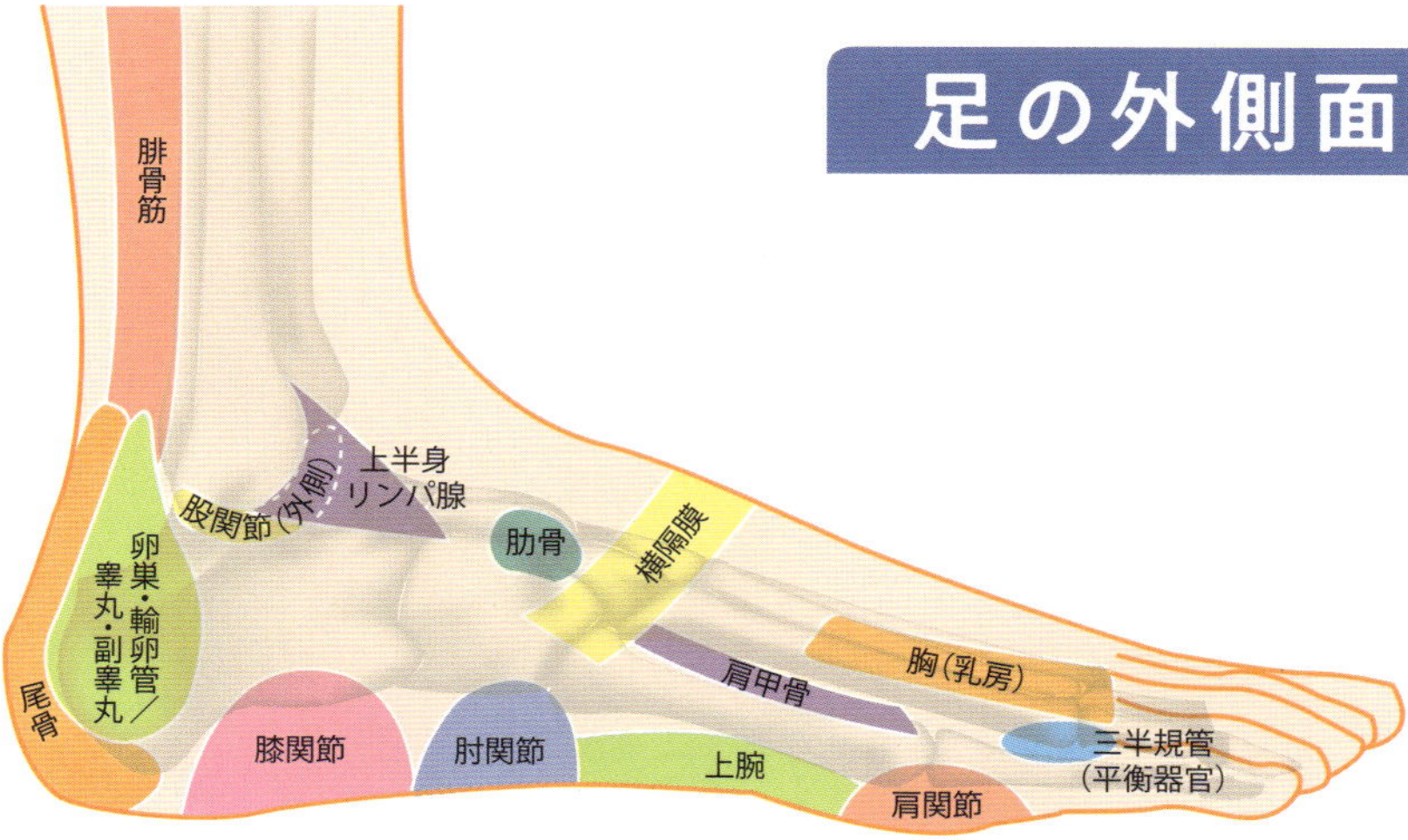
腓骨筋
上半身
リンパ腺
股関節（外側）
肋骨
横隔膜
卵巣・輸卵管／睾丸・副睾丸
尾骨
膝関節
肘関節
肩甲骨
胸（乳房）
上腕
肩関節
三半規管
（平衡器官）

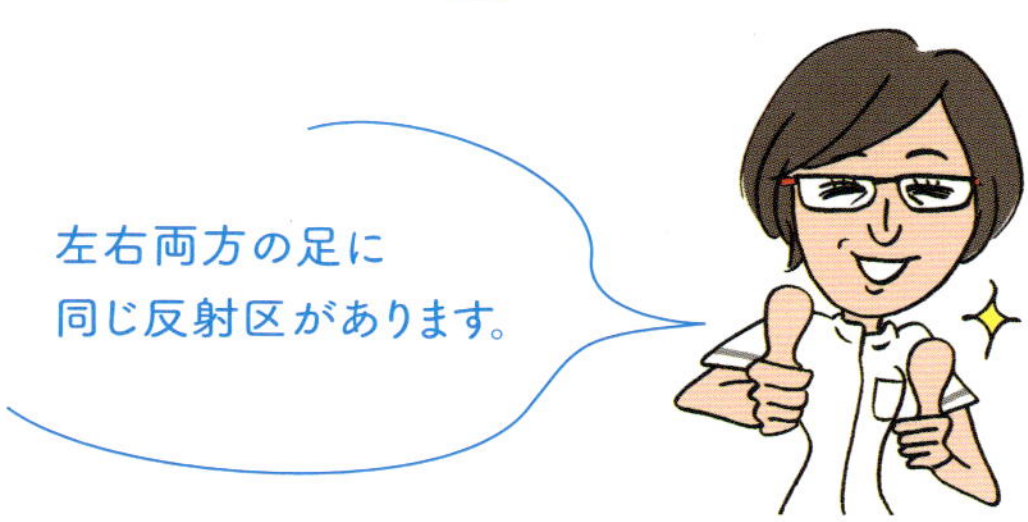
左右両方の足に
同じ反射区があります。

足の甲

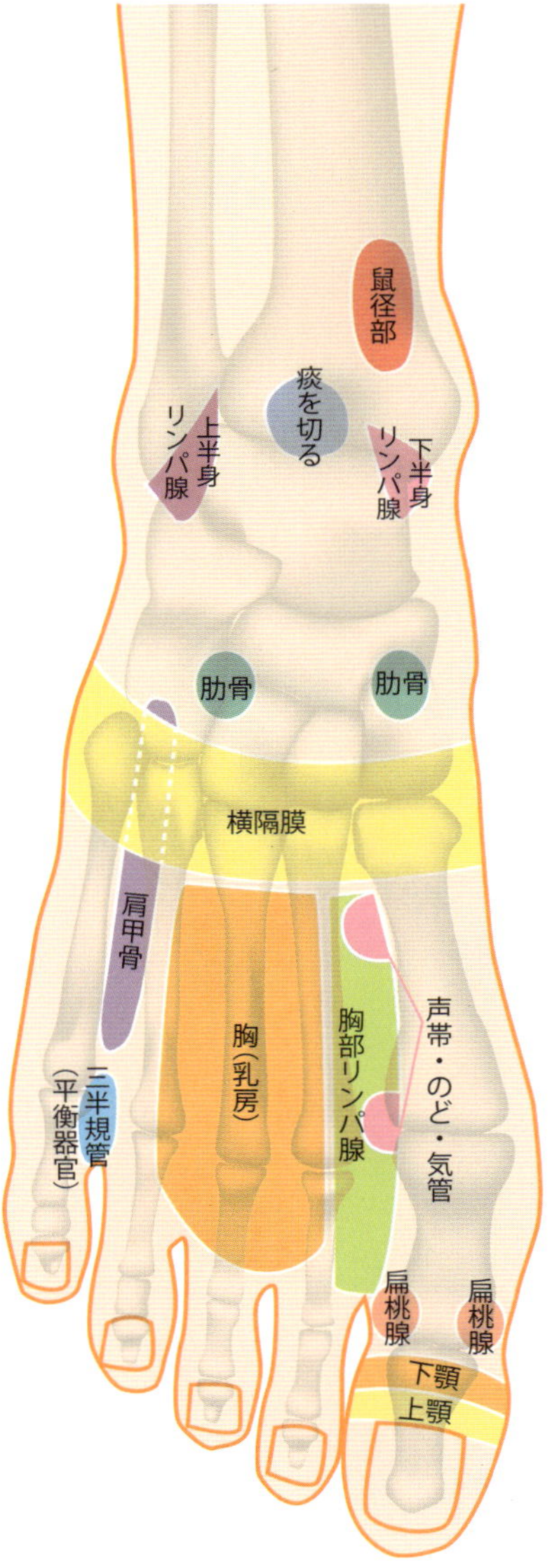
鼠径部
痰を切る
上半身リンパ腺
下半身リンパ腺
肋骨
肋骨
横隔膜
肩甲骨
胸（乳房）
胸部リンパ腺
声帯・のど・気管
三半規管（平衡器官）
扁桃腺
扁桃腺
下顎
上顎

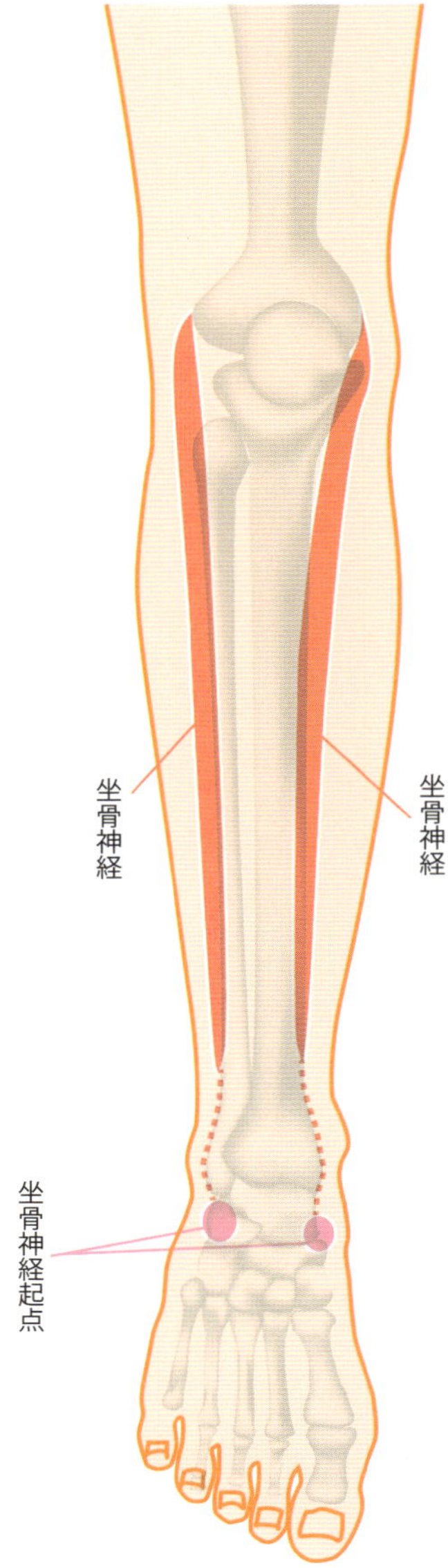
坐骨神経
坐骨神経
坐骨神経起点

「反射区」とは？足つぼとどう違う？

「反射区」とは、体の各器官や臓器につながっている末梢神経の束が集中しているところです。一般的には「足つぼ」と呼ばれることが多いのですが、反射区と足つぼは似ているようで、実は違うものです。

つぼ（経穴《けいけつ》）は、指圧や鍼灸《しんきゅう》など東洋医学の治療を行う部位を「点（ポイント）」として捉えていますが、反射区は全身の縮図が投影されており、もう少し広い「面（ゾーン）」で捉えられます。

反射区に毒＝老廃物が溜まってしまうと、血液やリンパの流れが阻害されて滞り、その反射区に対応した器官や臓器に悪影響を与えます。

たとえば、足の裏の胃の反射区に毒が溜まって硬くなっている人は、胃腸の調子が悪くなるし、子宮の反射区に毒が溜まっている人は、婦人科系の症状や病気にかかりやすくなります。

反射区に溜まり、こびりついた毒を棒や指で崩し、かき出し、流すことで、対応している各部位の血液循環が良くなり、元気になっていきます。自分の足を触ってみて、硬くなっているところや腫れているところを見つけて、しっかりもみほぐしましょう。

体の縮図が投影された足の反射区

足の反射区図表（P24～27）を見ていると、人体の構造が投影されていることがわかります。指先には頭や脳下垂体など、指の付け根には目や首、下にいくに従って、背中、肺、心臓と続き、さらに下にいくと小腸や大腸、肛門や生殖器があります。足の側面も同様で、つま先のほうに鼻や首、肩の反射区、かかとに生殖腺の反射区が集中しています。これを「全息胚《ぜんそくはい》学説」といいます。

足の内側面

足の内側側面と対応する体を重ねた図。土踏まずのアーチの部分は、「頸椎、胸椎、腰椎」など、背骨と対応しています。

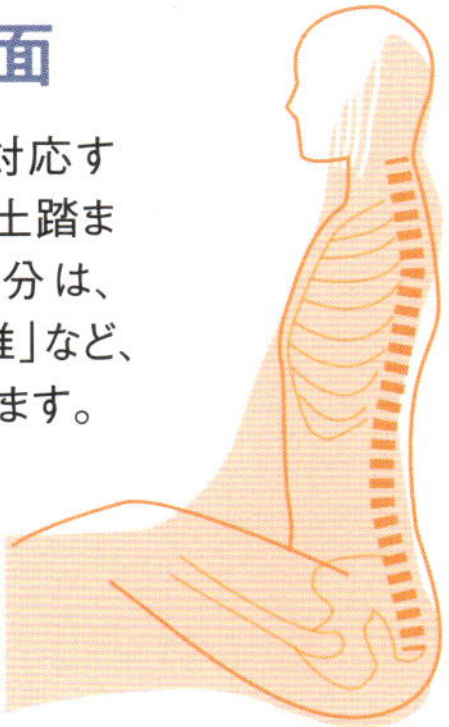

足の外側

足の外側は、肩や肘、膝など、主に体の関節部分に対応しています。

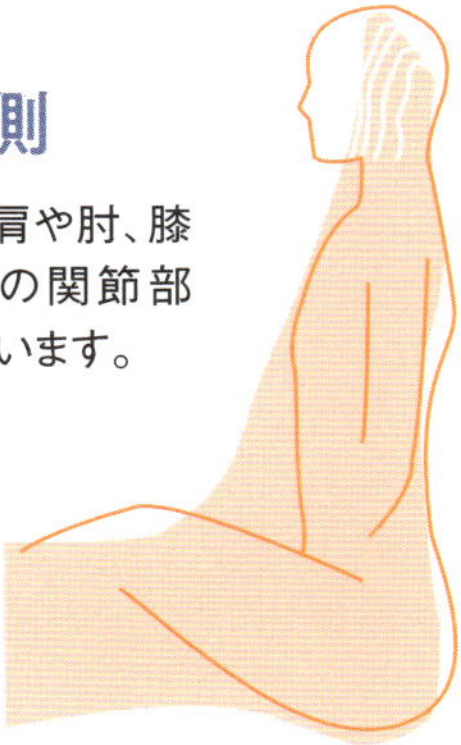

足裏・足の甲

足裏は内臓と、足の甲は体の胸部や肩甲骨、肋骨などと対応しています。

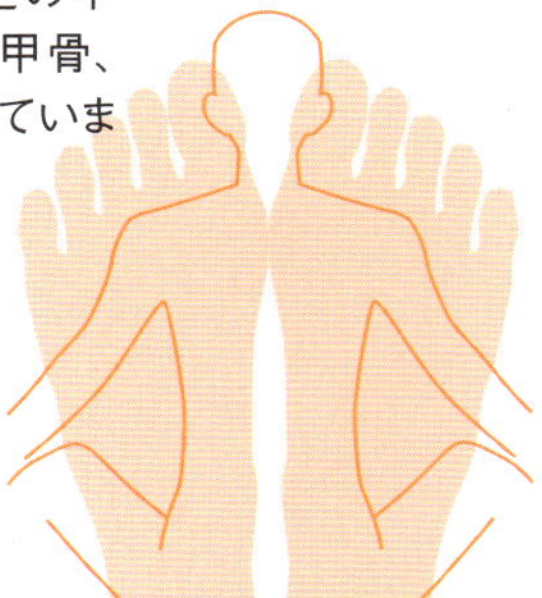

今日からやってみましょう!

「毒出し足もみ」の基本

準備するもの

足もみ棒

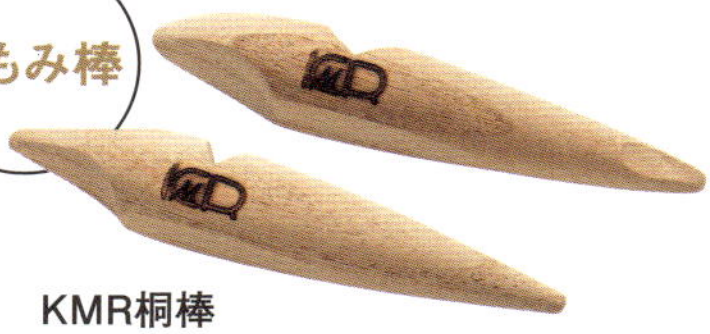

KMR桐棒

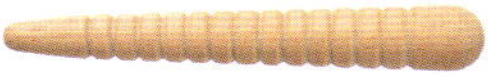

健康棒

固まった毒をもみ崩すためには、しっかりと奥まで圧をかける必要があるので、足もみ棒は必須です。肌当たりの良い、桐製のものがおすすめです。足もみKMRのオリジナル棒は、適度な太さがありグリップに溝がついているので、すべりにくく、使いやすいです。

クリーム

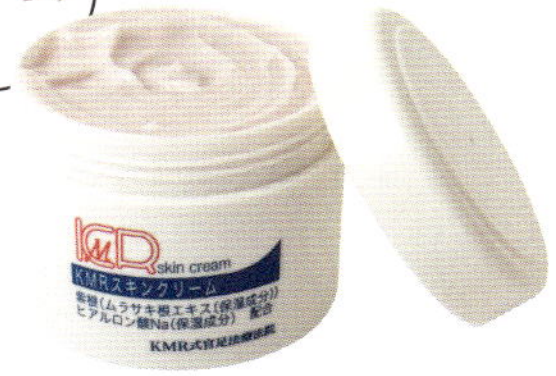

KMRスキンクリーム

足もみをするときは、皮膚を保護して、棒のすべりを良くするために、必ずクリームを塗りましょう。普段使い慣れているクリームでいいでしょう。写真は足もみKMRのオリジナルスキンクリーム。顔や全身にも使えて、赤ちゃんにもおすすめです。

KMR桐棒の基本の握り方

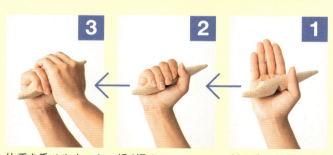

1

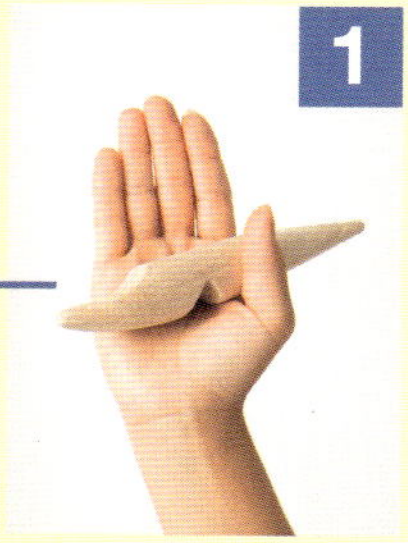

利き手の親指と人さし指の間に挟む。

2

軽く握る。

3

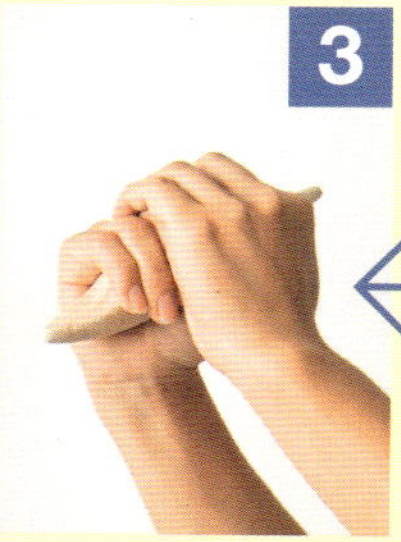

体重を乗せやすいように、もう片方の手を覆いかぶせる。

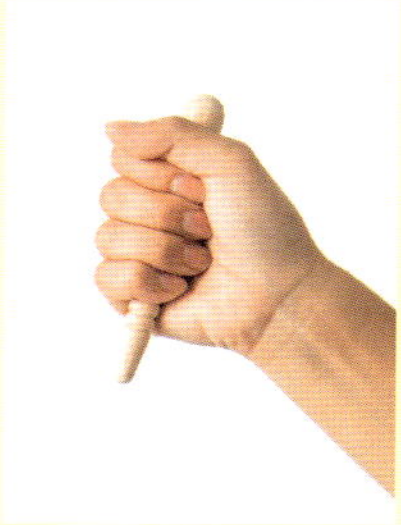

一般的な足もみ棒も同じ握り方でOK!

もむときの主な姿勢

足の甲
をもむ姿勢

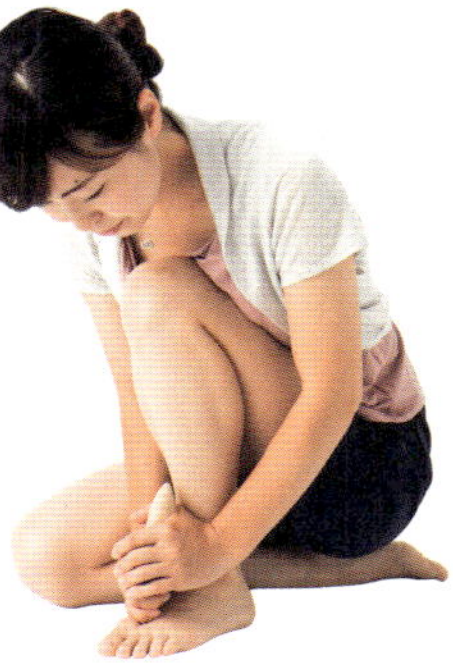

足の甲にある反射区をもむときは、片膝立ちになり、反射区を真上から狙います。

基本
姿勢

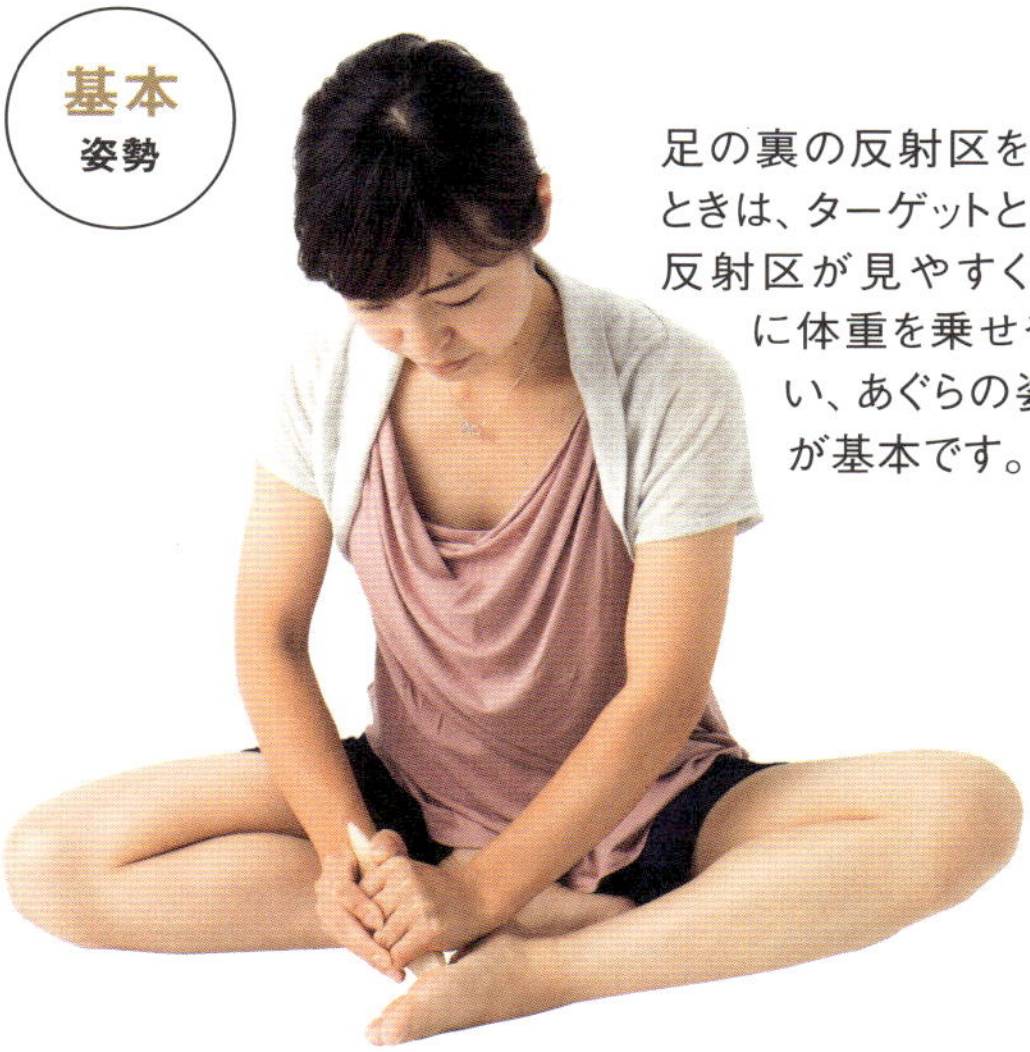

足の裏の反射区をもむときは、ターゲットとなる反射区が見やすく、棒に体重を乗せやすい、あぐらの姿勢が基本です。

かかと
をもむ姿勢

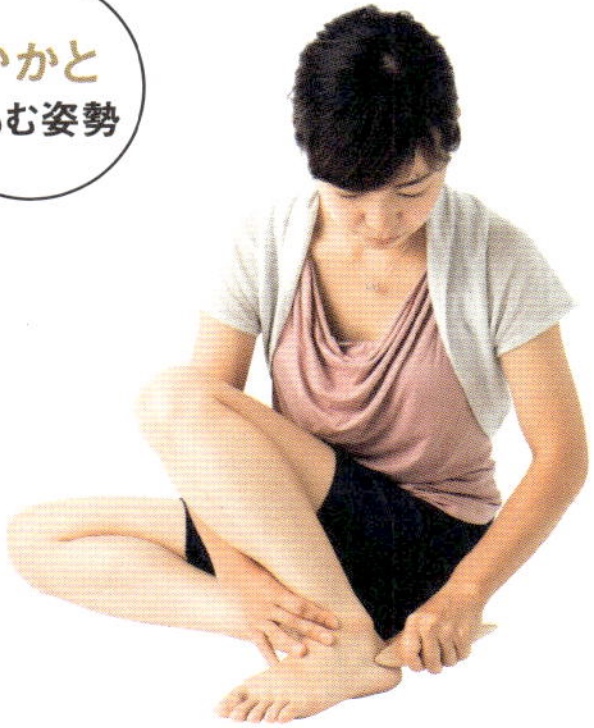

かかとの側面をもむときは、片膝を立て、棒を握った手の親指と棒でアキレス腱付近をつかむと力が入りやすいでしょう。

足の指
をもむ姿勢

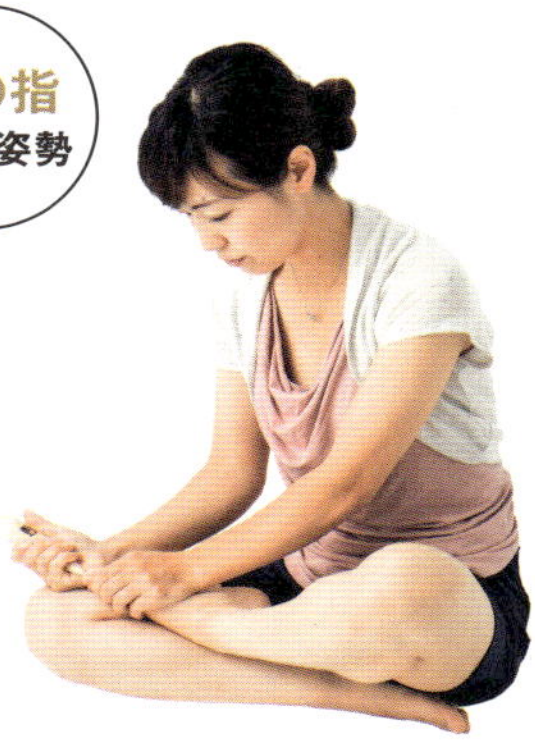

足の指にある反射区をもむときは、片手で足の甲を支えると、すべりにくくなります。

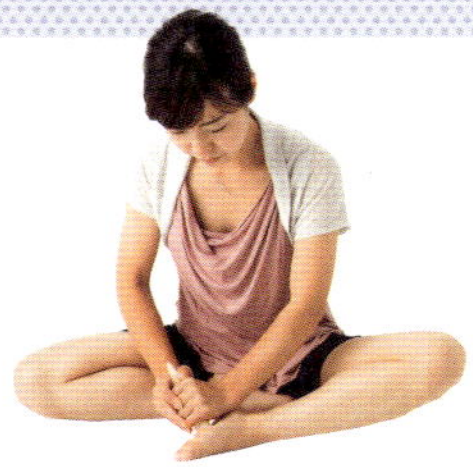

足のもみ崩し方

棒の「面」で反射区を捉える

一点でつきさしたり、引っかいたりせず、棒の面で反射区を捉え、体重をかけて奥まで押し込み、毒をかき出すように意識します。

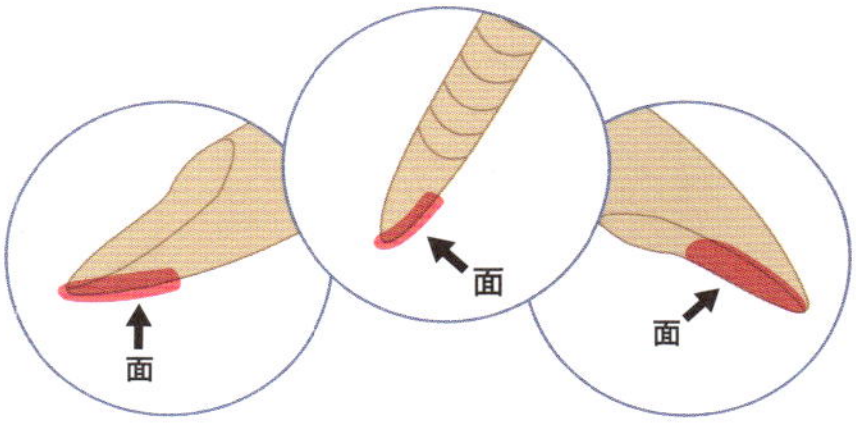

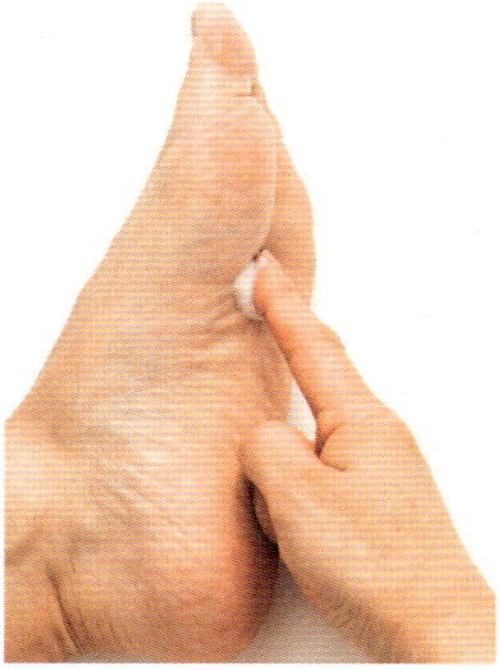

もむところにクリームを塗る

肌を保護して棒のすべりを良くするために、もむ部分には必ずクリームを塗りましょう。

棒の当て方

棒の「面」を反射区に当て、もう片方の手を覆いかぶせて体重をかけてから、もみ崩す。

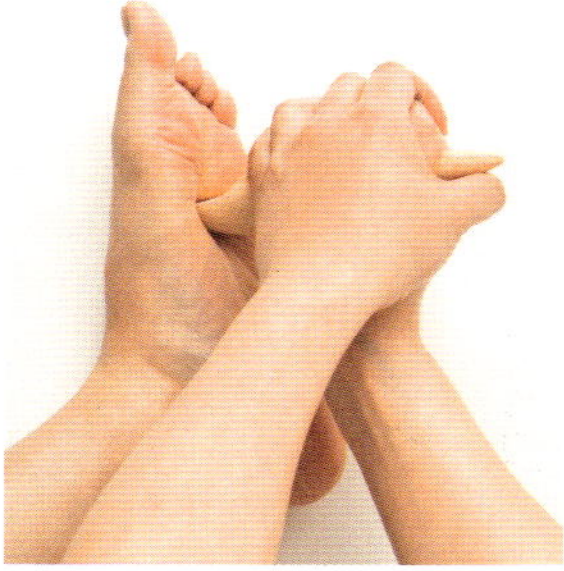

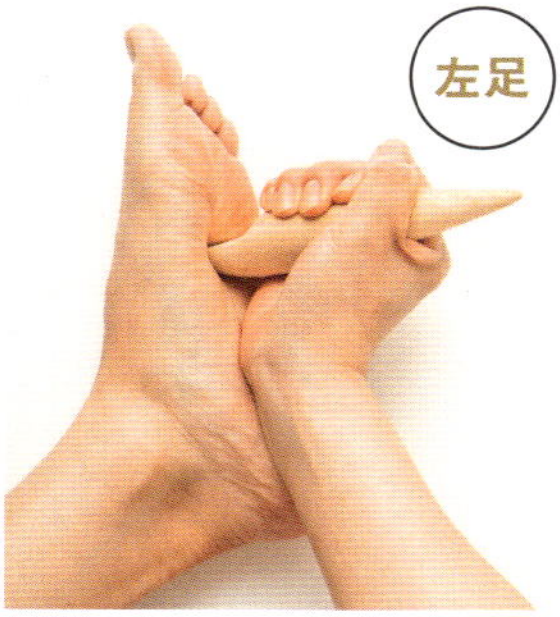

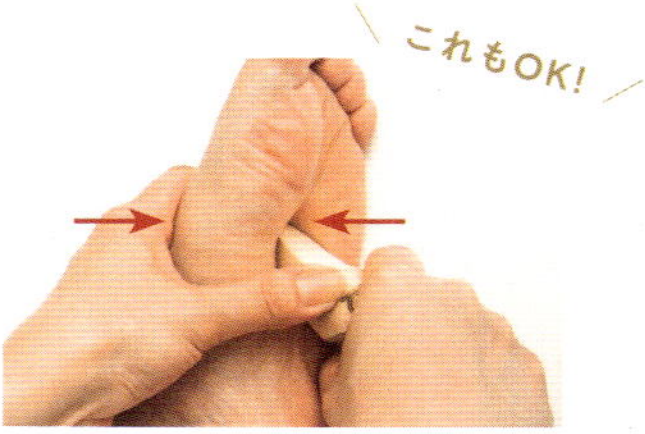

棒の「面」が上に出るように握り、もう片方の手で足の甲を押さえ、老廃物を挟みうちにするように圧をかけてから、もみ崩す。

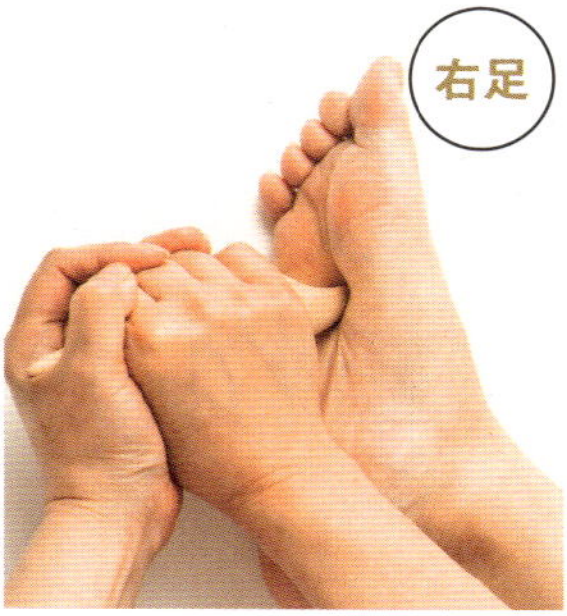

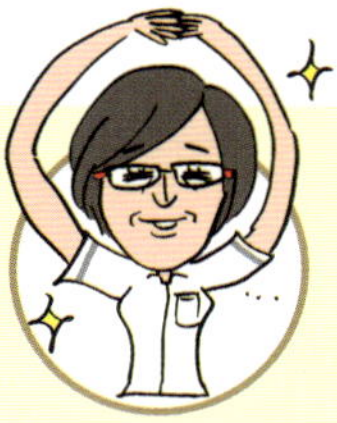

＼ 最重要！ ／

棒で毒を崩してかき出す！

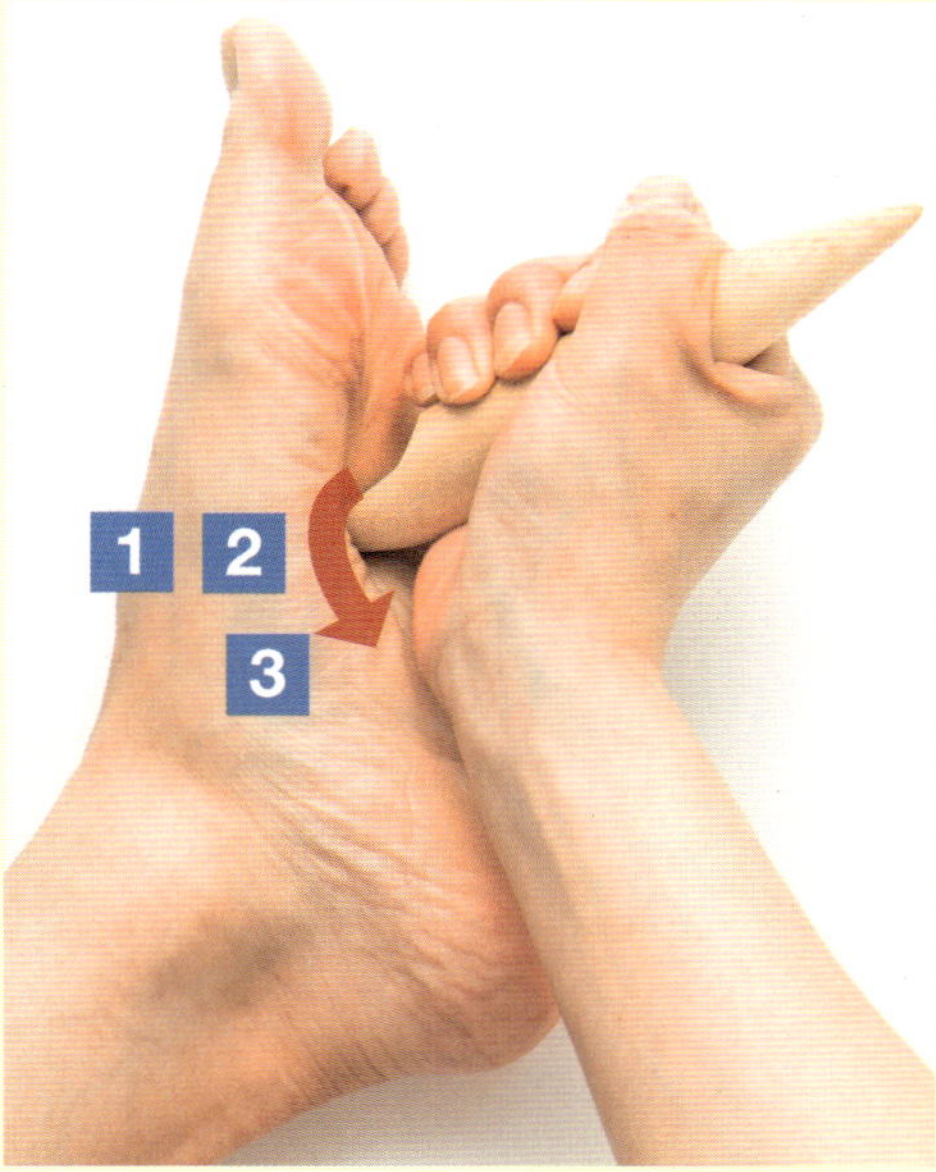

1 反射区に棒の面を当てる

2 体重をかけて押し込み、毒を捉える

※手の力ではなく、上半身の体重をかける。

3 毒を崩し、かかと側にかき出す

こんなイメージでかき出しましょう

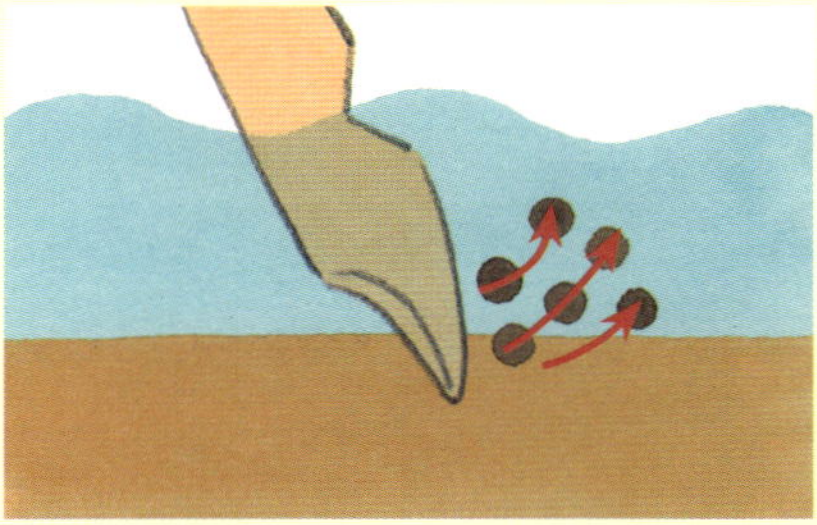

棒で老廃物をもみ崩し、かき出して、流す。

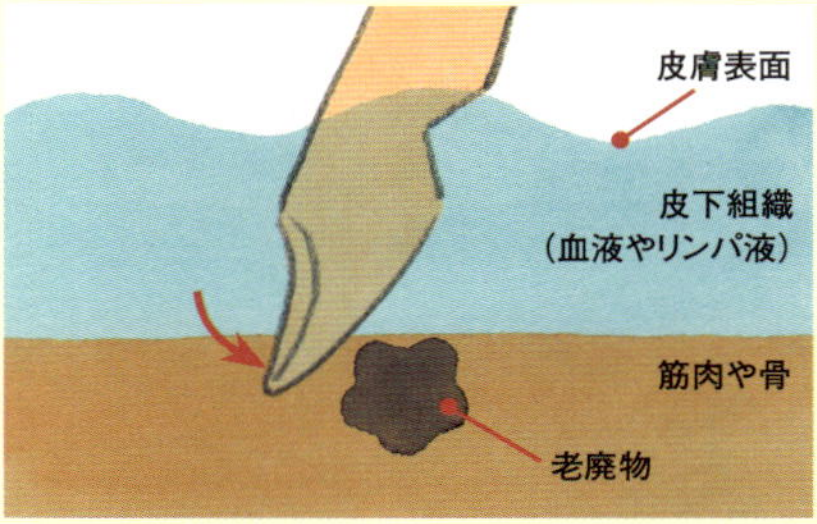

棒を海底に押し込み、棒の面を利用して老廃物を捉える。

足全体の循環を良くする

「準備もみ」

足裏や足先の毒をかき出して流しても、足全体の循環が滞っていると、毒はそこにとどまってしまいます。足全体の血液とリンパ液の流れを良くして、毒を流す道をつくる「準備もみ」をしましょう。

「準備もみ」は、鼠径部（脚の付け根）をスタート地点に、足を上から順にもみほぐします。もむのはいつでもいいのですが、食後1時間は、消化不良を起こしやすいので避けましょう。入浴後など、体が温まっているときのほうが、筋肉が軟らかく、もみやすいです。準備もみを行うだけでも体が楽になります！

1 鼠《そ》径《けい》部

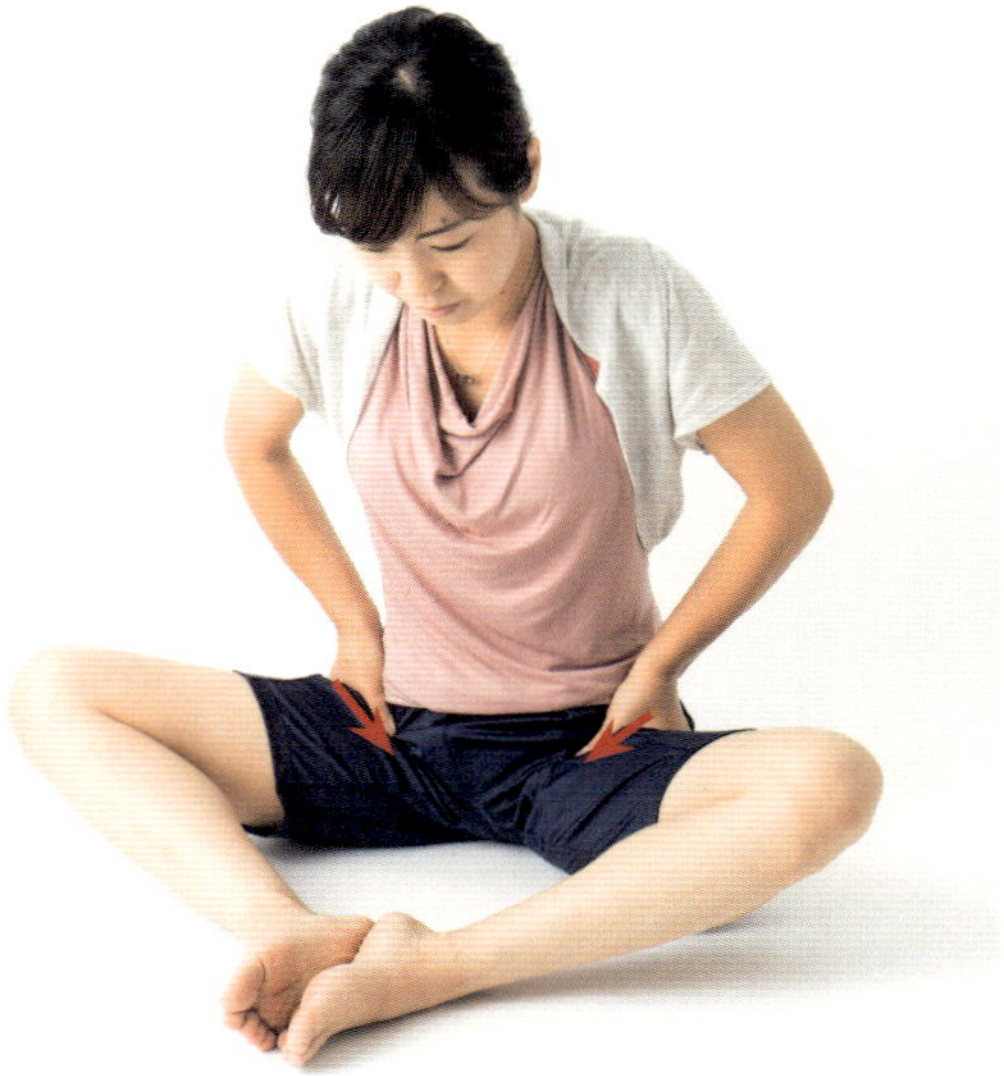

両手で足の付け根のくぼみ辺りを矢印の方向へさすります。鼠径部は、脚部から老廃物が流れる出口になるので、よくもみ込みましょう。ただし、強くこすりすぎは厳禁。優しく刺激します。

方向
体重をかけて
押し当てる

② 太もも

膝上

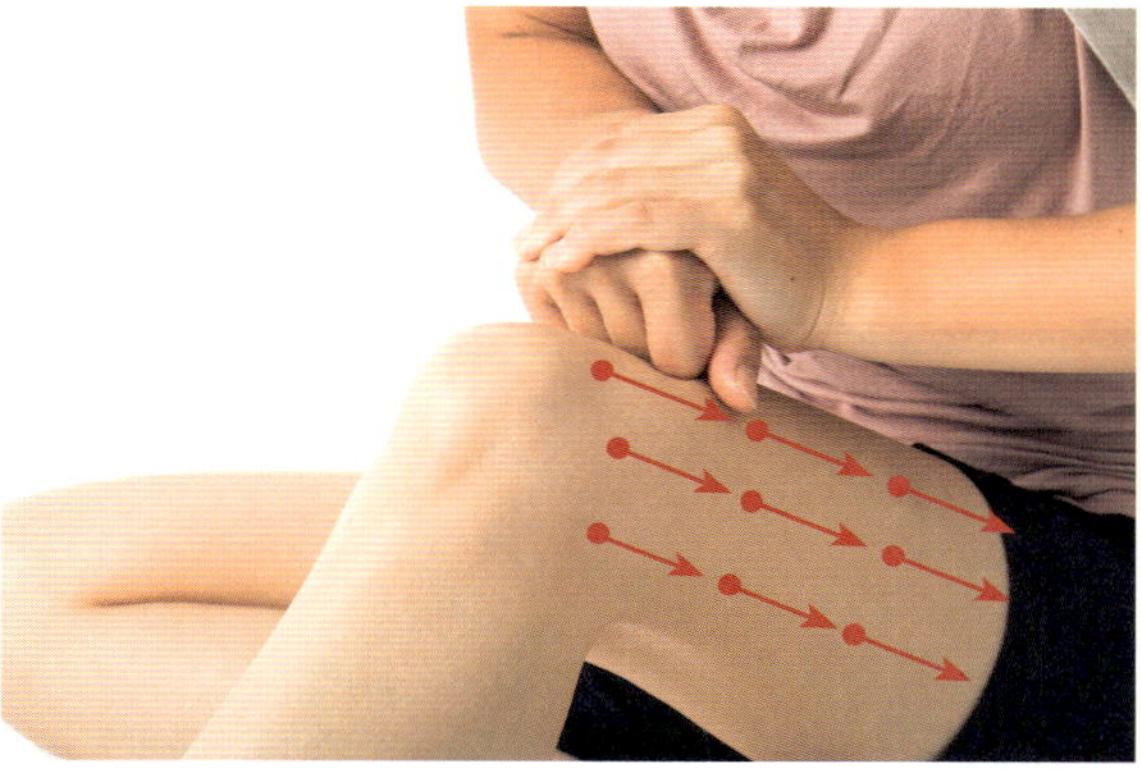

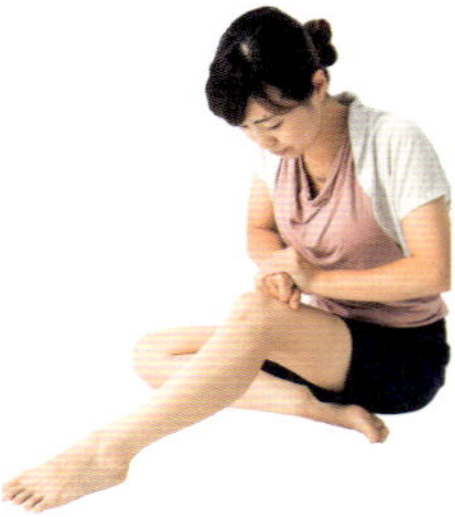

太ももにクリームをつけて、膝の上から脚の付け根に向かって、グーの手を①押し当てながら ②かき出します。

内側（外側も同様に）

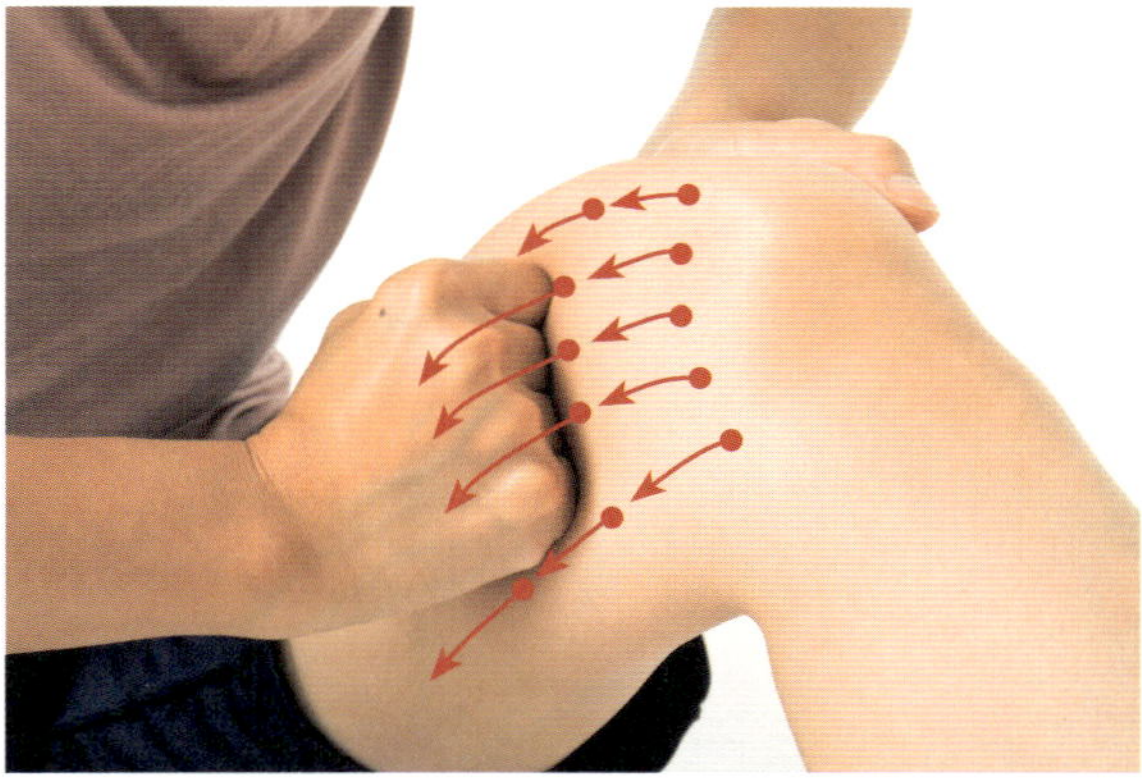

左手はパーの手で押さえ、右手をグーにして①押し当てながら②かき出します。

足もみは、心臓の反射区のある
左側から先に行うのが基本です。
陰陽説では、左が陽で右が陰。
陽を助けると陰にも
良い影響があるので
左足からもむのが効果的!

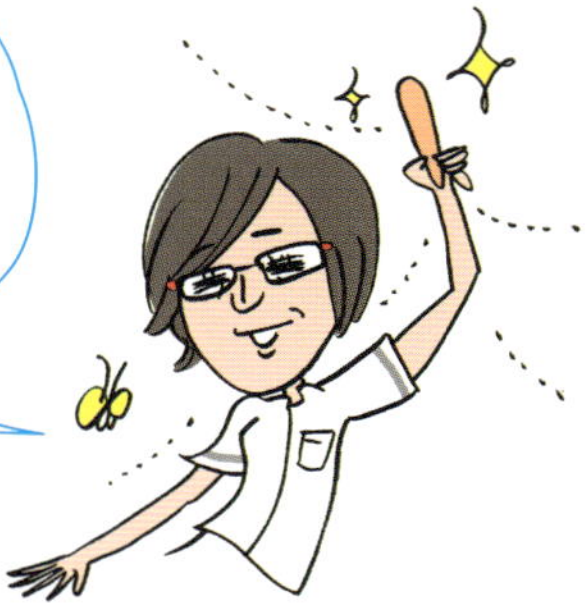

③ 膝周り、膝裏

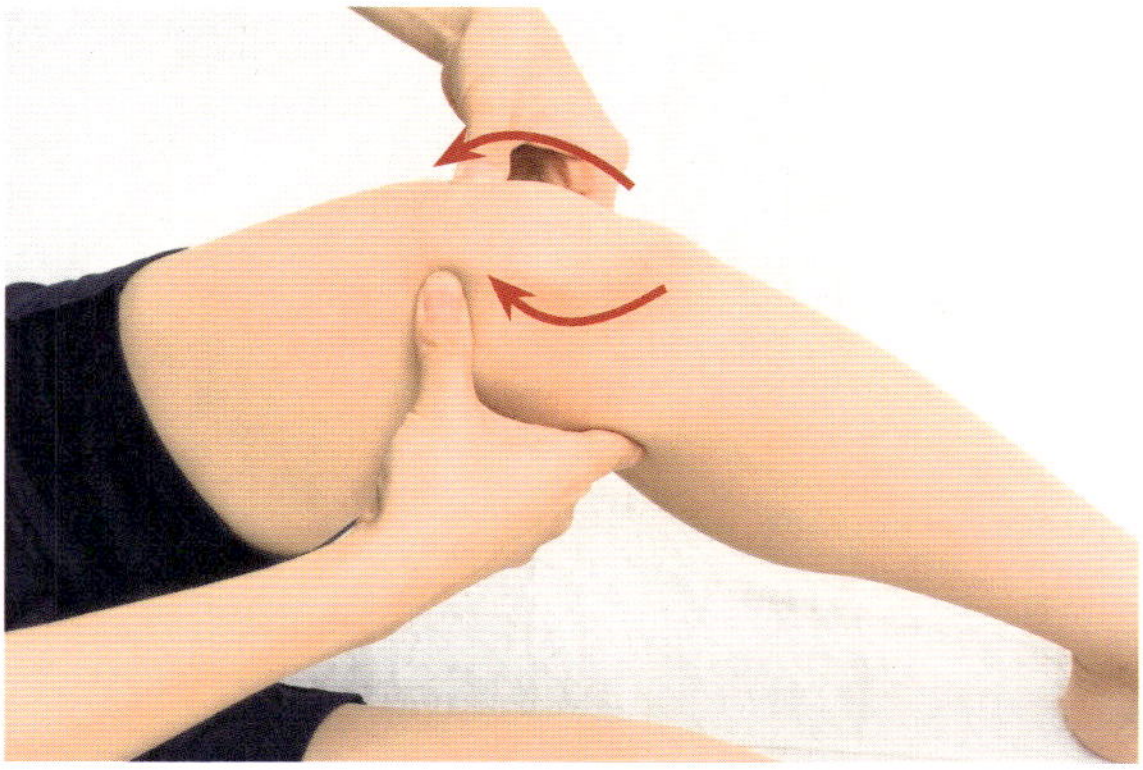

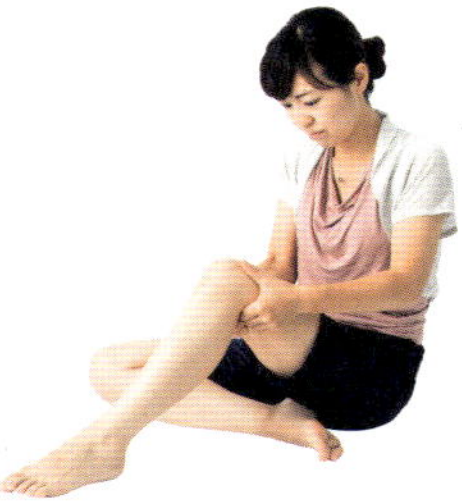

クリームをつけて、膝のお皿に沿ってもみます。両手で膝を包み込むようにして、膝のお皿の周りについた毒をはがしていきます。

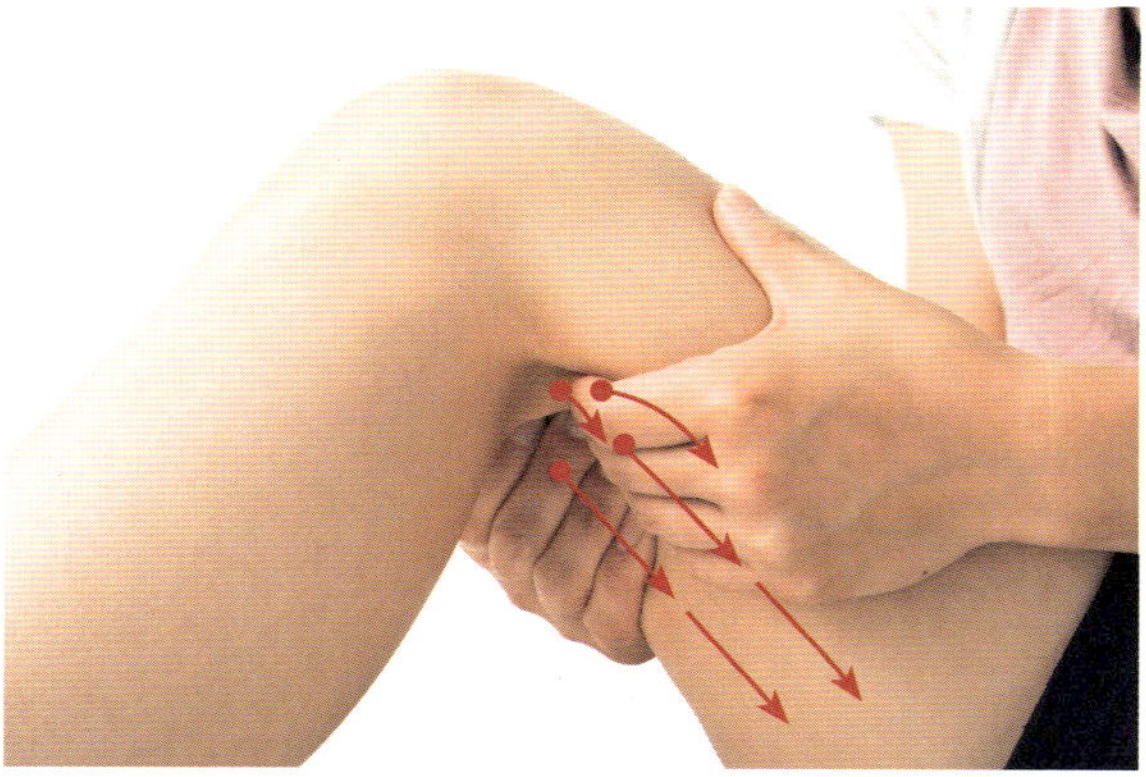

膝裏の両サイドの筋の内側に4本の指を入れ、毒をかき出すようなイメージで丁寧にもみほぐします。

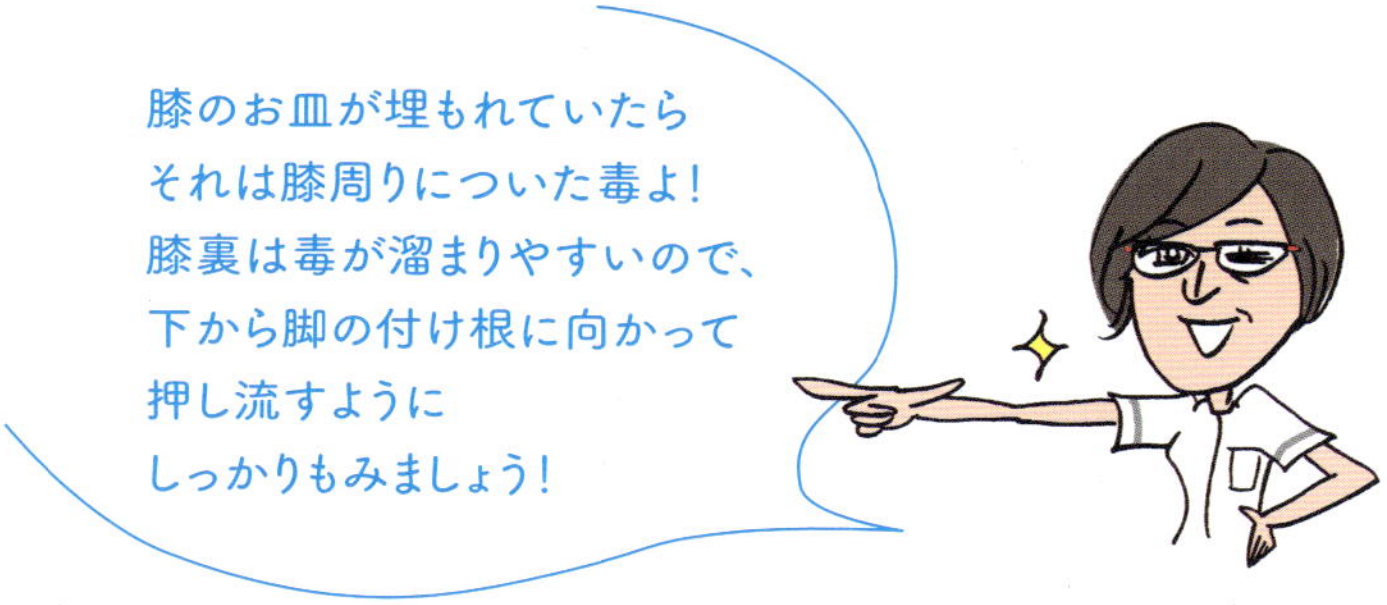
膝のお皿が埋もれていたら
それは膝周りについた毒よ！
膝裏は毒が溜まりやすいので、
下から脚の付け根に向かって
押し流すように
しっかりもみましょう！

④ ふくらはぎ

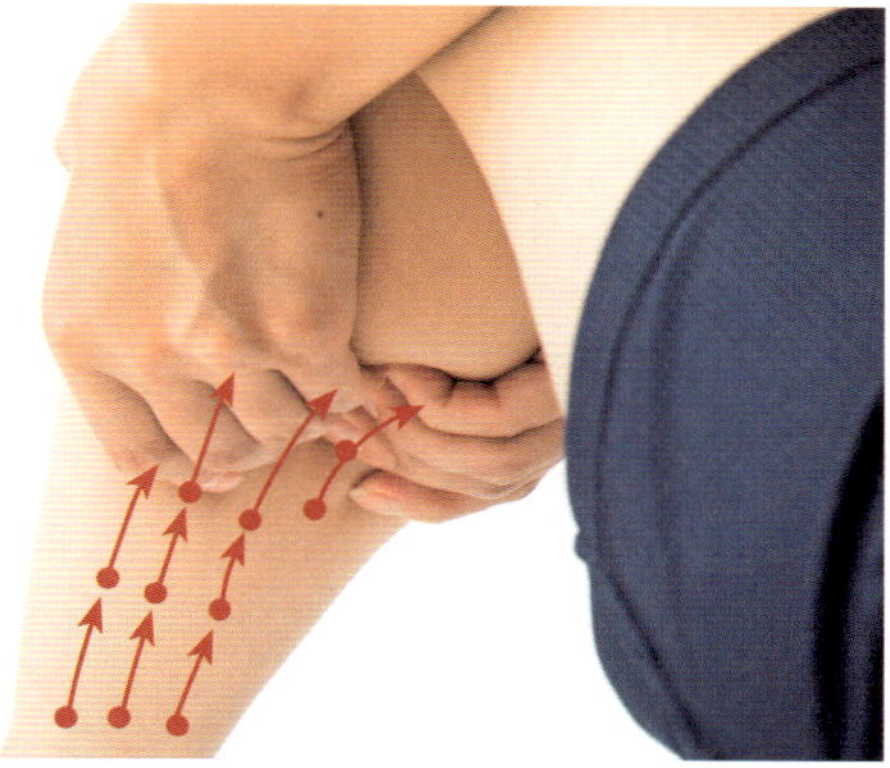

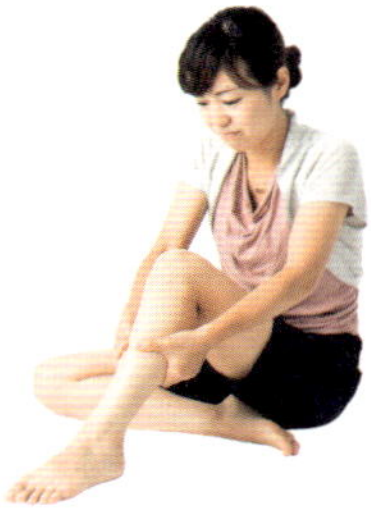

ふくらはぎを両手で包み込むように握り、親指以外の4本の指で下から上に向かってもみほぐします。

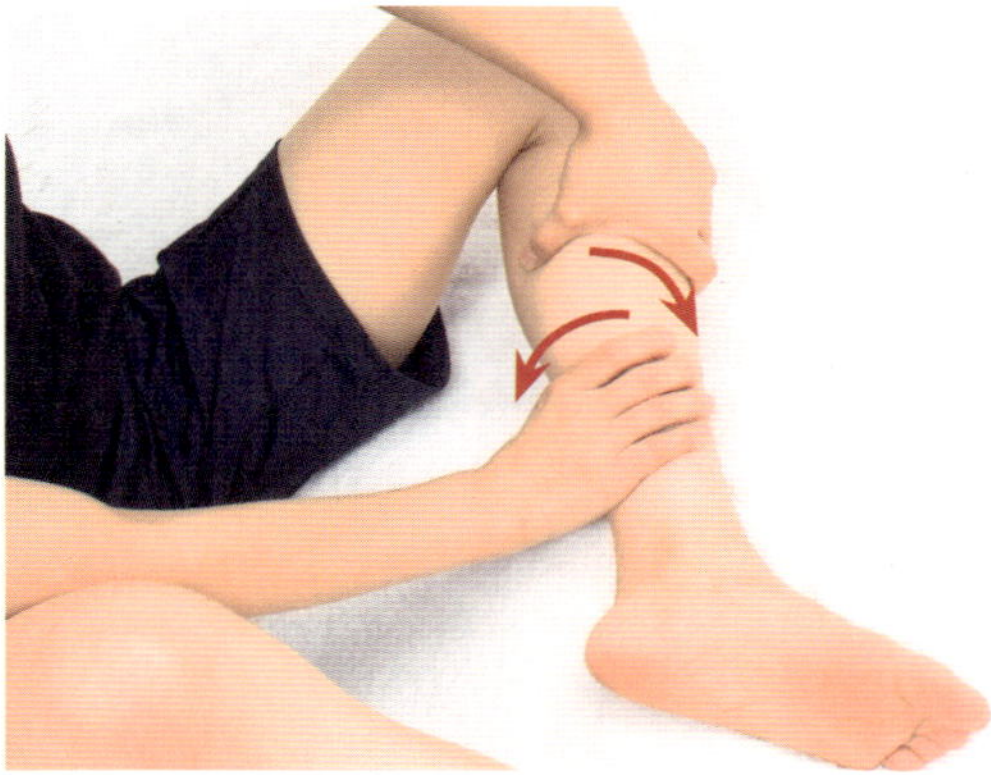

両手でタオルを絞る要領で、特に親指に力を入れて、ふくらはぎをねじるようにもみ込み、軟らかくします。

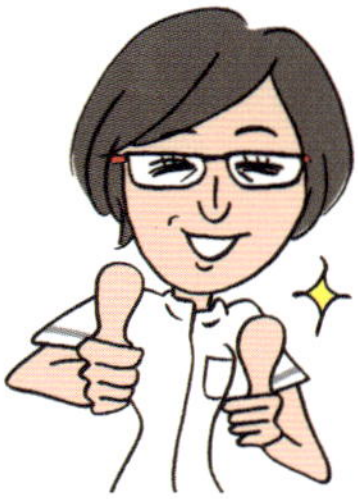

ふくらはぎがパンパンに
むくんで硬くなっている人は
毒や水分が溜まっている証拠!
足もみで、軟らかくしなやかな
ふくらはぎを目指して!

⑤ 内きわ

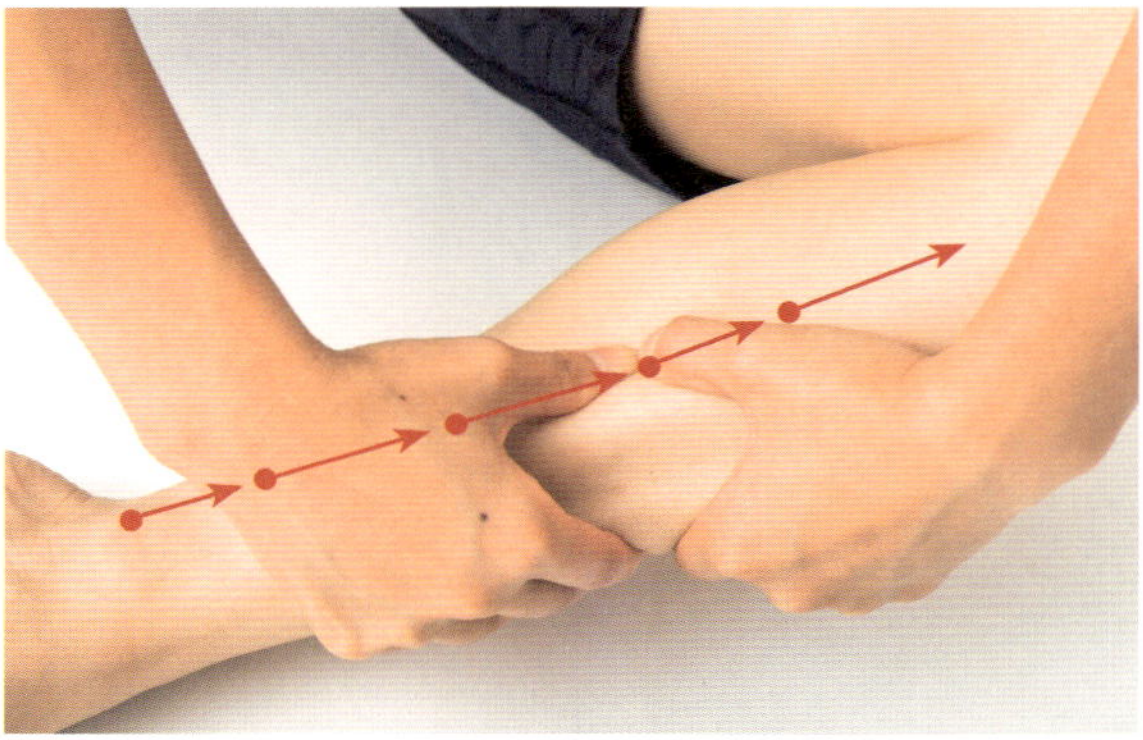

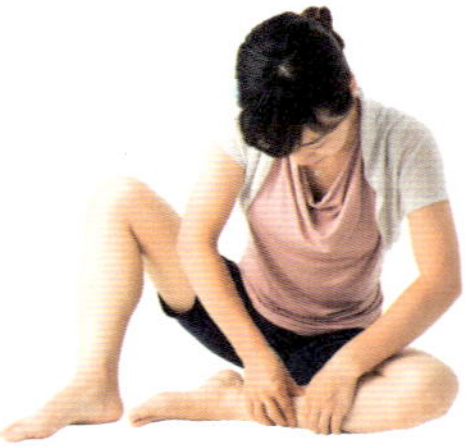

内くるぶしから骨に沿って親指を入れ、膝裏に向かってスライドさせるようにもみます。骨周りに付いた毒を削ぎ落とすイメージで!

⑥ 外きわ

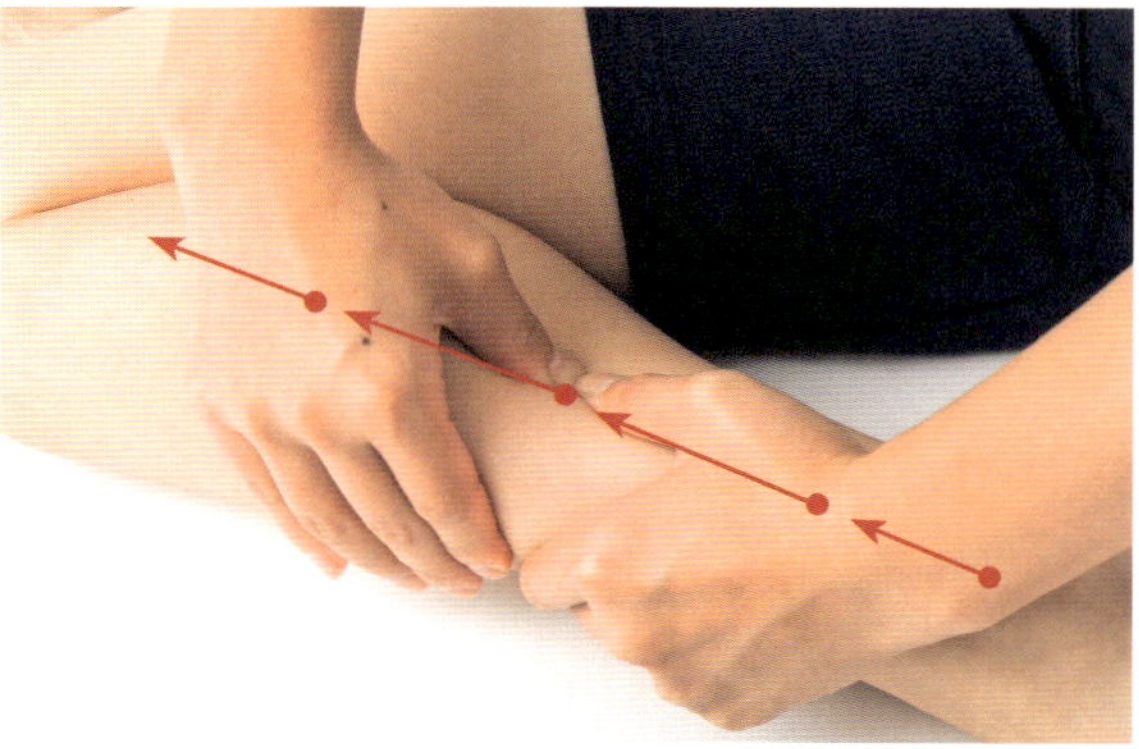

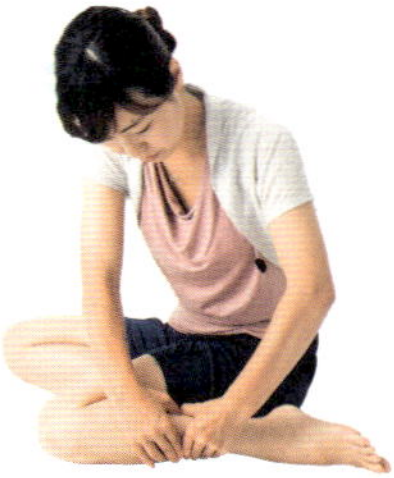

外くるぶしから骨に沿って指で挟み込むようにして、膝裏に向かってよくもみほぐします。

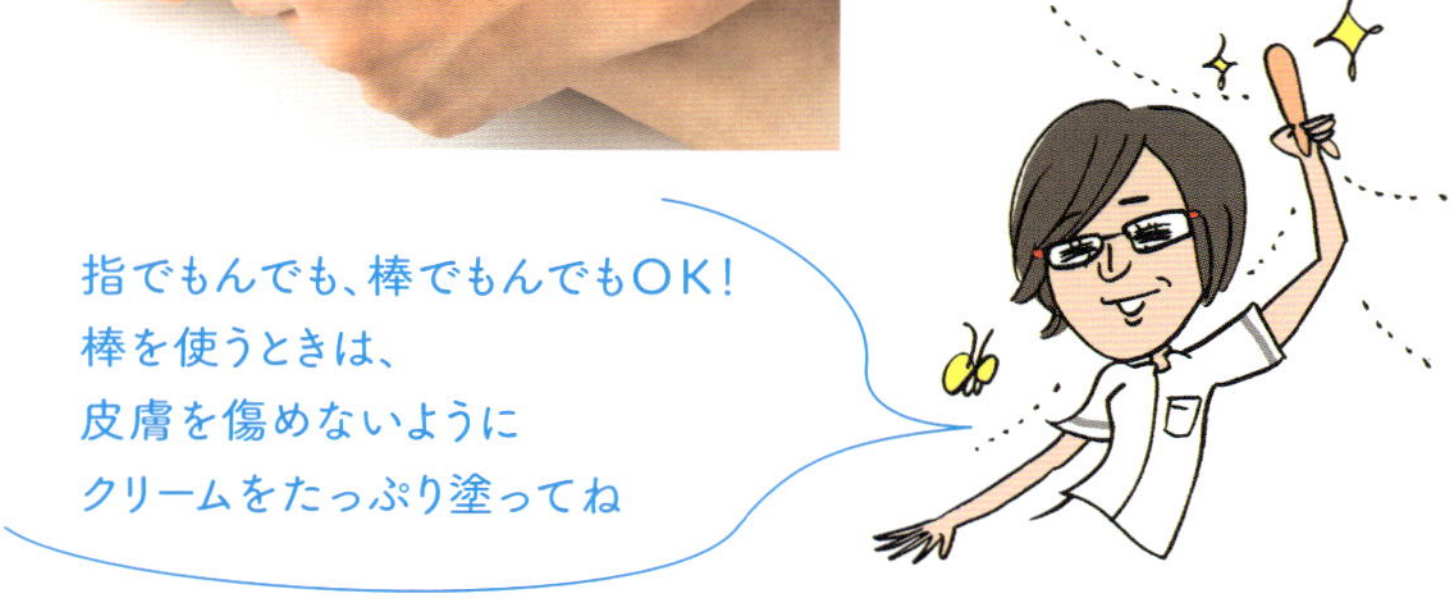
指でもんでも、棒でもんでもOK!
棒を使うときは、
皮膚を傷めないように
クリームをたっぷり塗ってね

⑦ 足首回し

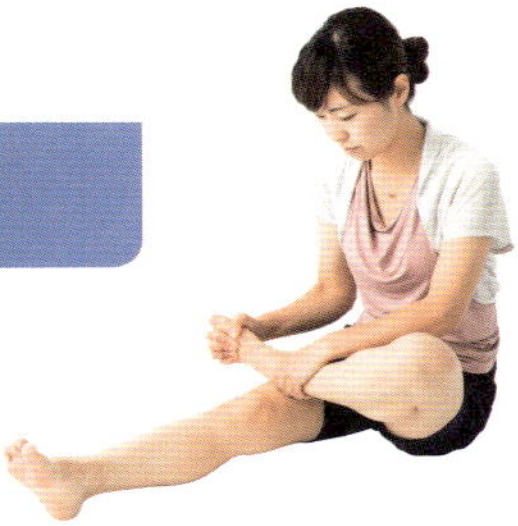

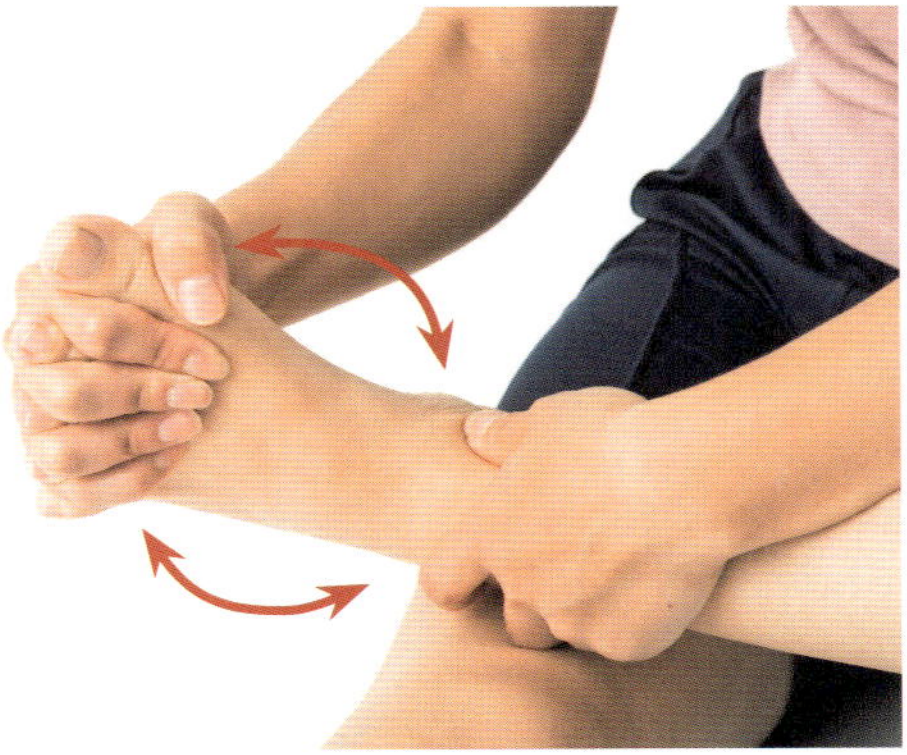

足の指と手の指をグッと深く交差させて握ります。これだけでも足の指関節のストレッチになります。もう一方の手で足首上部を固定し、大きくゆっくりと回しましょう。右回し、左回し、両方行います。

Column

足指くびれ美人になろう！

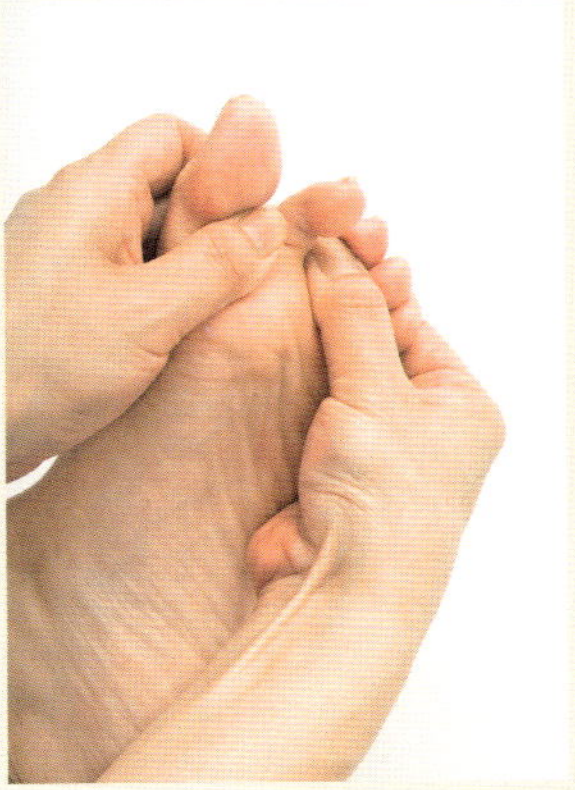

心臓からいちばん遠い足の指は血行不良になりやすく、毒が溜まりやすい場所です。足の指全体は体の首から上に対応していて、脳、目、鼻の反射区です。指の付け根を手でしっかりもみ崩し、頭も目も鼻もスッキリさせましょう！

足首周りには股関節やリンパ腺の反射区があります。ここが固く、可動域が狭くなるとつまずいたり、転んだり、ケガのもと！軟らかくもみほぐしましょう！

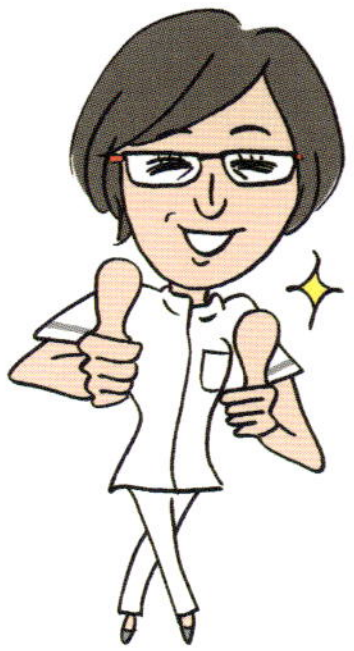

毒を流す道筋をつくる

「基本もみ」

どのような症状に悩んでいる人でも、まず最初に必ずもんでいただきたいのが、足の反射区のリンパ腺３カ所と基本ゾーン５カ所の「基本もみ」です。Ｐ34〜39の「準備もみ」が、毒がスムーズに流れるように足全体の循環を良くする準備だとしたら、「基本もみ」は毒を排泄する出口までの道筋を整える大切な作業です。

時間がない人、忙しい人は、「リンパ腺３」「基本ゾーン５」を毎日もむだけでも、むくみや疲れ、だるさ、ストレスやイライラなどを一気に解消できます。

基本ゾーン5

①膀胱
↓
②尿道
↓
③腎臓＋④腹《ふく》腔《くう》神《しん》経《けい》叢《そう》
↓
⑤輸尿管
↓
最後にもう一度
①膀胱＋②尿道

＋

リンパ腺3

①上半身リンパ腺
↓
②下半身リンパ腺
↓
③胸部リンパ腺

↓

自分の体調が気になる反射区

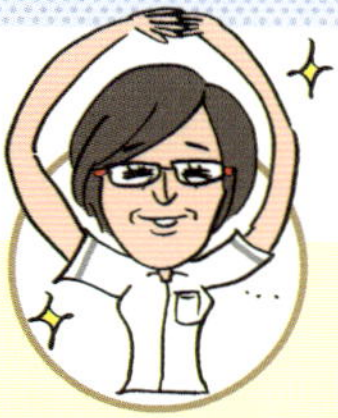

＼ たった5分! ここだけでもOK! ／

「基本もみ」だけでこんな症状を改善!

リンパ腺3	①上半身リンパ腺	あらゆるがんや、むくみ、風邪に効果的。蜂窩織炎《ほうかしきえん》（皮膚の感染症の一種で蜂巣炎《ほうそうえん》とも呼ばれる。皮膚深部から皮下脂肪にかけて細菌感染した状態）にも効果があります。
	②下半身リンパ腺	
	③胸部リンパ腺	
基本ゾーン5	①膀胱	膀胱炎・夜尿症・頻尿症・高血圧・動脈硬化など
	②尿道	尿道炎・尿道感染症など
	③腎臓	腎不全・結石・ネフローゼ・尿毒症・遊走腎《ゆうそうじん》・むくみ・発疹・関節炎・リウマチ・眼底出血・動脈硬化・高血圧・静脈瘤・風邪など
	④腹腔神経叢	神経性の胃腸炎・下痢・めまい・精神不安定など
	⑤輸尿管	尿道炎・関節炎・高血圧・動脈硬化など

もむ順番の一例

左足のリンパ腺3

▼

右足のリンパ腺3

▼

左右の膀胱・尿道

▼

左右の腎臓・腹腔神経叢

▼

左右の輸尿管　左右の膀胱・尿道

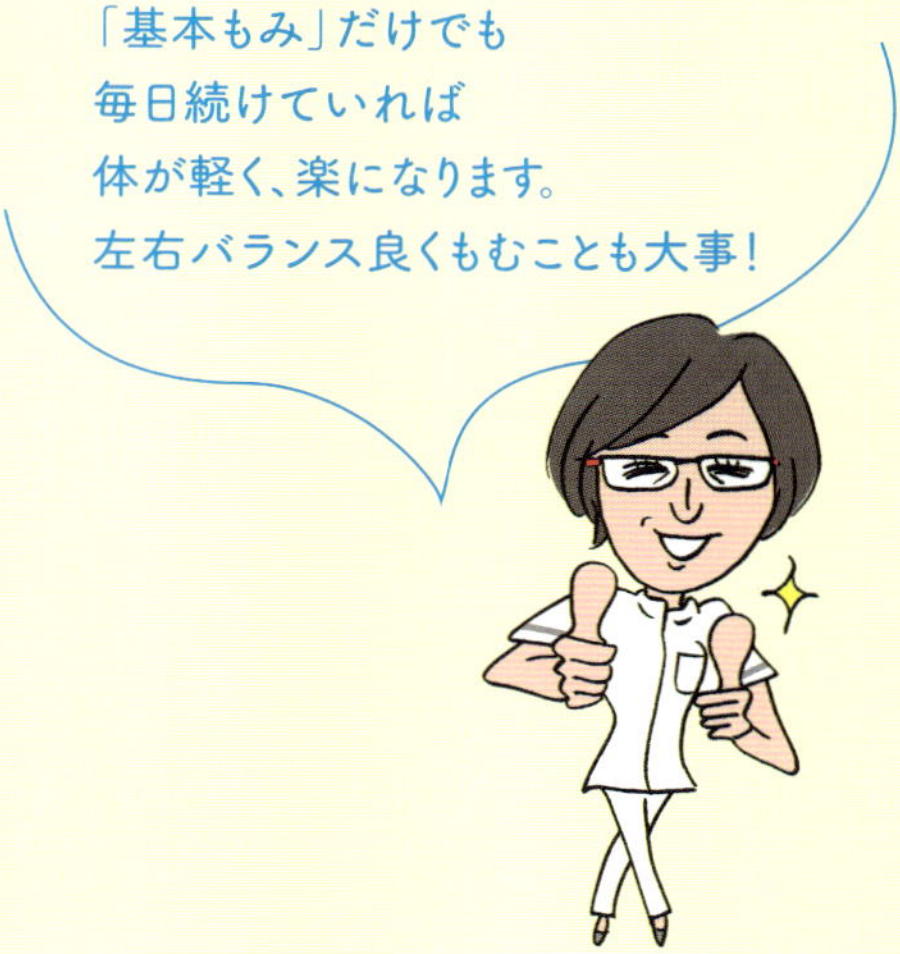
「基本もみ」だけでも
毎日続けていれば
体が軽く、楽になります。
左右バランス良くもむことも大事!

免疫機能もアップ!

「リンパ腺3」のもみ方

最初にリンパ腺の3つの反射区からもみ始めます。リンパ腺には、リンパ液中の毒や異物をチェックして、血液中に吸収されるのを防ぐ役割があります。さらに、免疫機能を持つリンパ球を増やす働きもあります。

　がんなどで免疫が低下していると、リンパ腺の反射区をもんだときに、とても痛く感じるはずです。このリンパ腺の反射区をしっかりかき出して、軟らかくしていくことで、リンパ節の働きが活発になり、免疫機能が上がります。

① 上半身リンパ腺

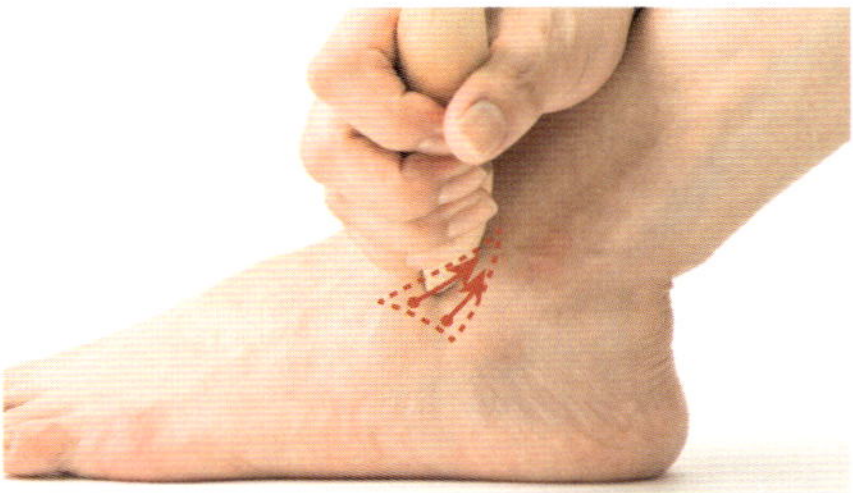

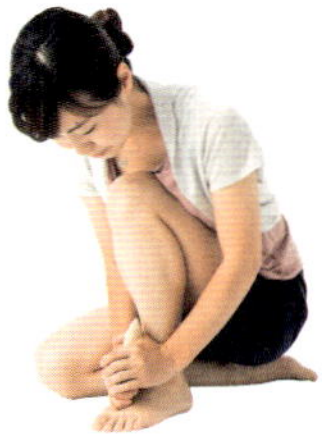

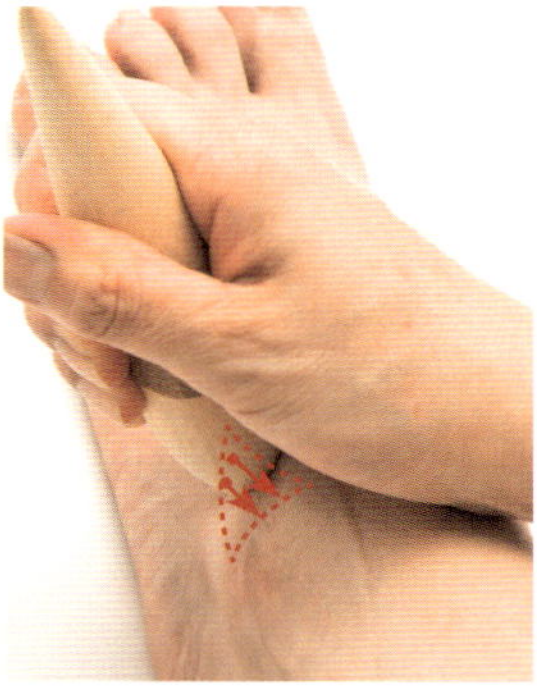

外くるぶしの前方を、骨の突起の下から上に向かって削るようにかき出します。ここは毒が溜まりやすいので、しっかりかき出して、リンパ節の働きを活発にしましょう。

② 下半身リンパ腺

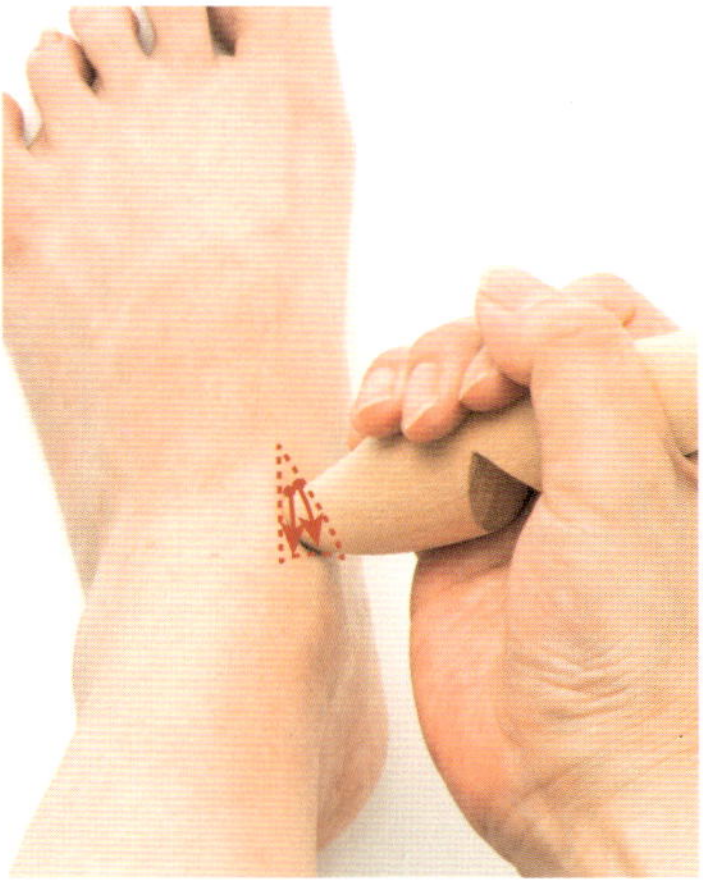

「①上半身リンパ腺」と同様に、内くるぶしの前方を骨の突起の下から上に向かって削るようにもみます。毒が溜まるとくるぶしが埋もれて形が見えなくなるので、しっかりかき出して。

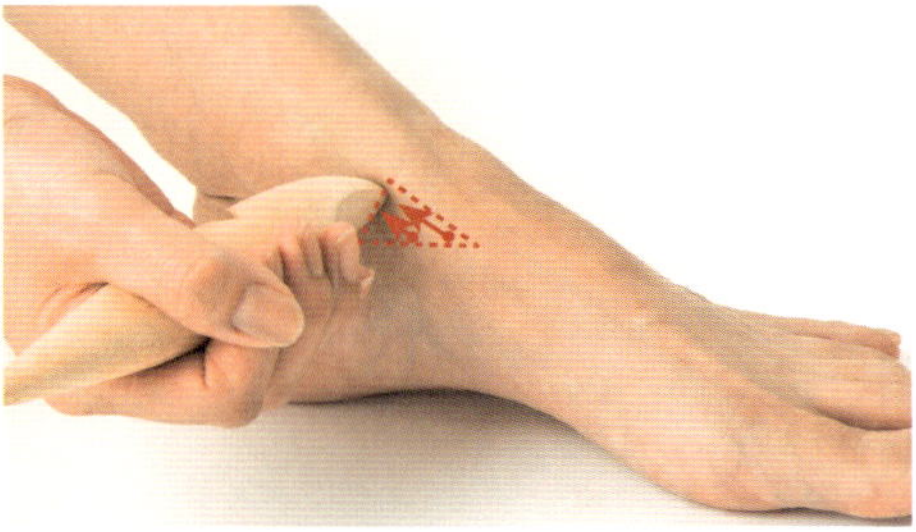

③ 胸部リンパ腺

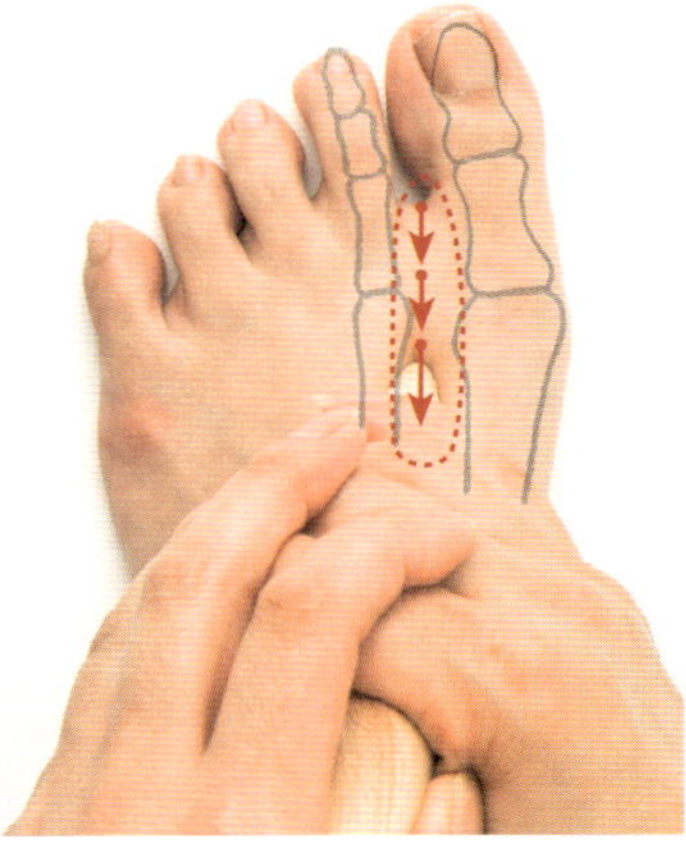

胸部リンパ腺の反射区は、足の親指と人さし指の骨の間に位置しています。棒の細いほうの面で、指の付け根の第二関節から、第三関節の手前まで、毒をかき出していきましょう。

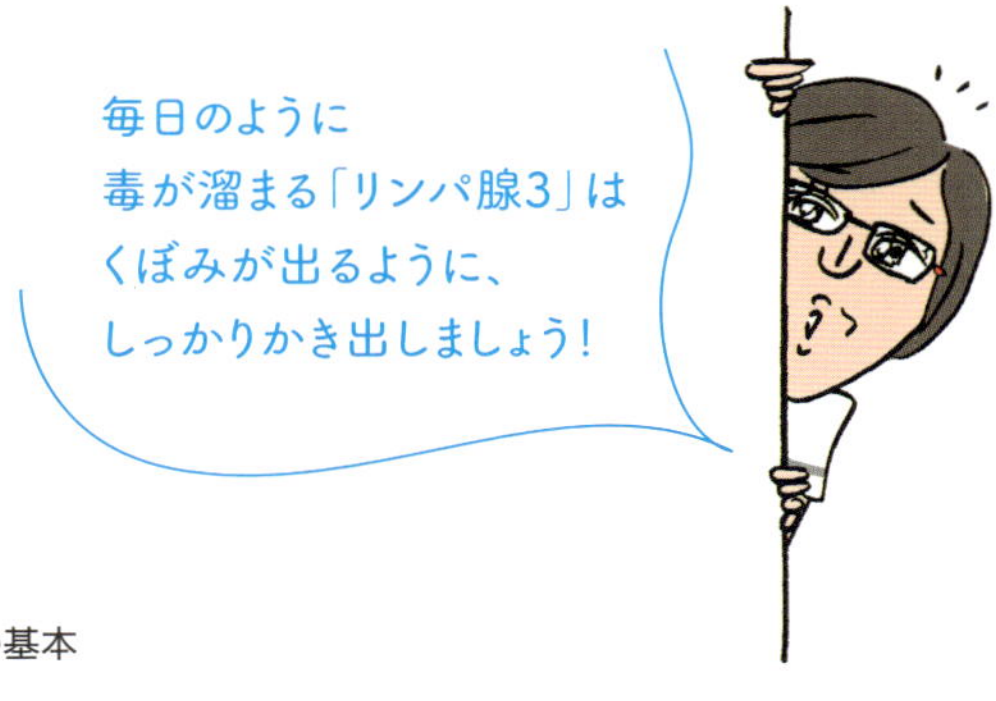
毎日のように
毒が溜まる「リンパ腺3」は
くぼみが出るように、
しっかりかき出しましょう！

毒の出口をつくる

「基本ゾーン5」のもみ方

リンパ腺の3つの反射区をもみ終えたら、続いて「基本ゾーン」をもんでいきましょう。体内の毒を効率良く尿として排泄するために、排泄に関わる反射区をもんでほぐし、毒がスムーズに出ていく道筋をつけるのが基本ゾーンです。

足の裏には「足底筋膜」という筋肉の膜があります。そこを横断して傷つけないように、注意しましょう。

足底筋膜

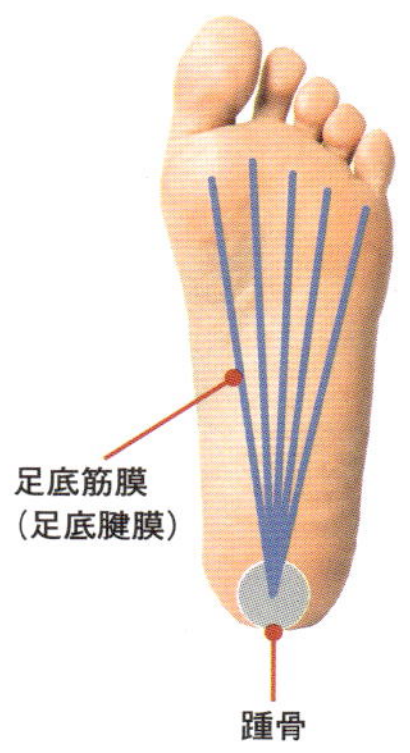

ココをもみます

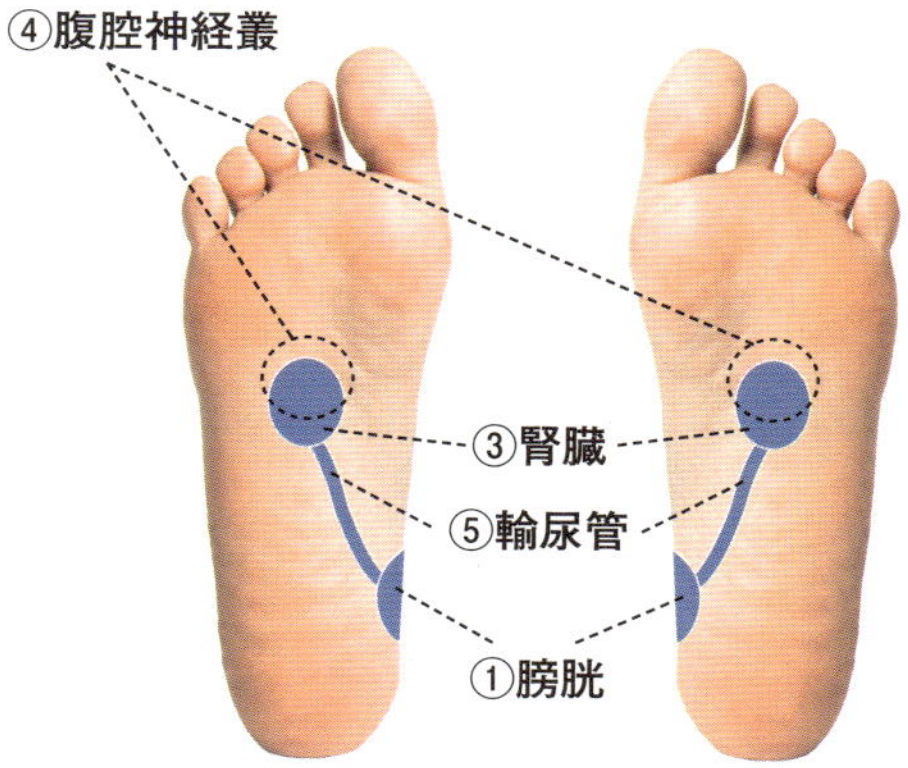

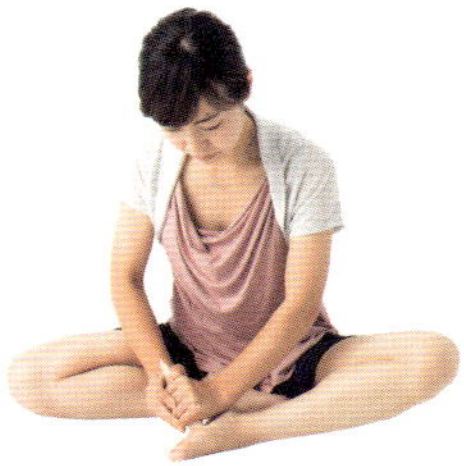

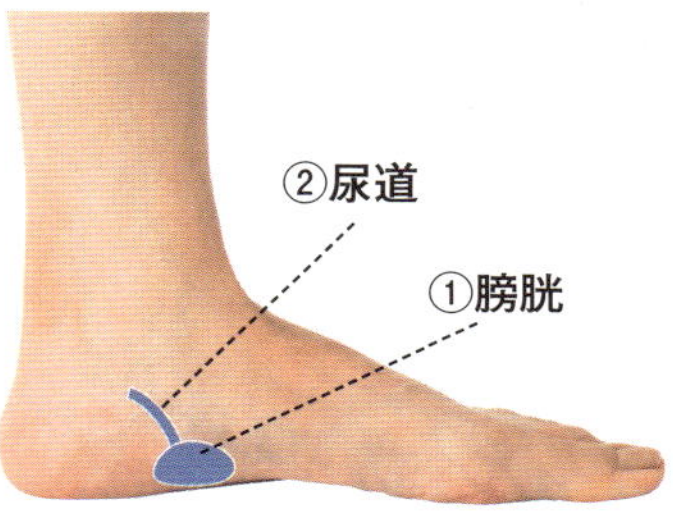

もむ順番

①膀胱＋②尿道

▼

③腎臓　④腹腔神経叢

▼

⑤輸尿管

▼

①膀胱＋②尿道

方向
体重をかけて
押し当てる

① 膀胱

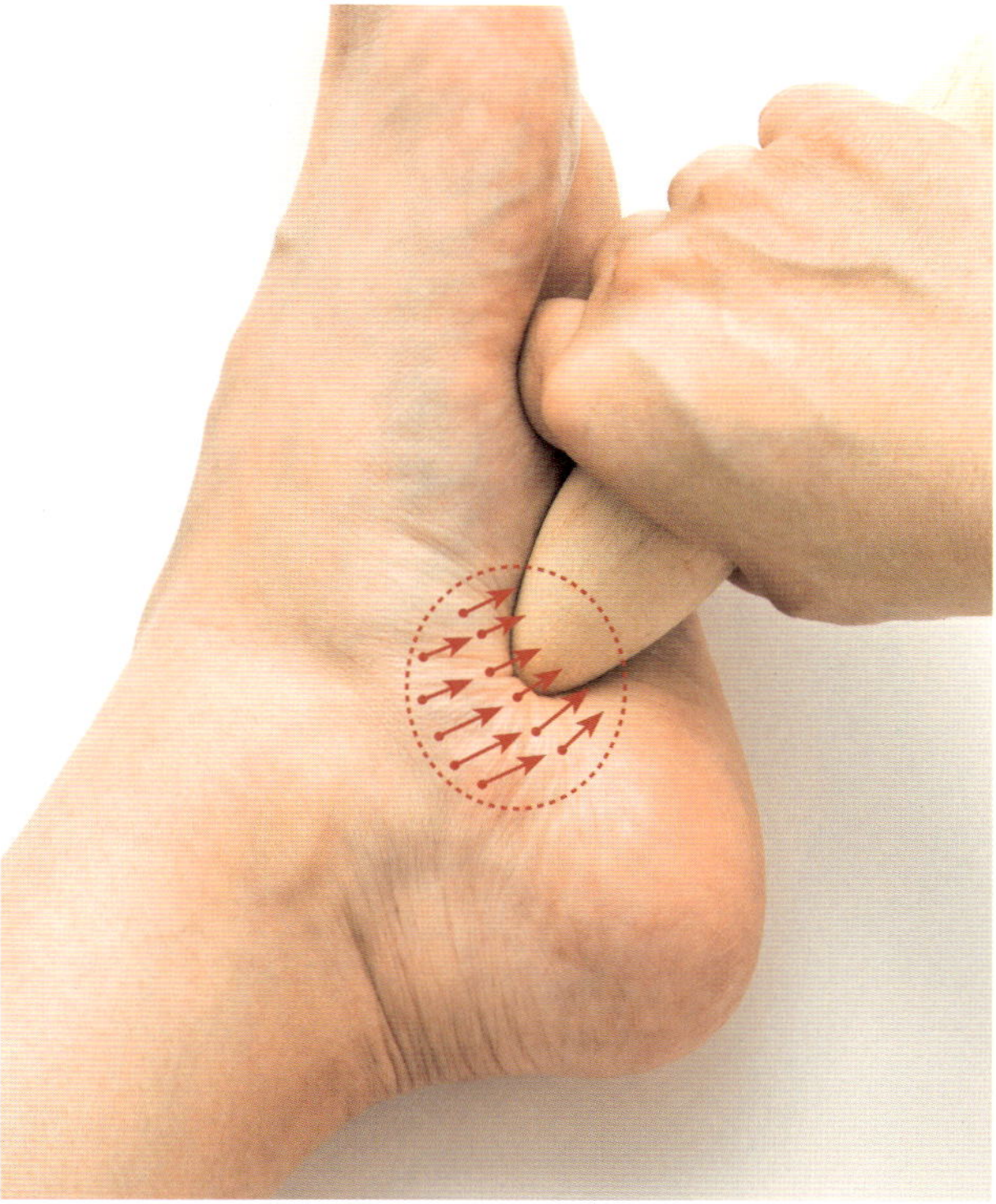

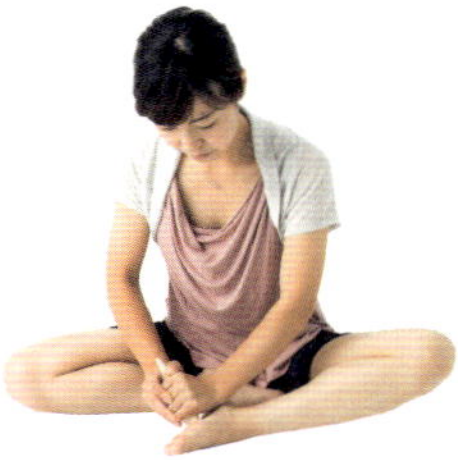

かかとの側面にある膀胱の反射区を、側面から足裏に向かって毒をもみ崩し、かき出すようにもみましょう（もみ方はP33を参照）。

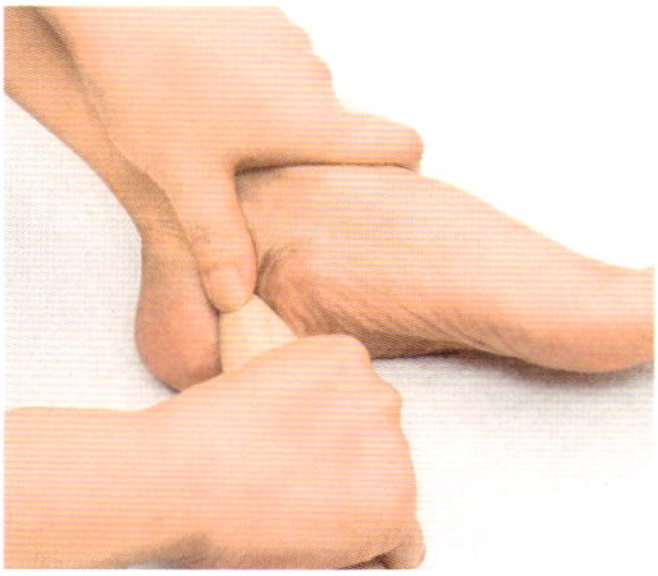

棒を握っていないほうの手の親指を棒の先に添えると、体重をかけやすいです。

膀胱の反射区が
軟らかくなると
毒がスムーズに流れるので
しっかりかき出しましょう！

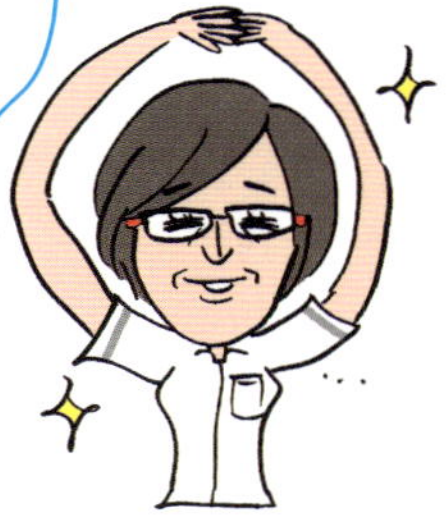

❷ 尿道

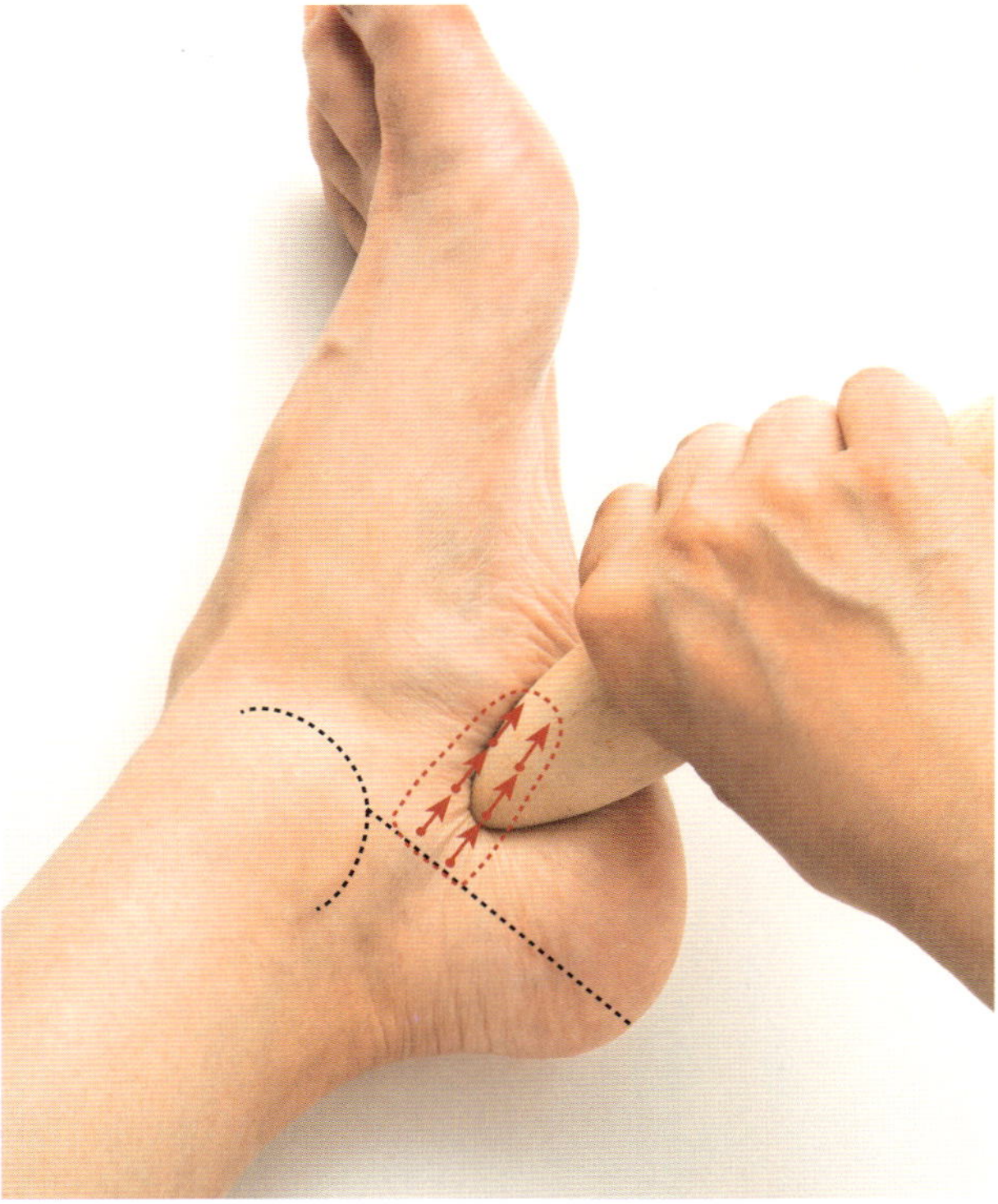

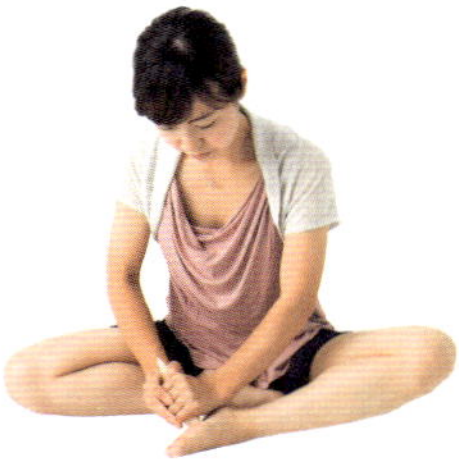

膀胱の反射区のすぐとなり、かかとと内くるぶしを結んだ線のちょうど中間あたりを通るのが尿道の反射区です。膀胱の反射区に向かって、かき出しましょう。

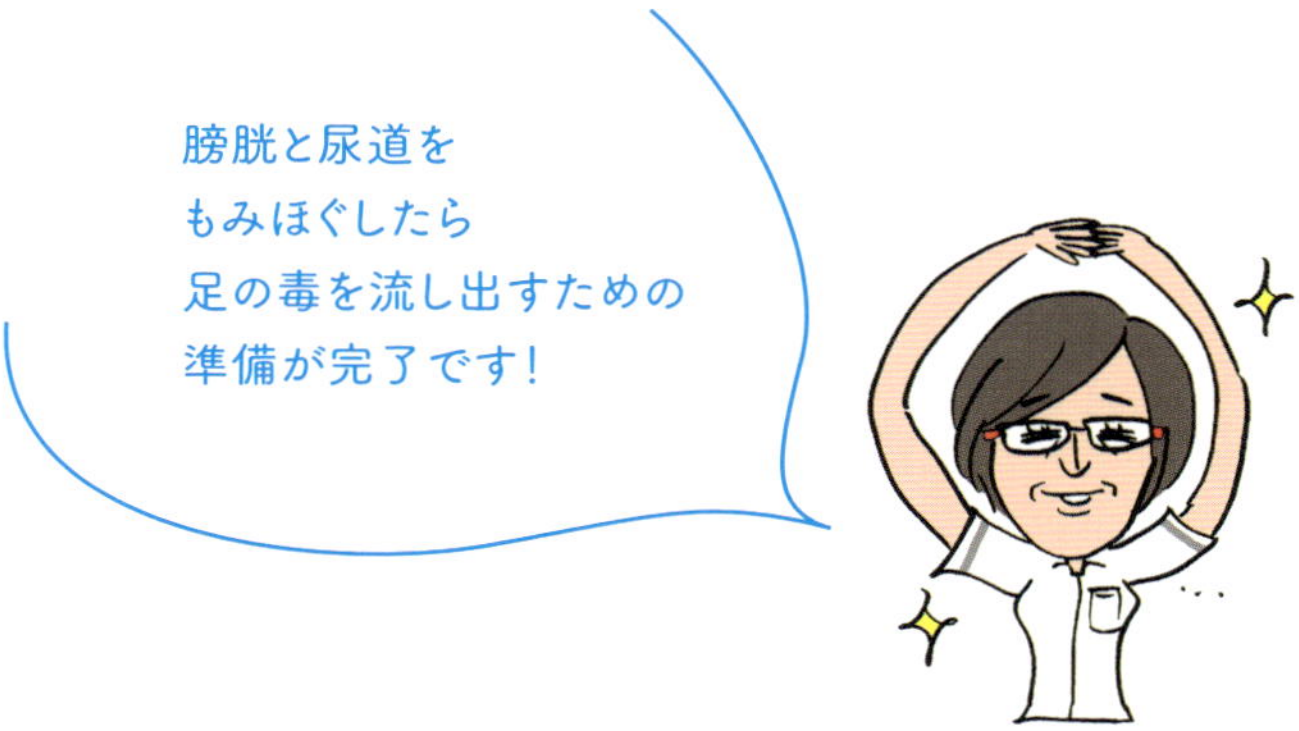
膀胱と尿道を
もみほぐしたら
足の毒を流し出すための
準備が完了です！

③ 腎臓　④ 腹腔神経叢

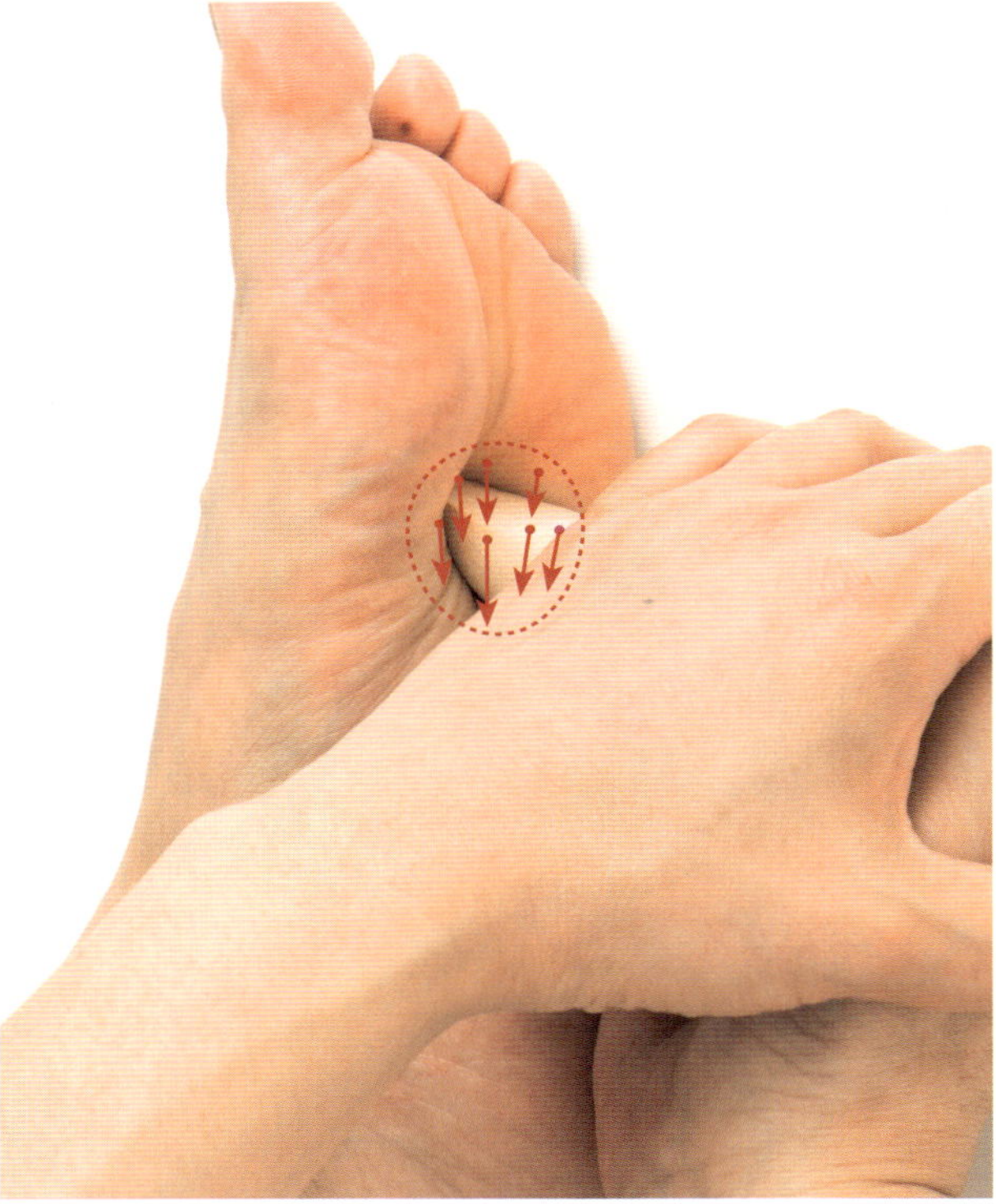

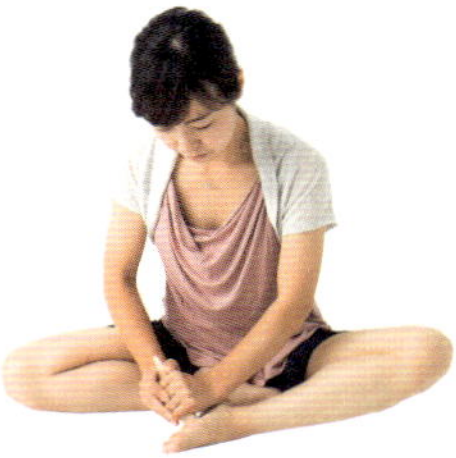

腎臓の反射区は足裏のほぼ中央にあり、周辺一帯が腹腔神経叢の反射区です。つま先からかかとの方向に向かって1つの場所を棒で掘っては、また移動していくイメージです。

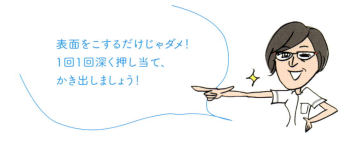

表面をこするだけじゃダメ！
1回1回深く押し当て、
かき出しましょう！

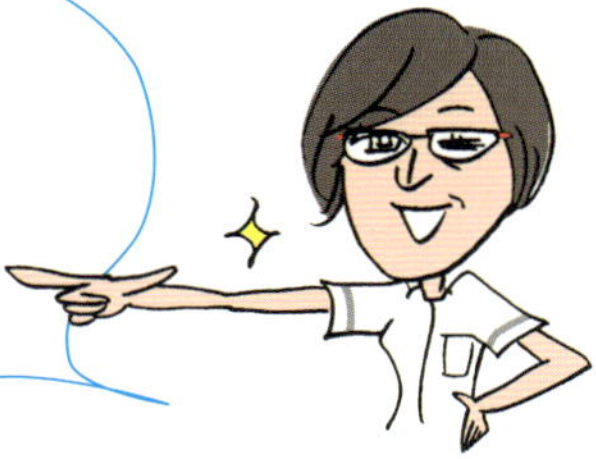

⑤ 輸尿管

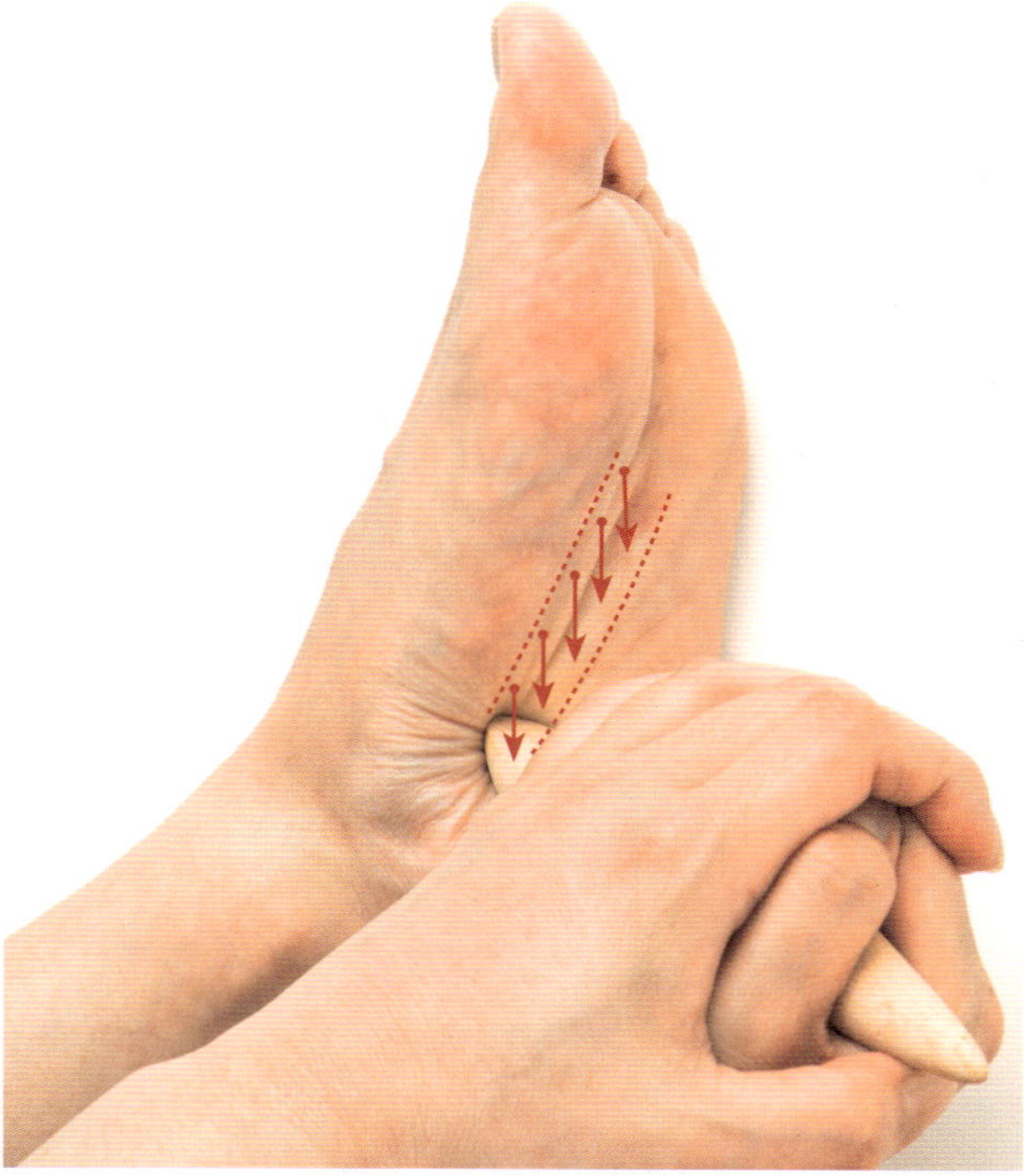

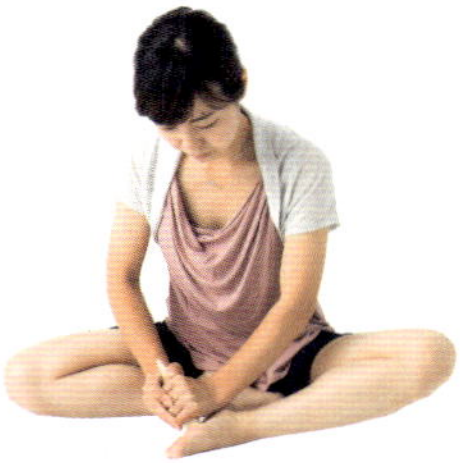

輸尿管の反射区は、腎臓から膀胱の反射区に向かって、斜めに伸びています。ここをかかとの方向に小刻みに掘り出すようにかき出しましょう。足底筋膜（P44）を横断して傷つけないように注意しましょう。

①〜⑤までもみ終わったら
最後にもう一度、①膀胱と②尿道をもむ

足もみが終わった後は
白湯を500ml以上補給してください！
寝る前に水分を取りたくない人は
翌朝でもいいですよ！

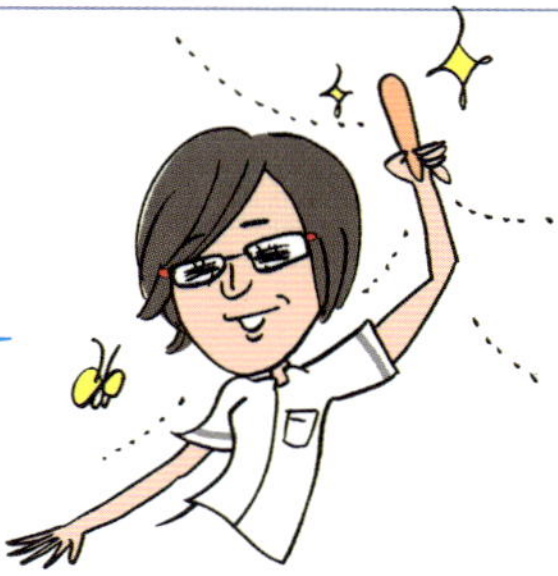

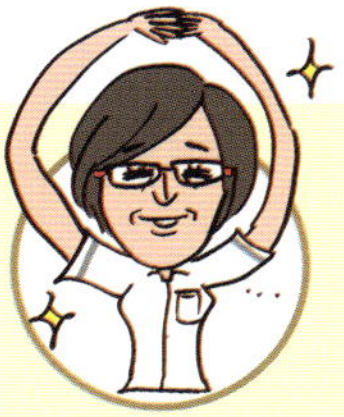

毎日5分の工夫で

毒出し効果アップ!

短時間でできる簡単な動きで血流を良くして、足もみの効果をさらにアップできます。

足首を上下させる

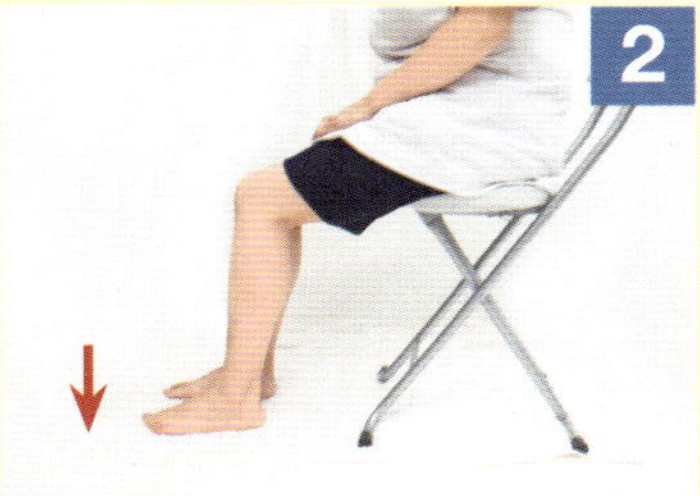

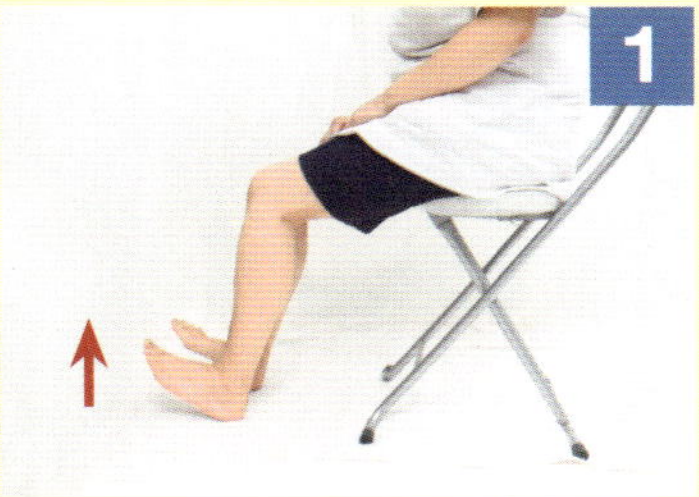

椅子に座ったまま、足首を上下させるだけでも、ふくらはぎの筋肉に適度な刺激が伝わり、血液やリンパの流れが良くなります。

毒出しスクワット

足に溜まった毒を押し上げ、排出させるポンプとなる下半身の筋肉を鍛えます。1日に10〜15回を目標にしましょう。

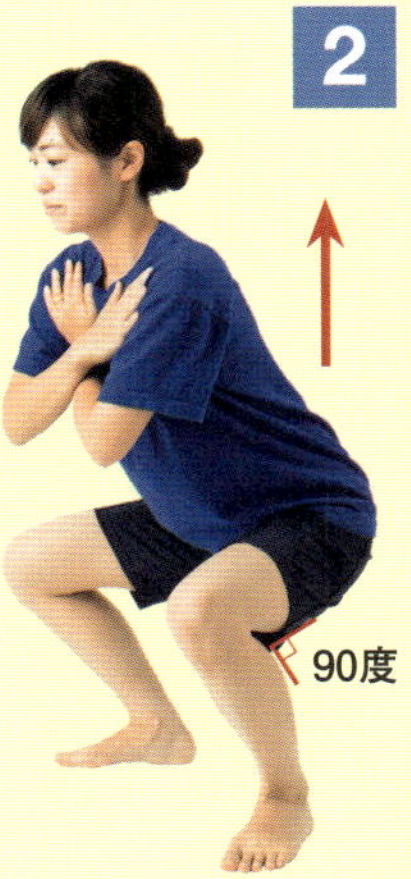

曲げた膝の角度が90度になるくらいまで腰を下ろしたら、おしりを真上から引っ張られるような意識で、ゆっくり立ち上がる。

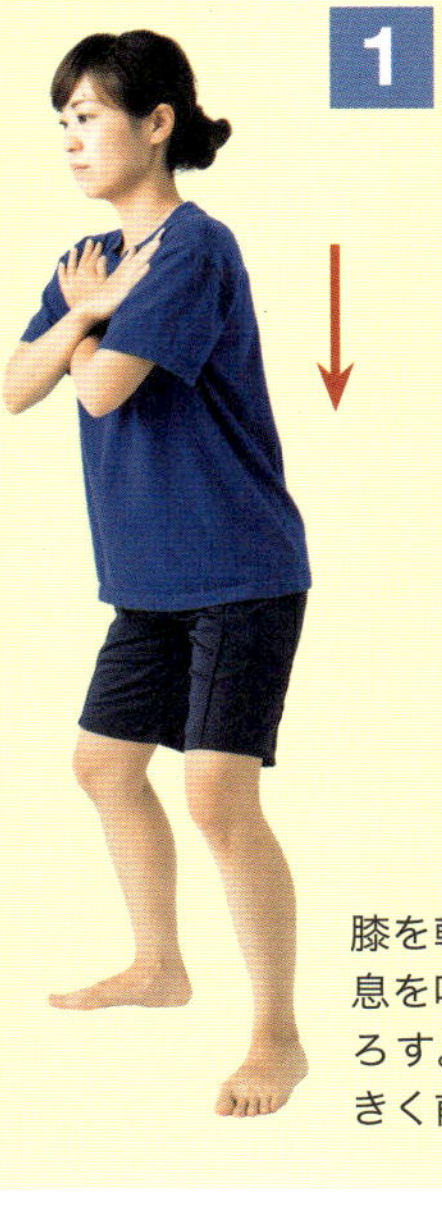

膝を軽く曲げた状態でスタート。息を吸いながら、ゆっくり腰を下ろす。曲げた膝がつま先より大きく前に出ないように注意。

所要時間で選べます！

「毒出し足もみ」コースの紹介

10分コース

忙しいときもココをもむだけで元気になれる「クイック毒出しコース」

準備もみ

③膝裏、膝周り

P36

30分コース

気になる症状や悩みをすっきり解消する「お悩み別毒出しコース」

準備もみ

①鼠径部
②太もも
③膝裏、膝周り
④ふくらはぎ
⑤内きわ　⑥外きわ
⑦足首回し

P34〜39

60分コース

時間があるときに全身をじっくりもみほぐす「毒出し徹底コース」

準備もみ

①鼠径部
②太もも
③膝裏、膝周り
④ふくらはぎ
⑤内きわ　⑥外きわ
⑦足首回し

P34〜39

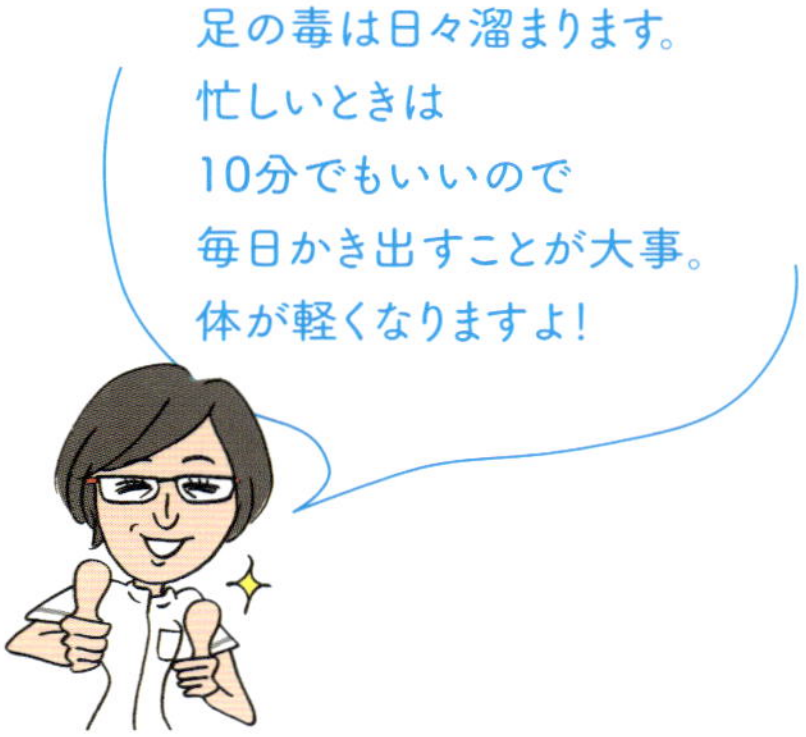
足の毒は日々溜まります。
忙しいときは
10分でもいいので
毎日かき出すことが大事。
体が軽くなりますよ！

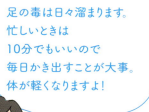

基本もみ

リンパ腺3	①上半身リンパ腺
	②下半身リンパ腺
	③胸部リンパ腺
基本ゾーン5	①膀胱＋②尿道
	③腎臓＋④腹腔神経叢
	⑤輸尿管
	最後にもう一度 ①膀胱＋②尿道

P42〜48

←

白湯を飲む

基本もみ

リンパ腺3	①上半身リンパ腺
	②下半身リンパ腺
	③胸部リンパ腺
基本ゾーン5	①膀胱＋②尿道
	③腎臓＋④腹腔神経叢
	⑤輸尿管
	最後にもう一度 ①膀胱＋②尿道

P42〜48

←

気になる症状が
ある部位の反射区を
念入りにかき出す

P58〜139

←

もう一度「基本もみ」

←

白湯を飲む

基本もみ

リンパ腺3	①上半身リンパ腺
	②下半身リンパ腺
	③胸部リンパ腺
基本ゾーン5	①膀胱＋②尿道
	③腎臓＋④腹腔神経叢
	⑤輸尿管
	最後にもう一度 ①膀胱＋②尿道

P42〜48

←

すべての反射区を
すき間なくかき出す

P24〜27

←

もう一度「基本もみ」

←

白湯を飲む

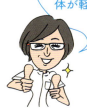

「毒出し足もみ」

不安&疑問Q&A

Q 一日のうち、いつ足もみをすればいい？

A 食後1時間を避ければ、いつでも好きなときに行ってください。食後は、消化吸収のために血液が胃に集中します。このときに足もみをして、全身の血流を良くしてしまうと、消化不良を起こす可能性があります。お風呂上がりは体も温まって血行が良くなり、筋肉もほぐれやすいのでおすすめです。

Q 足もみは毎日しないといけませんか？

A 足の毒は日々溜まっていくので、毎日もみ崩して、かき出し、溜め込まないようにするのがベストです。忙しい方は、基本もみ（P40）だけでもいいので毎日続けましょう。もめない日があってもそこであきらめて、やめてしまわずに、時間を見つけて続けましょう。

Q どうして足もみの後に白湯を飲むの？

A 足もみで静脈に流した毒を尿と一緒に排出しやすくするためです。寝る前に水分を多く取りたくない場合は、半分を寝る前に飲み、残りを翌朝でもいいので必ず500ml以上飲みましょう。ただし、腎臓の疾患などで水分の摂取量を制限されている場合は医師に相談を。

Q 白湯ではなく水やお茶ではだめですか？

A 足もみで循環が良くなり、せっかく活発に動くようになった臓器を冷やしてしまうので、水は避けましょう。ジュース類は胃に負担がかかるので良くありません。お茶は腎臓に負担がかかるので避けたいのですが、どうしても白湯が飲めない人は、薄めたお茶ならいいでしょう。

Q 足もみをすると足が熱くなります。ぬれタオルや冷却スプレーで冷やしたほうがいい？

A 絶対にやめてください。熱くなったと感じるのは足もみによって血液循環が良くなり、体温が上がった証拠です。これを冷やしてしまうと血液循環を阻害してしまいます。

Q どのくらいの強さでもんだらいいですか？

A 棒で反射区をもんだときに「ゴリゴリ」「ジョリジョリ」など、毒（老廃物）の手ごたえを感じられる程度の力加減でいいでしょう。反射区の一点を棒でつきさしたり、表面を引っかくようにもんでしまうと、皮膚を傷つけてしまうので、P33を参照して、奥に溜まった毒をかき出すようにもむことが大切です。

Q 生理中も足もみをしてもいいですか？

A 生理は女性にしかない、月に一度の毒出しのチャンスです。脳下垂体や生殖腺の反射区をしっかりもんで、月経血とともに毒をしっかり出しましょう。足もみを継続していると、生理痛や生理不順、PMSなど、生理のトラブルも自然になくなっていきます。

Q 足もみを始めてどのくらいで健康になれる？

A 年齢や症状、毒の溜まり具合、もむ力の強さにもよりますが、人間の血液は4カ月で入れ替わるといわれていますので、まずは4カ月、毎日実践しましょう。どこをもんでも軟らかく、痛みもない、赤ちゃんのような足の裏を目指して、気長に続けましょう。

Q 本の通りにもんでいますが効果を感じません

A 足の周りに蓄積された毒が多すぎて、足がパンパンにむくんで棒が反射区に届いていない可能性があります。硬くなっている部分をもんでほぐし、軟らかくしていくことで、棒が反射区の毒を捉えられるようになり、次第に効果を感じられるようになります。

また、反射区の表面だけを引っかくようにもんでしまうと、なかなか効果が出ません。「毒を崩して、かき出し、流す」ことを意識して、深く、ゆっくりともみましょう。

体験談❸

KMRさんでの足もみに親子でお世話になっています

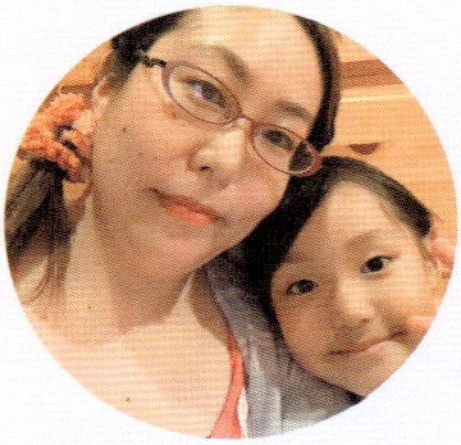

田中晃子さん（44歳）

数年前、私にとって劇的なご縁があり、足もみKMRさんの門を叩きました。初めて足もみのお世話になるようになって以来、今や私にとってなくてはならない特別な場所となりました。新しいオフィスに移転してからは、和智院長の夢の詰まったラグジュアリーな空間に生まれ変わり、そのあまりの美しさと素晴らしさに何とも言えない気持ちになって、ため息が出たものです。そして、ホッとする空気は以前のままでした。

新たな場所に移ってから、院長先生によるプレミアムコースが登場しました。それまでは、足もみのスタッフによる施術がメインで、院長先生に直接みていただけるのは、後半のチェックの時間のみ。それでも、その短い時間で十分に院長先生の実力を感じることができていましたし、ほかのどの先生も皆さん腕が良い方ですから、いつも満足していました。

しかし、プレミアムコースは何をおいても受けねばなりますまい。私は、和智院長先生の施術の大ファンなのです！ これまで短時間での院長チェックでしか味わえなかった足もみが、みっちりと受けられる。施術場所もプレミアムルームなのでとても優雅な気分に。一度受けたら、やみつきになりました。スッキリ健康になって帰られるのにやみつきとは、これいかに……（笑）。

院長先生の施術は痛いです。特に、慢性的に運動不足でメタボ体形の私の足には頑固な老廃物が硬く滞っていて、私が指名させていただいている先生をどれだけ四苦八苦させているかと思うと、申し訳ない気持ちに。しかし確かな腕でキッチリもみ流してくださるので、帰りには信じられない程に足が軽くなるのです。そして、スタッフの皆さんが常に明るく笑顔で接してくださるので、いつも楽しい気持ちになっています。

実は施術を受けているのは、私だけではありません。この素晴らしい足もみを友人・知人・家族・親族にも広くおすすめしているのですが、いちばん身近な存在である娘も少し前から施術を受けているんです。私の娘は現在小学三年生なのですが、夜のオネショがずっと続いていて、加えて昼間の尿漏れにも悩まされていました。小学校の担任の先生と協力して対策を講じてはいたものの、大容量の尿パッドを使わなければフォローできないほど深刻な悩みになってしまったのです。まずは府中にある子どもの泌尿器専門外来にお世話になることにしました。そこで「一度手術をしませんか？」と勧められたのですが、娘が小さいこともあり、お断りすることに。

そこで、私は足もみＫＭＲに頼ることにしたのです。子どもの施術は、職人的でソフトな施術の副院長先生にお願いできました。もちろん、毎回院長先生のチェック付きです。私は大人なので、痛くても覚悟の上でお世話になっていますが、娘には院長先生のスパイスの効いた施術はハードなようで泣き叫ぶシーンも。その後、娘は通院する病院を変えてＫＭＲさんの足もみと併用しながら治療を続けていましたが、その甲斐があり、最近になって昼間の尿漏れの改善に加えて、夜のオネショもしなくなったのです。

そんなわけで、ＫＭＲさんには親子で大変お世話になっております。宝物のご縁をいただいたなあと、心から思っている毎日です。

3章

ピンポイントでもOK!
お悩み別・毒出し足もみ

「毒出し足もみ」の効果を実感していただくために、
具体的な症状別に足もみの方法を紹介します。
「準備もみ」「基本もみ」を行って、
毒を流す道筋と出口の準備ができたら、
気になる症状の反射区の毒をかき出していきましょう。
「痛い」「硬い」と感じる部位が、
毒が溜まっている場所です。
もみ続けることで、驚くほど元気になれますよ!

いくら寝てもすっきりしない

溜まった疲れ

ココをもみます!

仕事のストレス、パソコンやスマホなどの刺激で脳が疲労すると、疲れが抜けにくい体になってしまいます。「大脳」の反射区に溜まった毒をかき出すと、疲れが和らぎ、頭がスッキリします。「すい臓」の反射区にしこりがあり、腎臓の反射区にも毒が溜まりすぎると糖尿病になりやすいので、しっかりもみ崩しましょう。

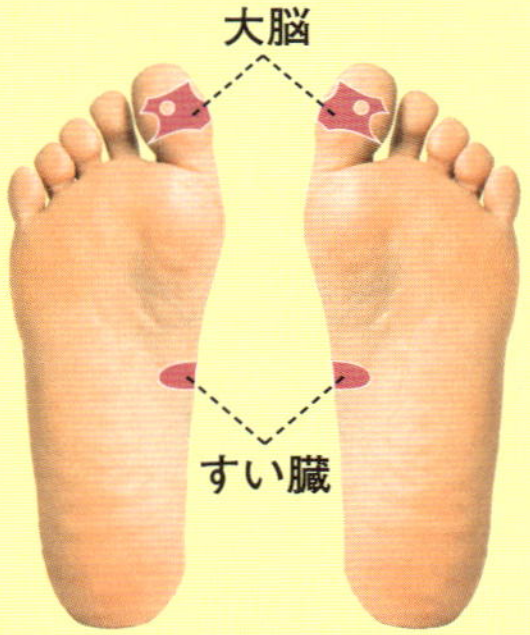

もむときの姿勢

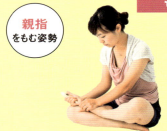

親指
をもむ姿勢

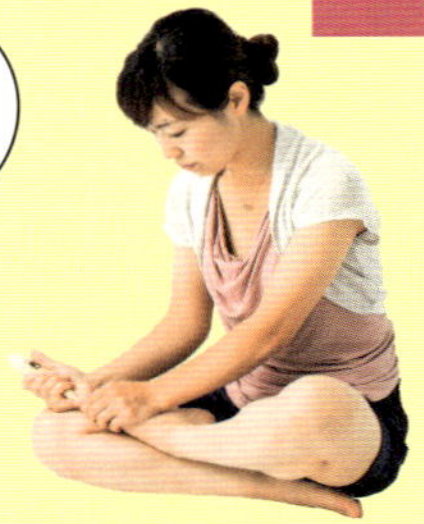

Column

準備もみ・基本もみを必ず!

「毒出し足もみ」は、自分が気になる症状のある反射区をもむだけでは残念ながら不十分です。それでも、もまないよりは、少しでももんだほうが、はるかに健康には良いのですが、毒出し効果を最大限に引き出すには、毒を流す道筋と、毒の出口をつくるほうが手っ取り早いです。そのためにも、「準備もみ」(P34)と「基本もみ」(P40)を忘れずに行ってください。

もむ順番

準備もみ

リンパ腺 3 & 基本ゾーン 5

+

STEP 1 大脳

STEP 2 すい臓

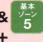

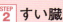

STEP 1

方向
体重をかけて押し当てる

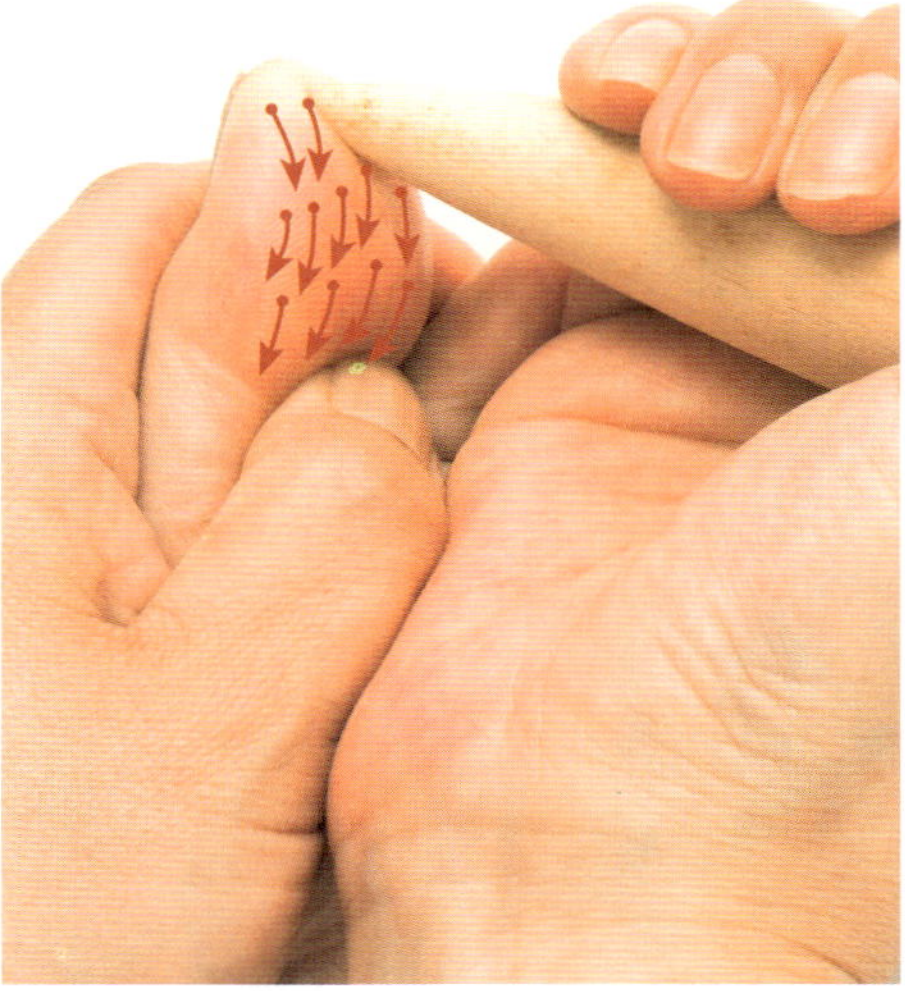

もみ方

大脳をもむ

親指の腹全体に広がっているのが「大脳」の反射区です。棒を持っていないほうの手で足の甲と親指を固定し、棒の先端を使って、親指の先端から付け根に向かって細かくもみ崩しかき出します。

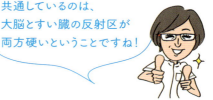

11万人の方の足をみてきて
疲れが抜けないという方に
共通しているのは、
大脳とすい臓の反射区が
両方硬いということですね！

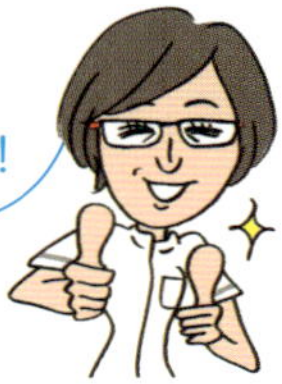

STEP 2

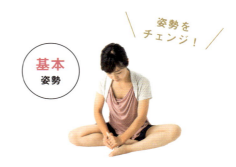

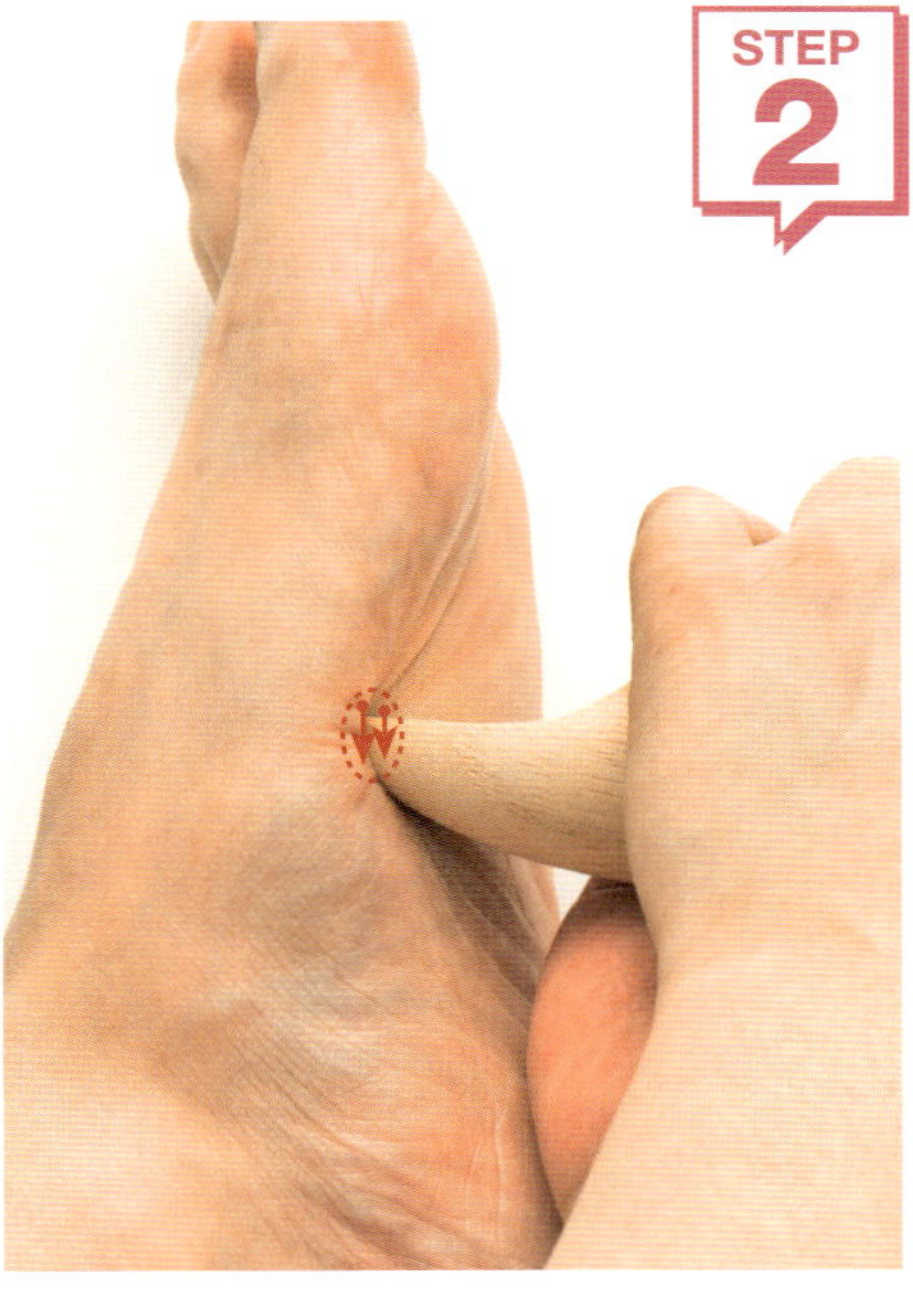

姿勢をチェンジ！

基本姿勢

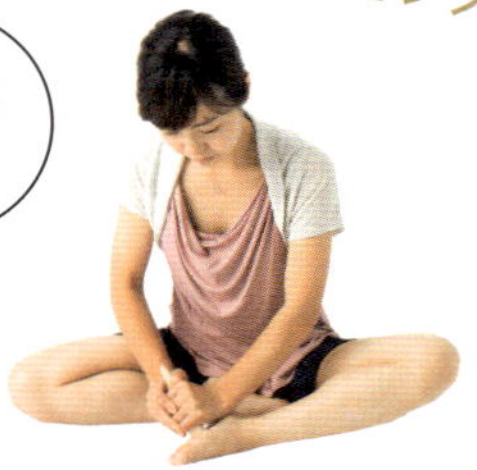

すい臓をもむ

「すい臓」は、糖質の代謝を上げる働きがあるので、ここが弱ると疲れが抜けません。「すい臓」の反射区を、かかと側に向かってしっかりと毒をかき出しましょう。余裕があれば、さらに土踏まずのアーチがしっかり出るように、土踏まず一帯の毒をかき出しましょう。

肩こり

デスクワークでガチガチに

ココをもみます！

カルシウムの代謝をコントロールする**「副甲状腺」**、首や肩の血行を良くする**「僧帽筋」「肩関節」**を丁寧にもみ崩し、かき出しましょう。

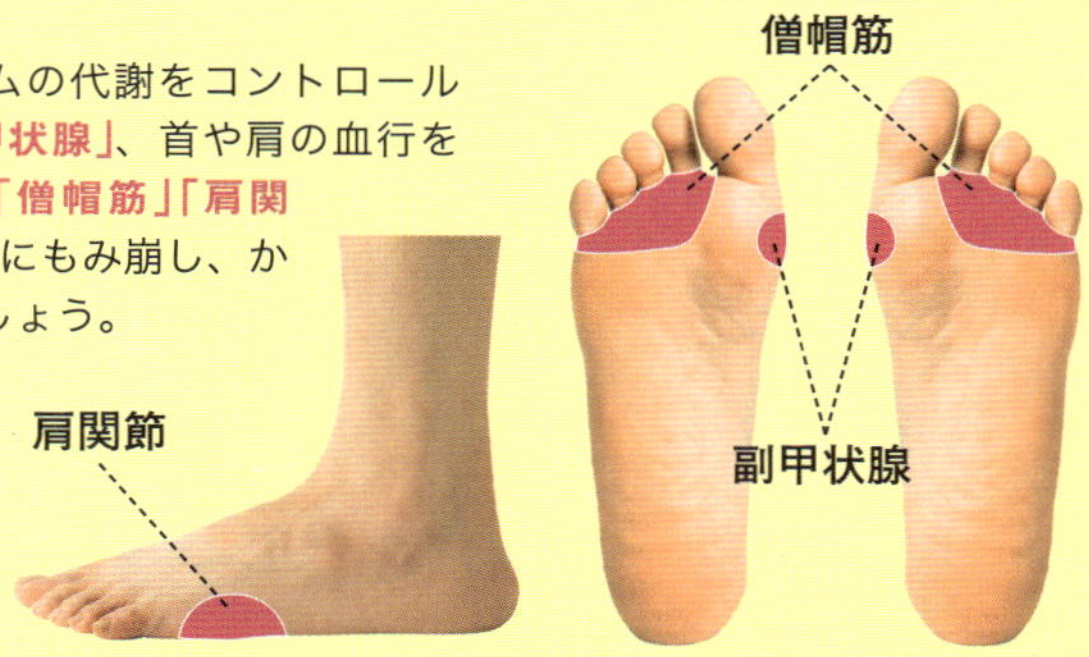

もむときの姿勢

基本
姿勢

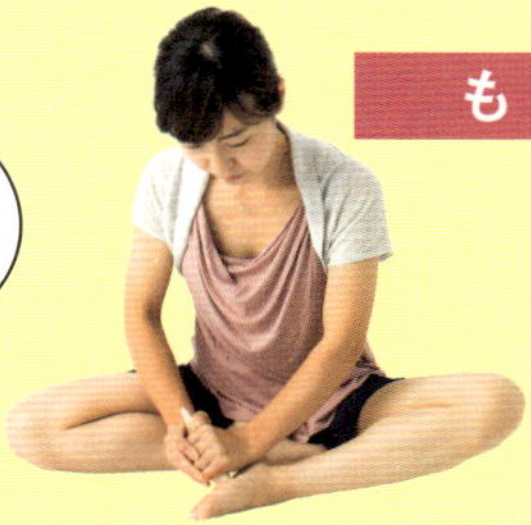

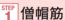

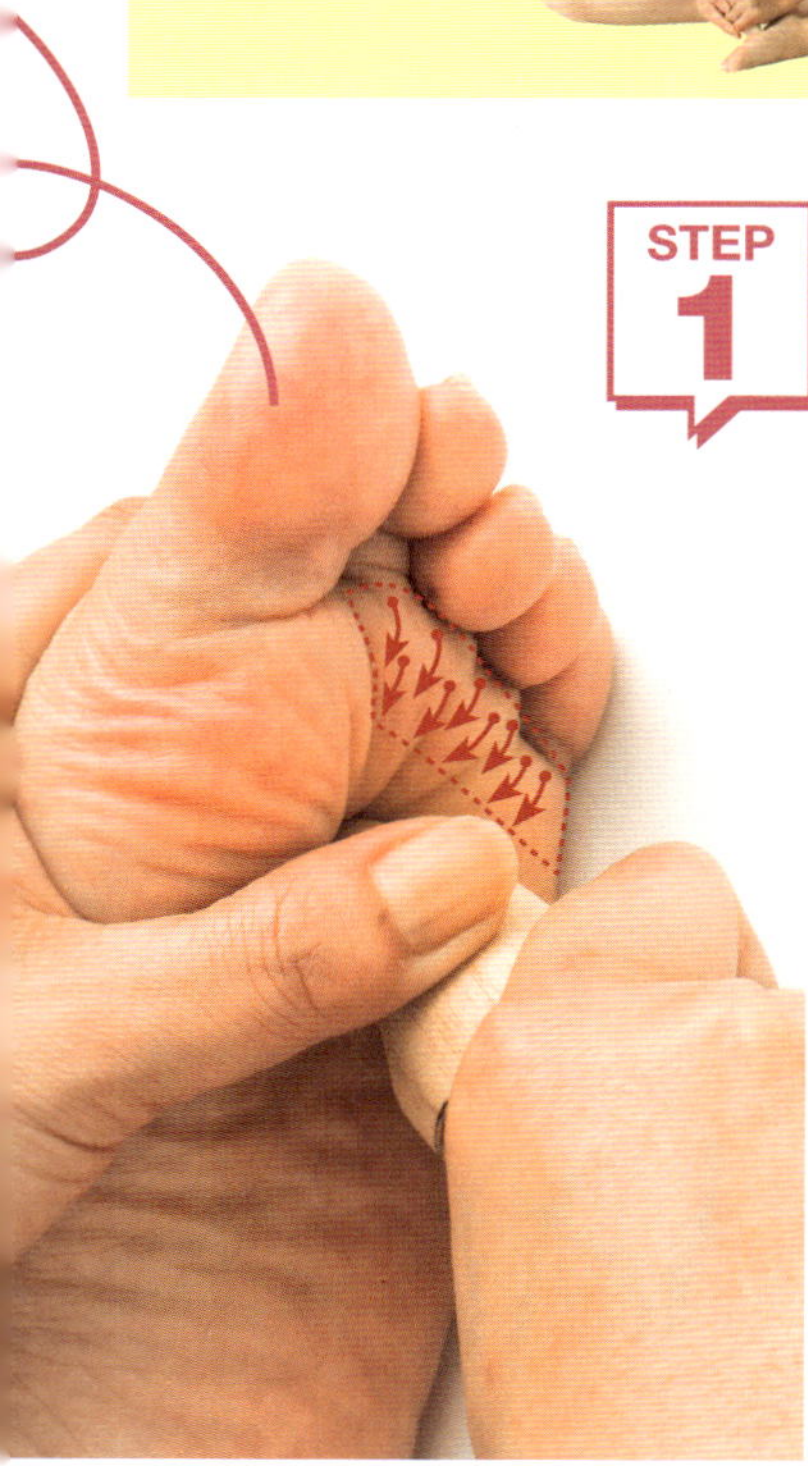

STEP 1

もみ方

僧《そう》帽《ぼう》筋《きん》をもむ

首から肩、背中に向かって広がる筋肉が僧帽筋です。**「僧帽筋」**の反射区は、人さし指から小指までの指の付け根の下一帯。かかとに向かってもみ崩して、かき出します。余裕があれば**「首」「頸椎」**ももみ崩しましょう。

もむ順番

準備もみ

リンパ腺 3 ＆ 基本ゾーン 5

＋

STEP 1 僧帽筋

STEP 2 肩関節

STEP 3 副甲状腺

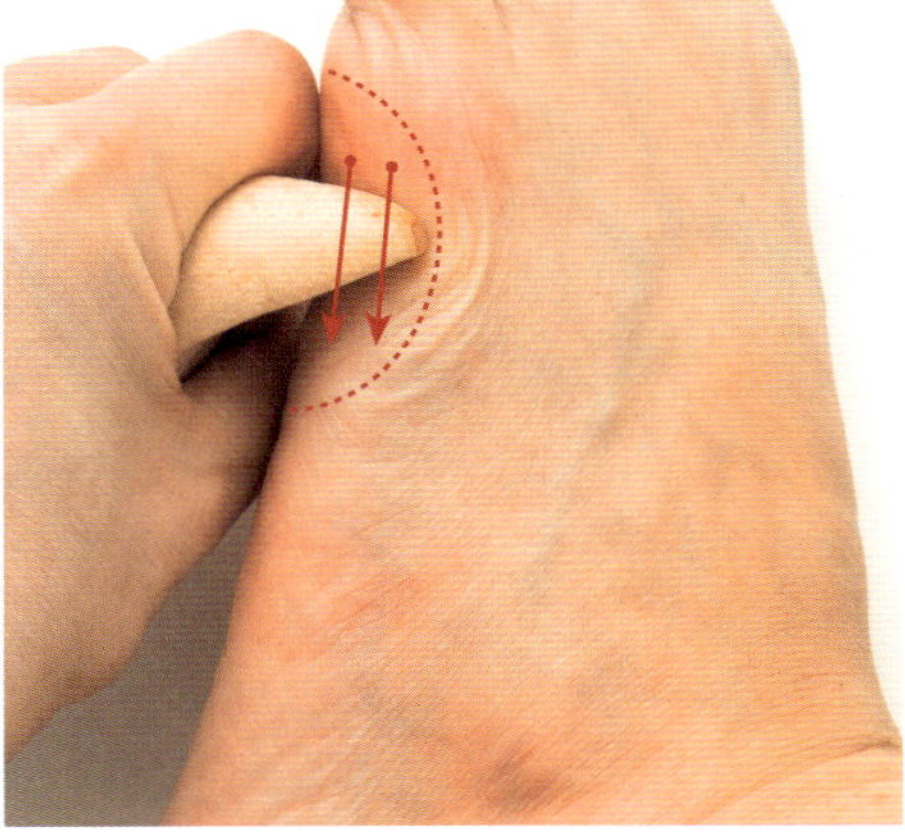

STEP 2

肩関節をもむ

小指の付け根の外側に「肩関節」の反射区があります。もみ逃しやすい反射区ですが、軟らかくなるまでしっかりもみ崩しましょう。

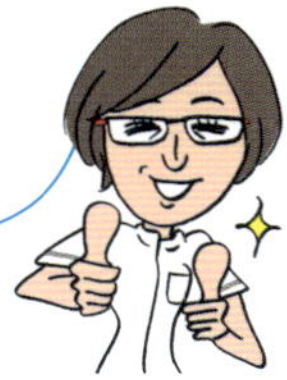
まずは準備もみから
しっかりと！
足全体の血流を
良くすることが
肩こり解消への近道です！

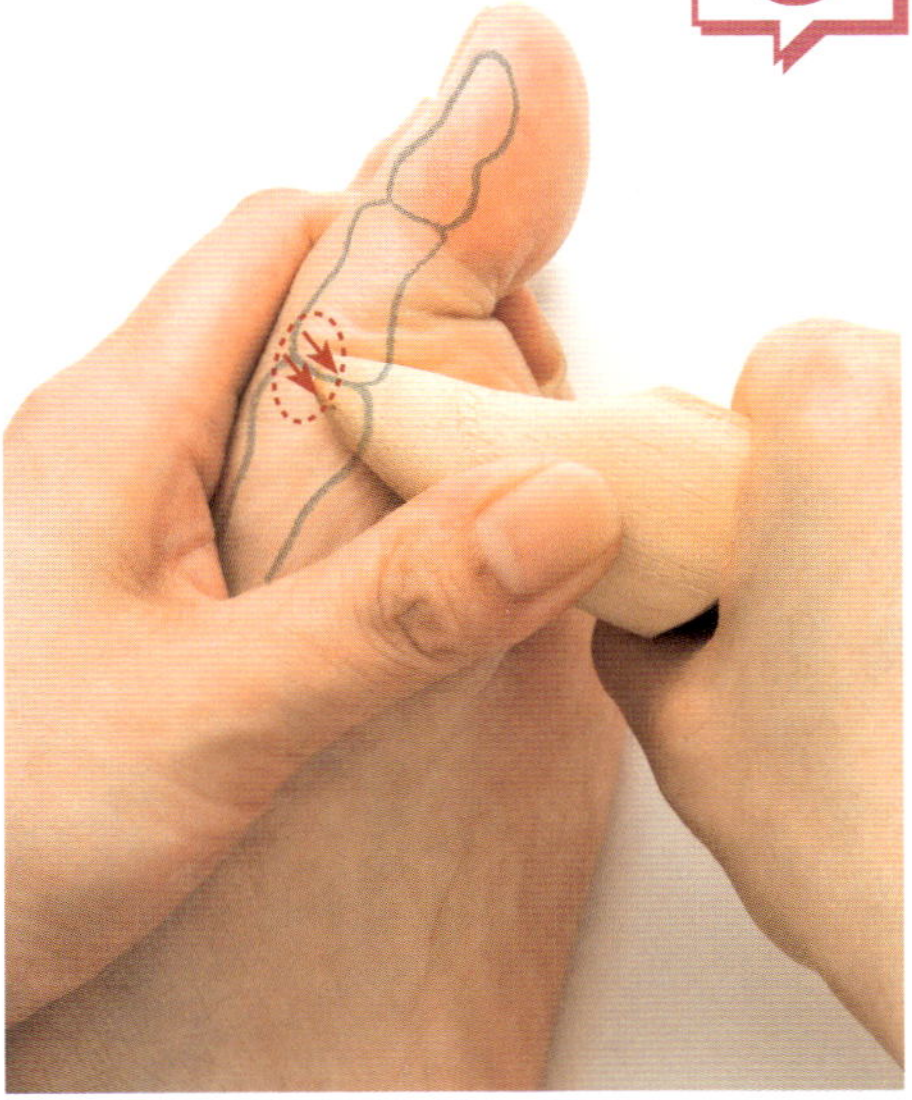

STEP 3

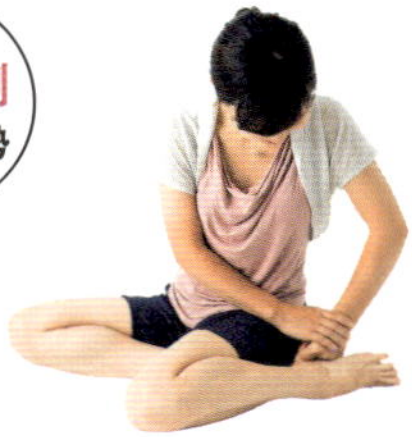
姿勢を
チェンジ！
足の外側
をもむ姿勢

副甲状腺をもむ

親指の付け根の外側の下が「副甲状腺」の反射区です。棒を持っていないほうの指を棒の先端に添え、足の裏に向かって落とすようにもみます。ここをもむことで、首こりや肩こり、腰痛や関節痛などすべてを和らげます。

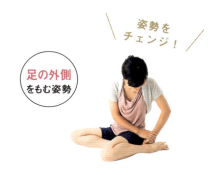

つらい痛みがスッキリ！

頭痛

ココをもみます！

「前頭洞」の反射区に毒が溜まると、頭痛だけでなく記憶力が低下したり、風邪をひきやすくなります。ここをもみほぐすことで、認知症予防や不眠の解消にも。「大脳」「脳下垂体」をもむことでホルモンバランスが整い、脳の動きも活性化。姿勢の悪さが原因の頭痛には「頸椎」「首」をもみ崩して、かき出しましょう。

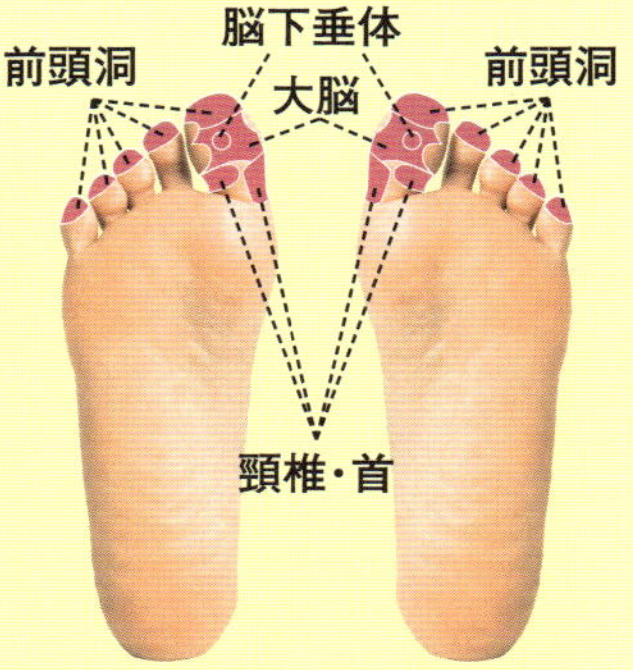

もむときの姿勢

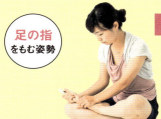

足の指
をもむ姿勢

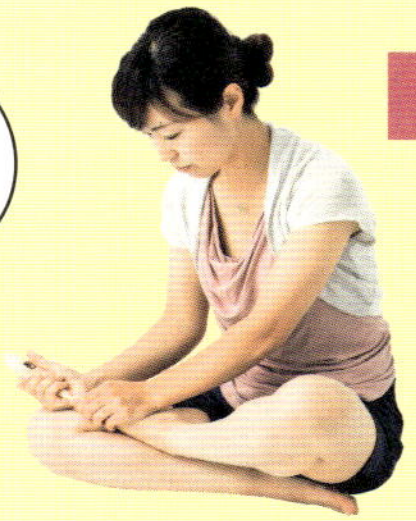

STEP 1

もみ方

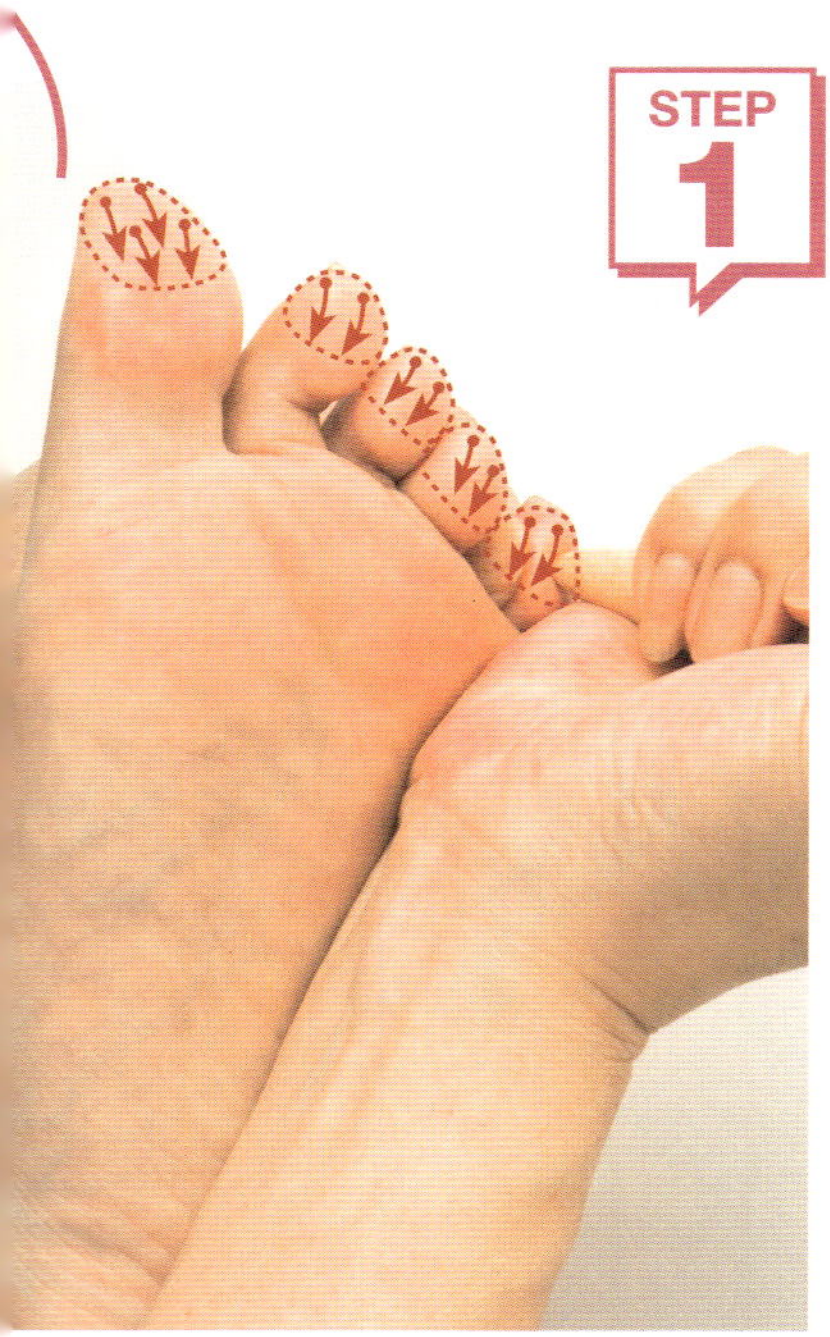

前頭洞をもむ

「前頭洞」の反射区は5本の指の先端に位置し、右の前頭洞は左足に対応し、左の前頭洞は右足に対応します。爪のきわから指の腹に向かって、棒の細い側の面を細かく押し込んで、もみ崩しかき出します。

もむ順番

準備もみ

リンパ腺 3 & 基本ゾーン 5

＋

STEP 1 前頭洞

STEP 2 脳下垂体・大脳

STEP 3 頸椎・首

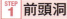

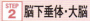

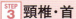

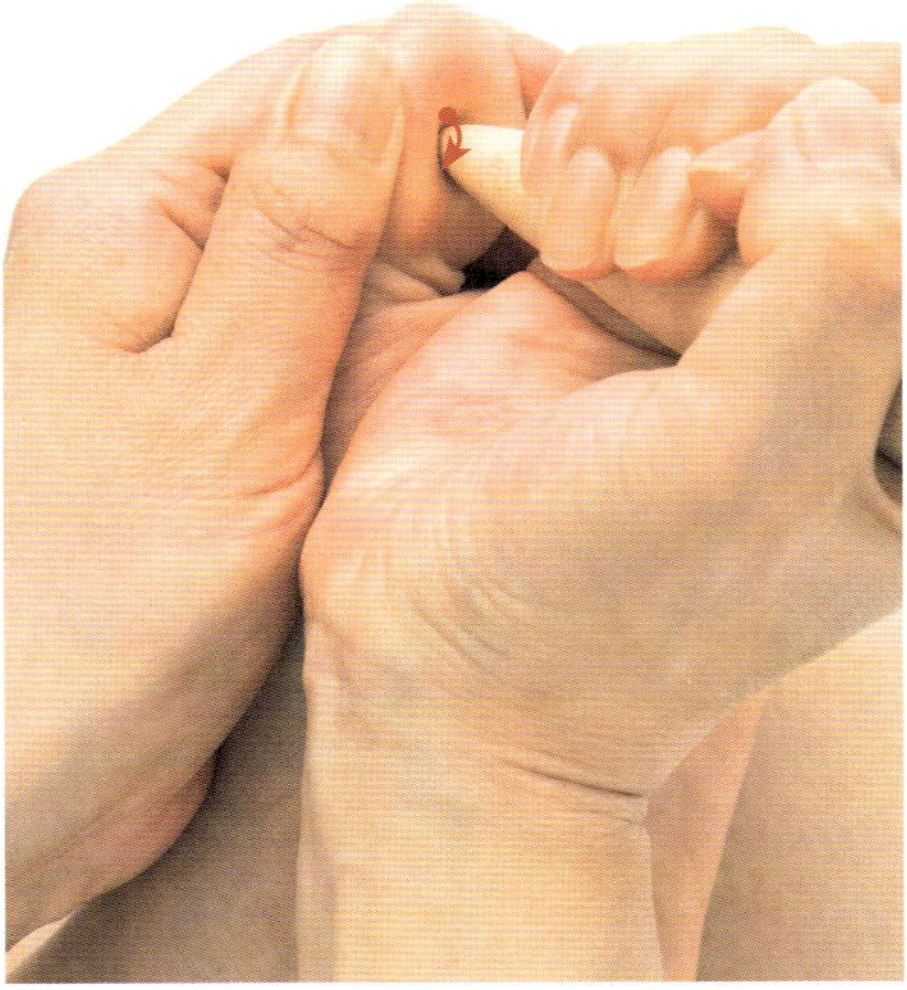

STEP 2

脳下垂体・大脳をもむ

親指の中央に位置するのが「脳下垂体」の反射区。そこに棒の細い側の面を当て、もう一方の手で親指を動かないように支えながら、念入りにかき出します。続いて、親指の腹全体（P59「大脳」の反射区）を指先から指の付け根に向かってもみ崩し、かき出しましょう。

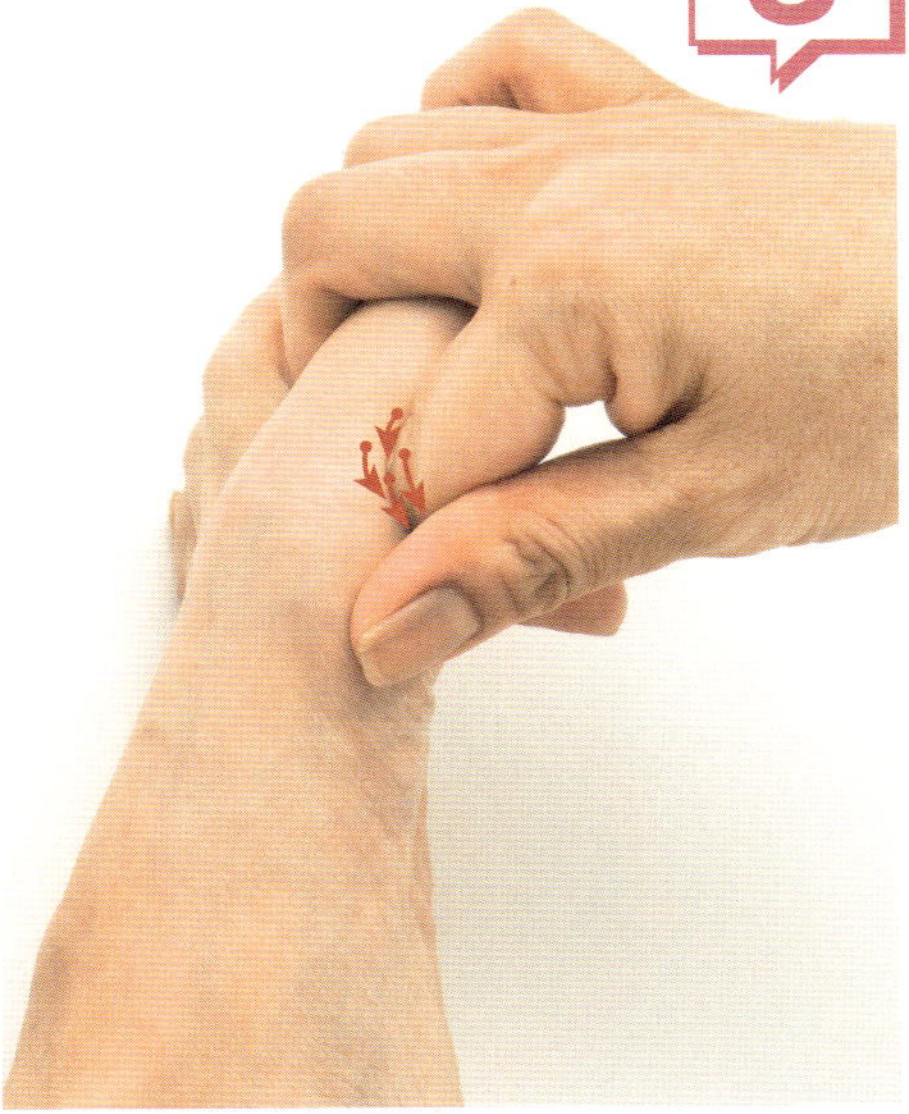

STEP 3

頸椎・首をもむ

親指の付け根に「首」、付け根の外側に「頸椎」の反射区があります。人さし指の第二関節を使ってグッと押すように刺激したり、指でもみ込んだりしましょう。姿勢の悪さによる首の負担からくる頭痛によく効きます。

長時間のスマホ使用で
首に負担がかかり
ストレートネックの人が
増えています！
頭痛の原因にもなるので、
しっかりもみ崩してね！

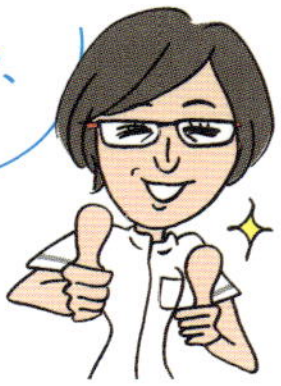

胃腸の疲れ

胃もたれや食欲不振に

ココをもみます！

食べすぎや飲みすぎなどが原因で、胃腸の消化吸収力が落ちていると、胃もたれや胸やけ、食欲不振などの不快な症状が出ます。**「胃」「すい臓」「十二指腸」「小腸・大腸」**の反射区をしっかりもみほぐすことで、胃腸の疲れを解消しましょう。ここをもむと胃腸炎、十二指腸潰瘍の予防にも役立ちます。

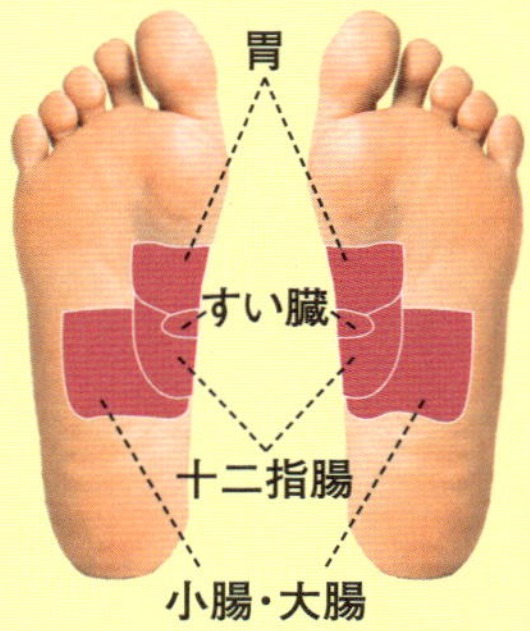

もむときの姿勢

基本
姿勢

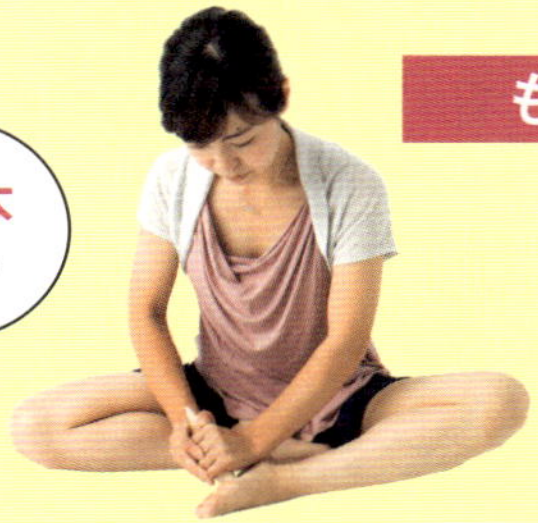

STEP 1 もみ方

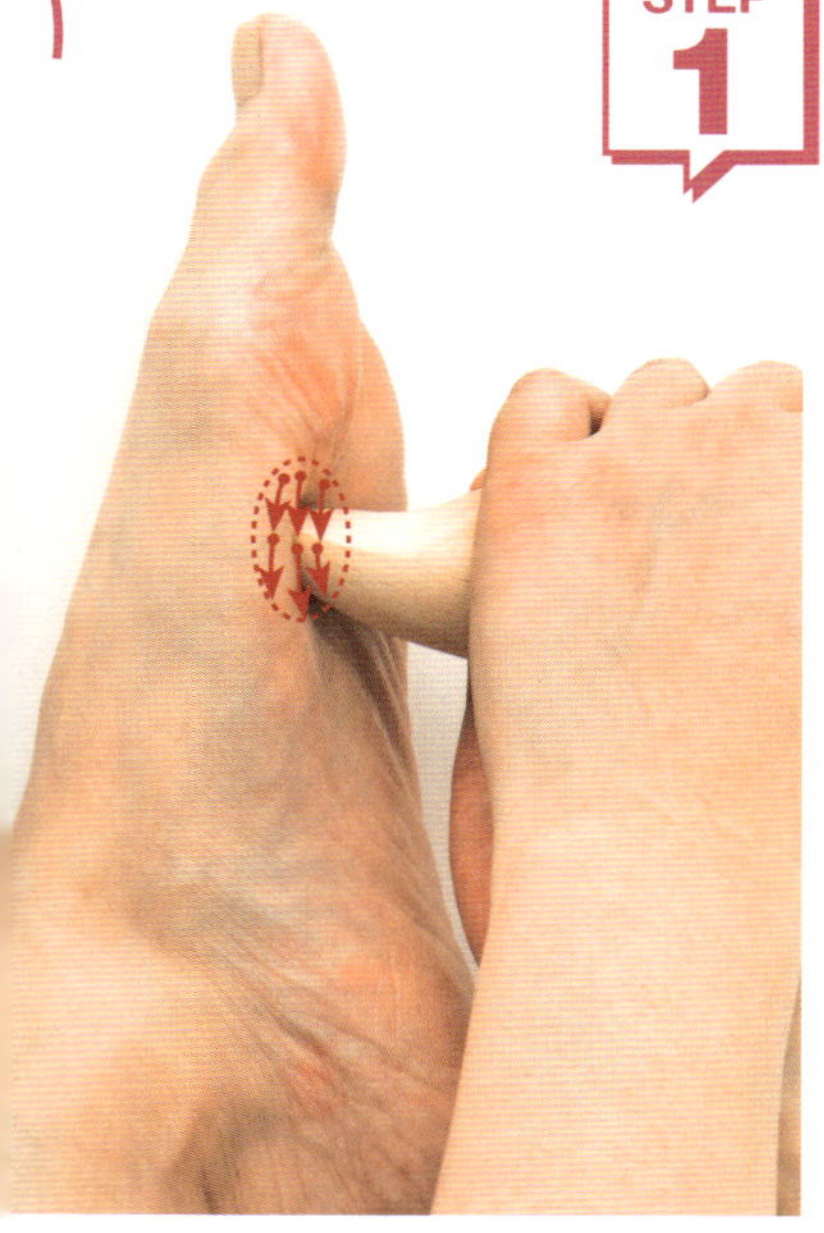

胃をもむ

「胃」の反射区は、土踏まずの一番上の端にあります。母指球のきわからかかと側に向けて、小刻みにもみ崩し、毒をかき出しましょう。土踏まずの辺りをもみ崩すとき、足の裏を反らせた状態で棒を当てると、足底筋膜（P44）を痛める恐れがあるので気をつけましょう。

もむ順番

準備もみ

リンパ腺 3 & 基本ゾーン 5

＋

STEP 1 胃

STEP 2 十二指腸・すい臓

STEP 3 小腸・大腸

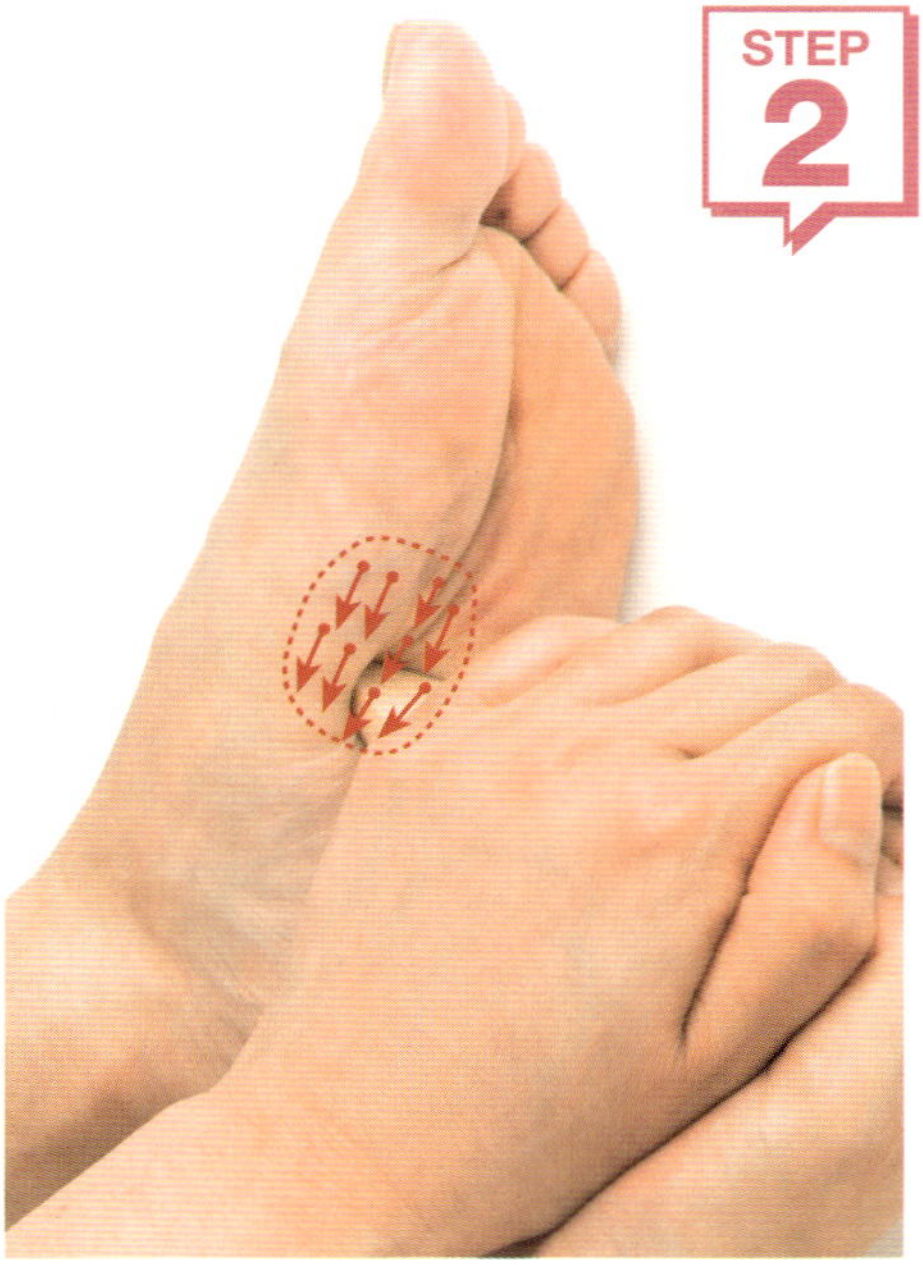

STEP 2

十二指腸・すい臓をもむ

「十二指腸」の反射区は、土踏まずの下側に、「すい臓」を囲むように位置します。土踏まずについた毒をすべて削ぎ落とすつもりで、かかと側に向かって、しっかりかき出しましょう。

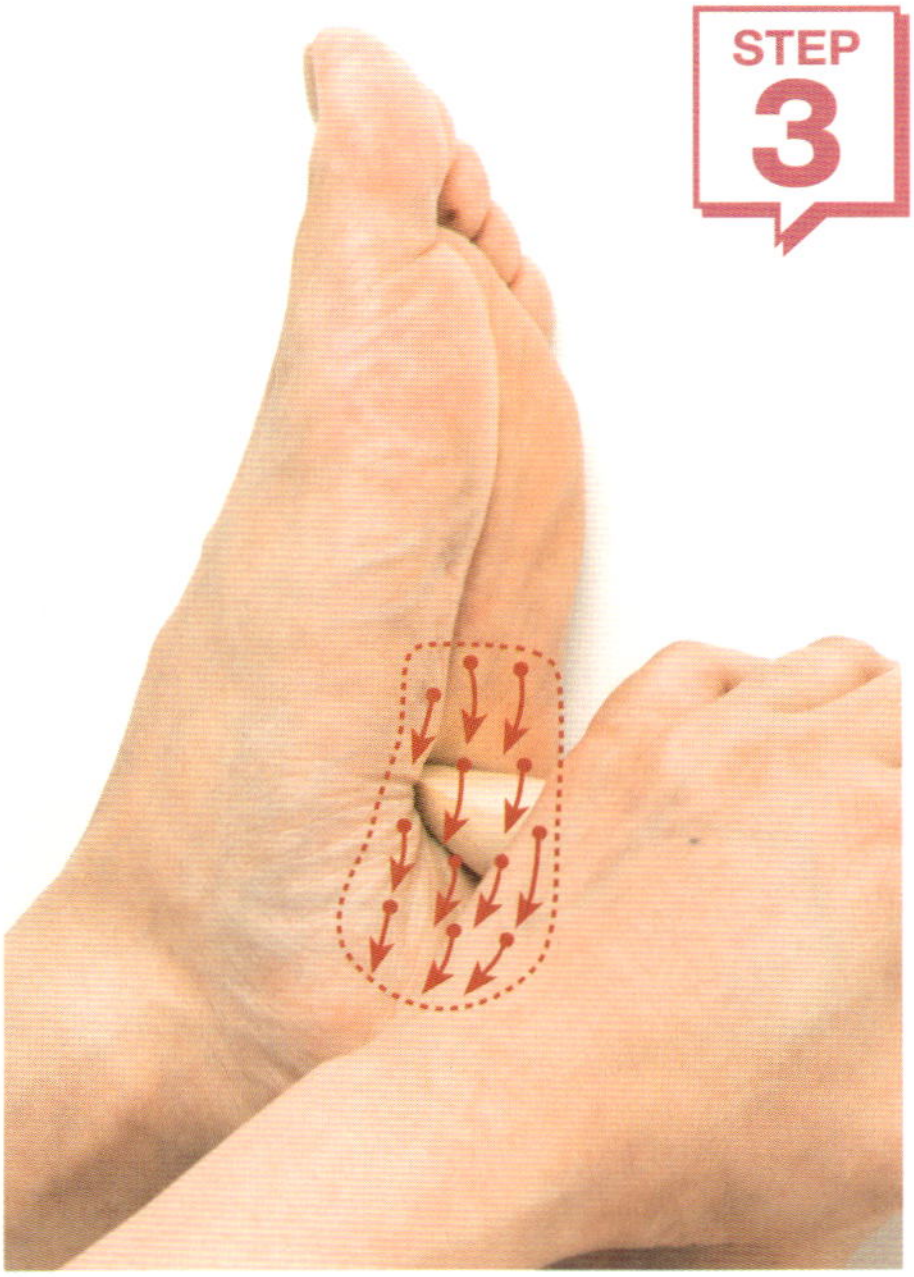

STEP 3

小腸・大腸をもむ

「小腸・大腸」の反射区は、足裏の中央から下側にある広い面です。中心に「小腸」があり、それを囲むように「大腸」の反射区があるので一緒にもみ崩します。かかとに向かって毒をかき出すように、棒を小刻みにずらしながらもみましょう。

私が当院でもんだ
ほぼ全員の方々が、
小腸と大腸の反射区に毒が
多く溜まっていました。
免疫細胞が集中している腸は
根気良くもみ崩してください！

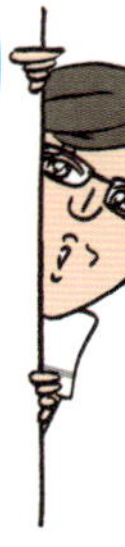

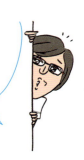

便秘・下痢

毒をかき出し腸内環境を整える！

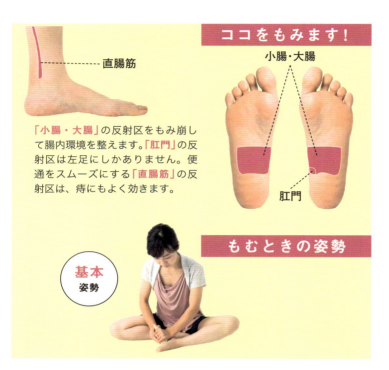

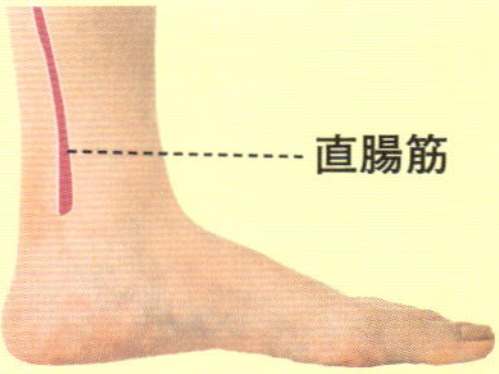

「小腸・大腸」の反射区をもみ崩して腸内環境を整えます。「肛門」の反射区は左足にしかありません。便通をスムーズにする「直腸筋」の反射区は、痔にもよく効きます。

ココをもみます！

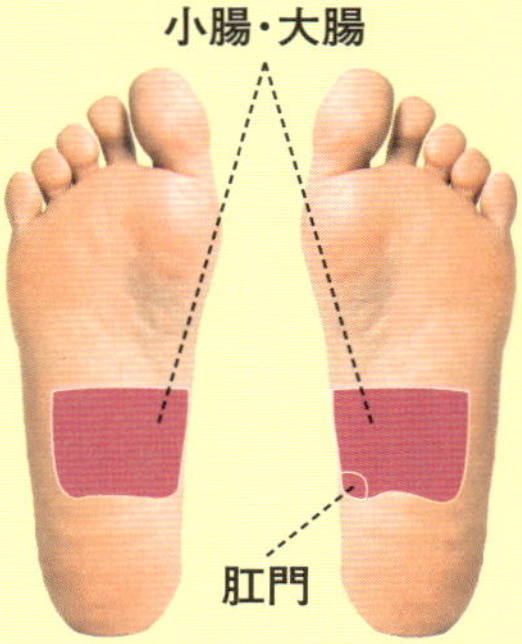

もむときの姿勢

基本
姿勢

STEP 1

もみ方

小腸・大腸をもむ

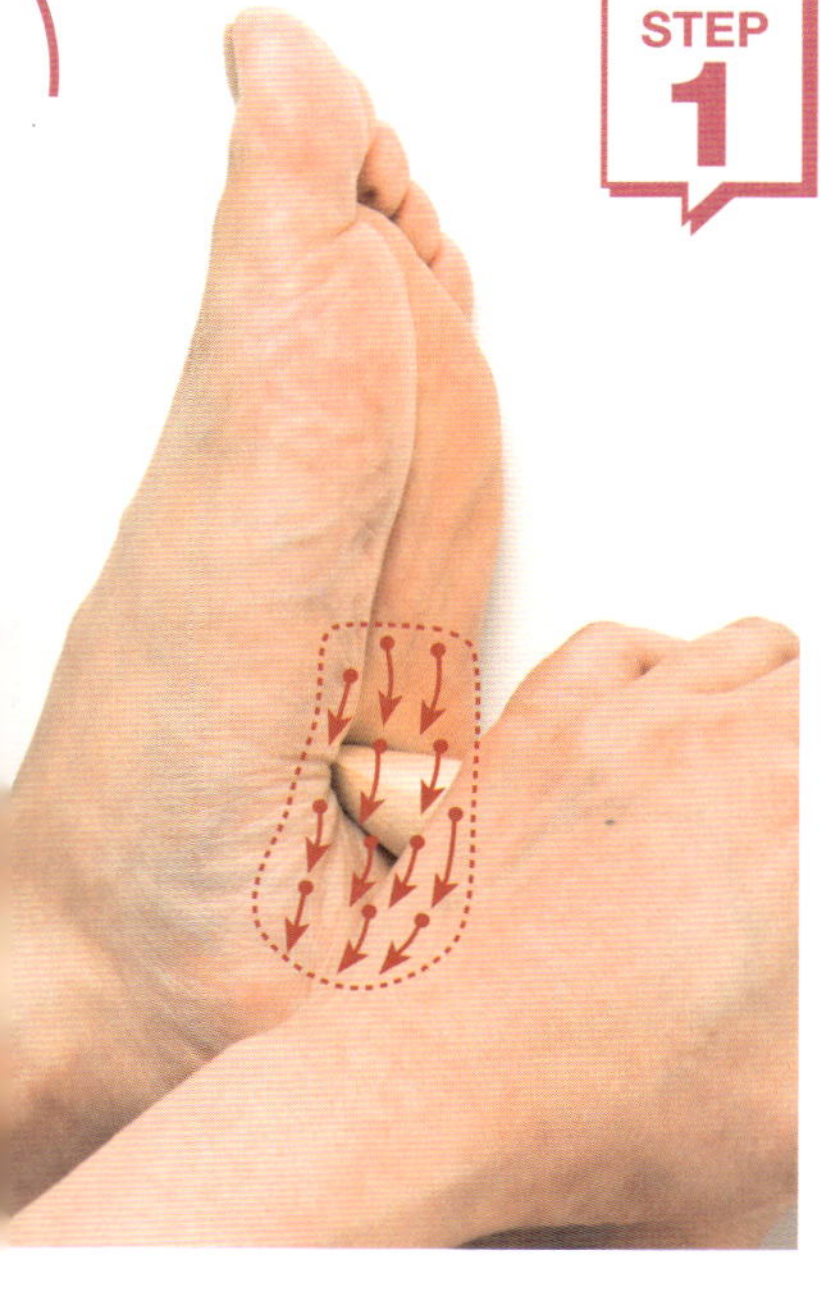

「小腸・大腸」の反射区は、足裏の中央から下側にある広い面です。中心に「小腸」があり、それを囲むように「大腸」の反射区があるので一緒にもみ崩し、かき出します。かかとに向かって毒をかき出すように、棒で小刻みにすき間なくもみ崩し、かき出しましょう。

もむ順番

準備もみ

リンパ腺 3 & 基本ゾーン 5

＋

STEP 1 小腸・大腸

STEP 2 肛門

STEP 3 直腸筋

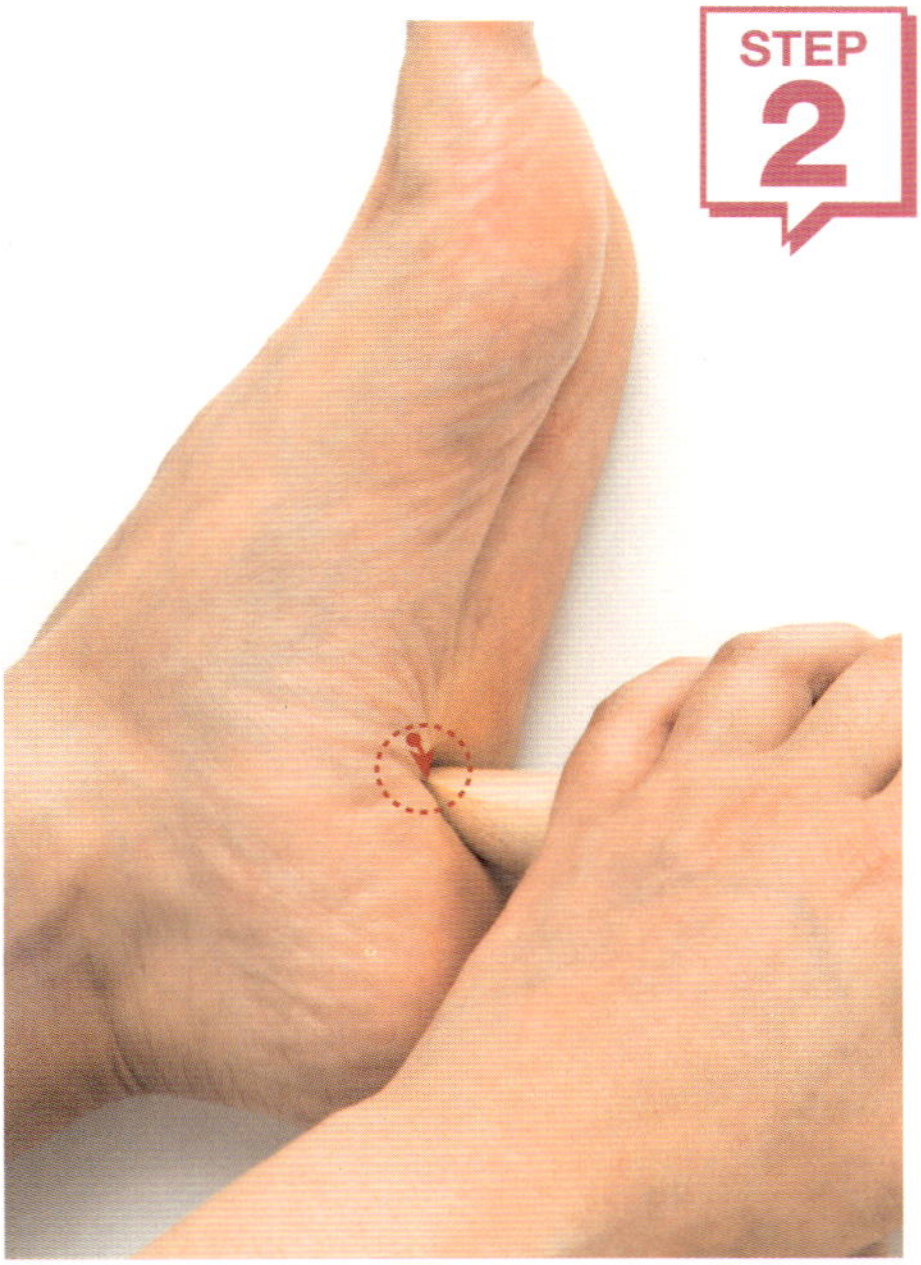

STEP 2

肛門をもむ

「肛門」の反射区は、左足のみ、「S字結腸・直腸」と「膀胱」の反射区の間に位置します。「肛門」の反射区の奥に詰まった毒を、棒で掘り、かき出すようなイメージでもみ崩し、スムーズな排便を目指しましょう。

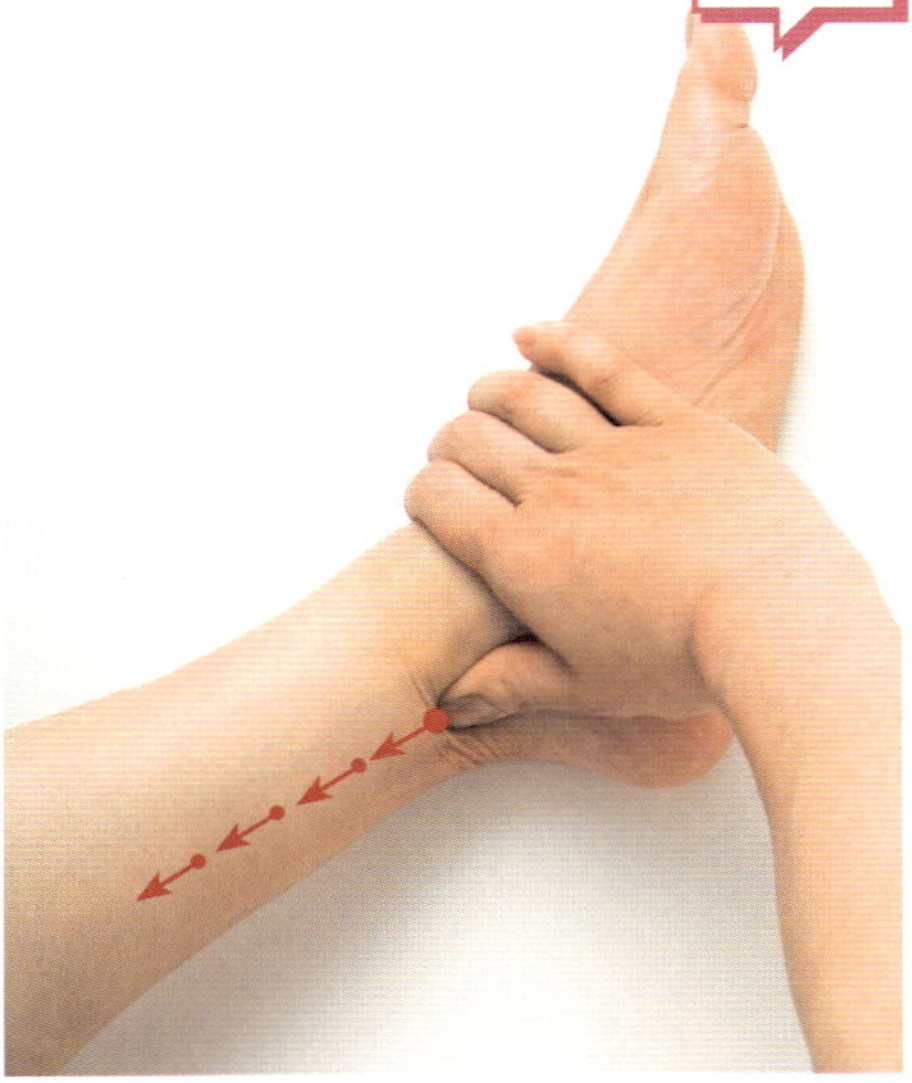

STEP 3

直腸筋をもむ

内くるぶしの内側から、縦に伸びているのが「直腸筋」の反射区です。下から上に向かって、もみ崩していきましょう。親指または棒を使ってもみ崩し、流していきましょう。

便秘や下痢をして
腸内環境が乱れると
免疫が低下してしまい
病気のリスクもアップ！
丁寧にもみ崩しましょう。

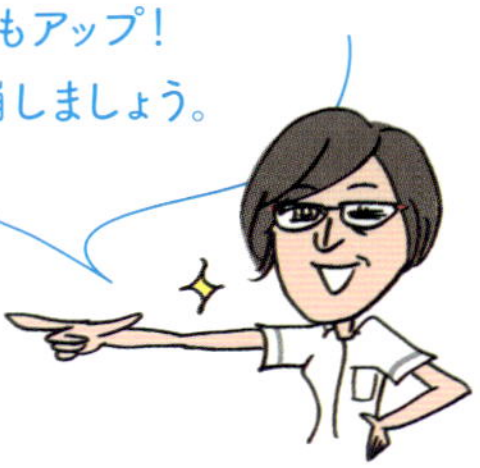

お酒が好きなら覚えておきたい

二日酔い

ココをもみます！

アルコールは胃からも十二指腸からも吸収されるので**「胃」**と**「十二指腸」**の反射区をもみます。アルコールを解毒する**「肝臓・胆のう」**の反射区は右足にのみ存在します。ここをもみ崩すことで、二日酔いのつらさが楽になります。お酒が好きな人は、ここをもむ習慣をつけておくといいでしょう。特に足もみ後は白湯を忘れずに！

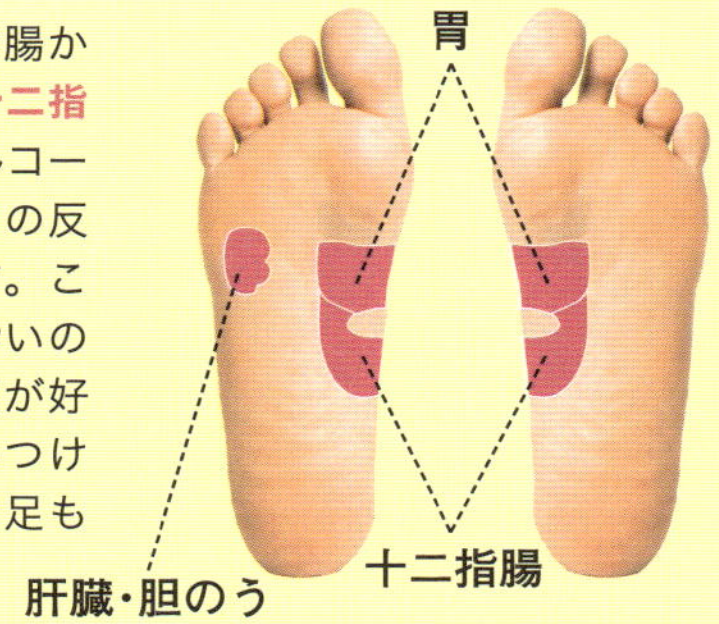

もむときの姿勢

基本
姿勢

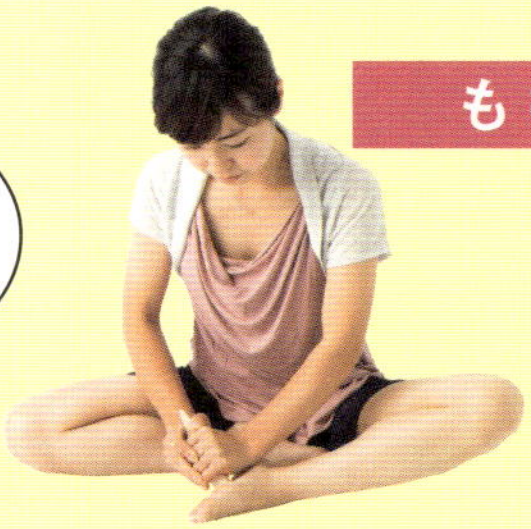

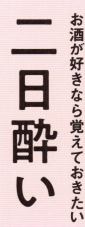

STEP 1

もみ方

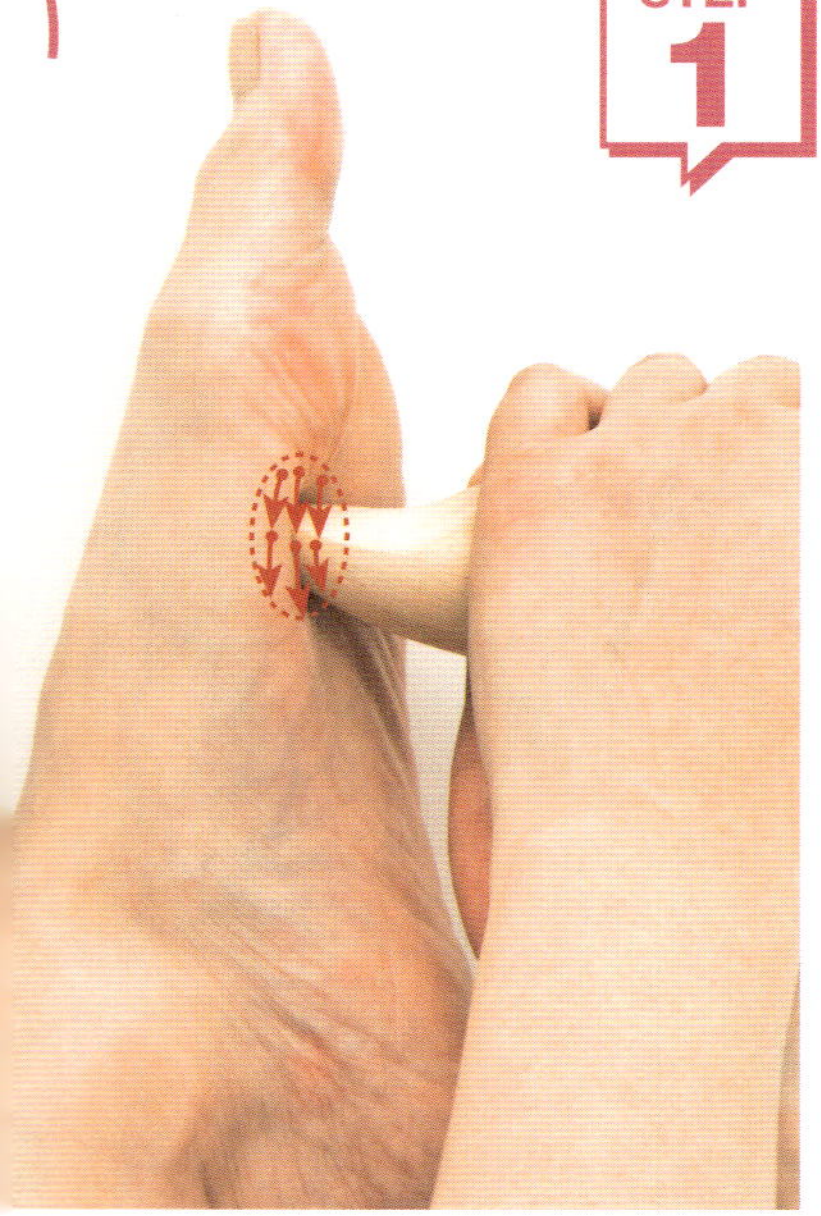

胃をもむ

「胃」の反射区は、土踏まずの一番上の端にあります。母指球のきわからかかと側に向けて、小刻みにもみ崩し、毒をかき出しましょう。土踏まずの辺りをもみ崩すとき、足の裏を反らせた状態で棒を当てると、足底筋膜（P44）を痛める恐れがあるので気をつけましょう。

もむ順番

準備もみ

リンパ腺 3 & 基本ゾーン 5

＋

STEP 1 胃

STEP 2 十二指腸

STEP 3 肝臓・胆のう

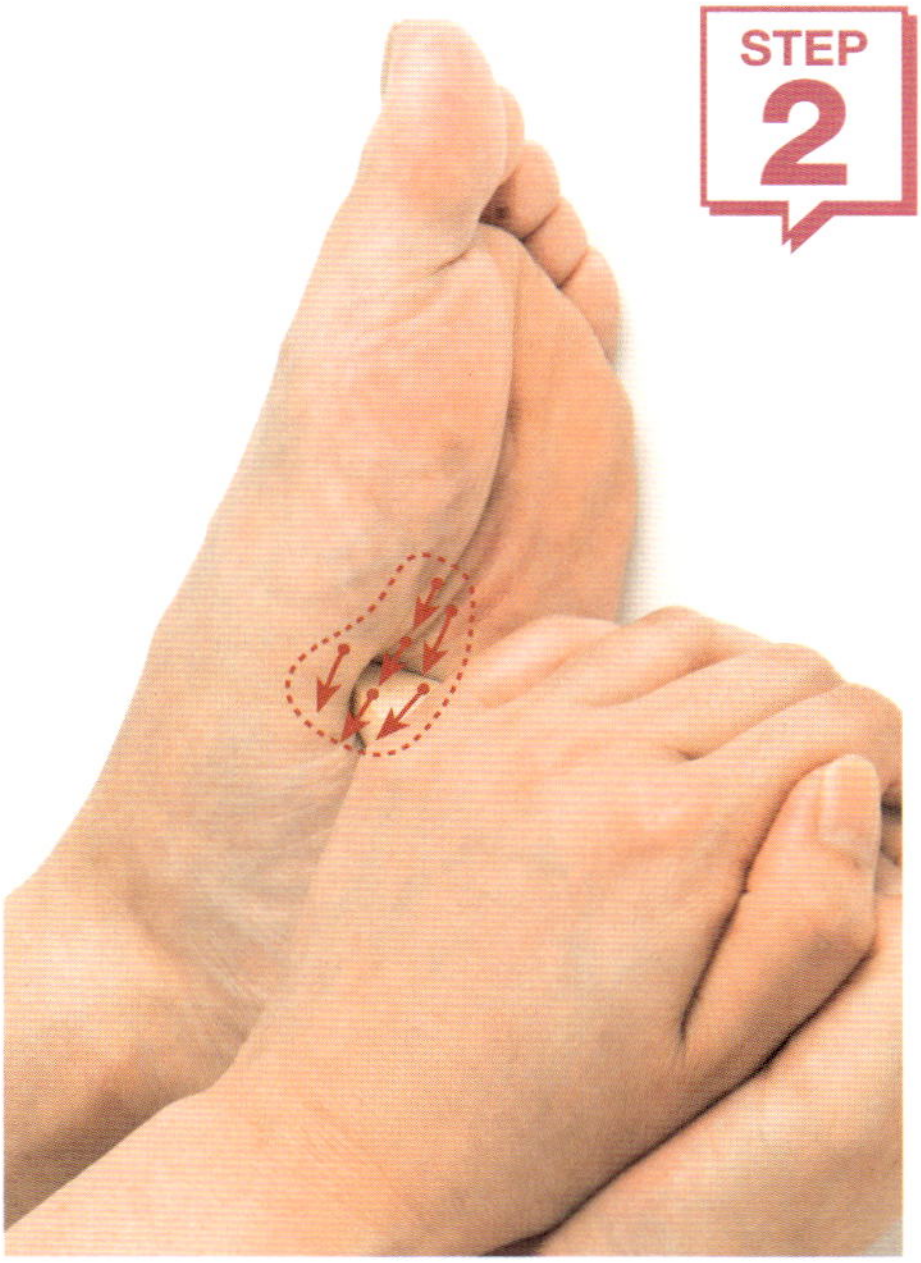

STEP 2

十二指腸をもむ

「十二指腸」の反射区は、土踏まずの下側に、「すい臓」を囲むように位置します。土踏まずについた毒をすべて削ぎ落とすつもりで、かかと側に向かって、もみ崩し、かき出します。

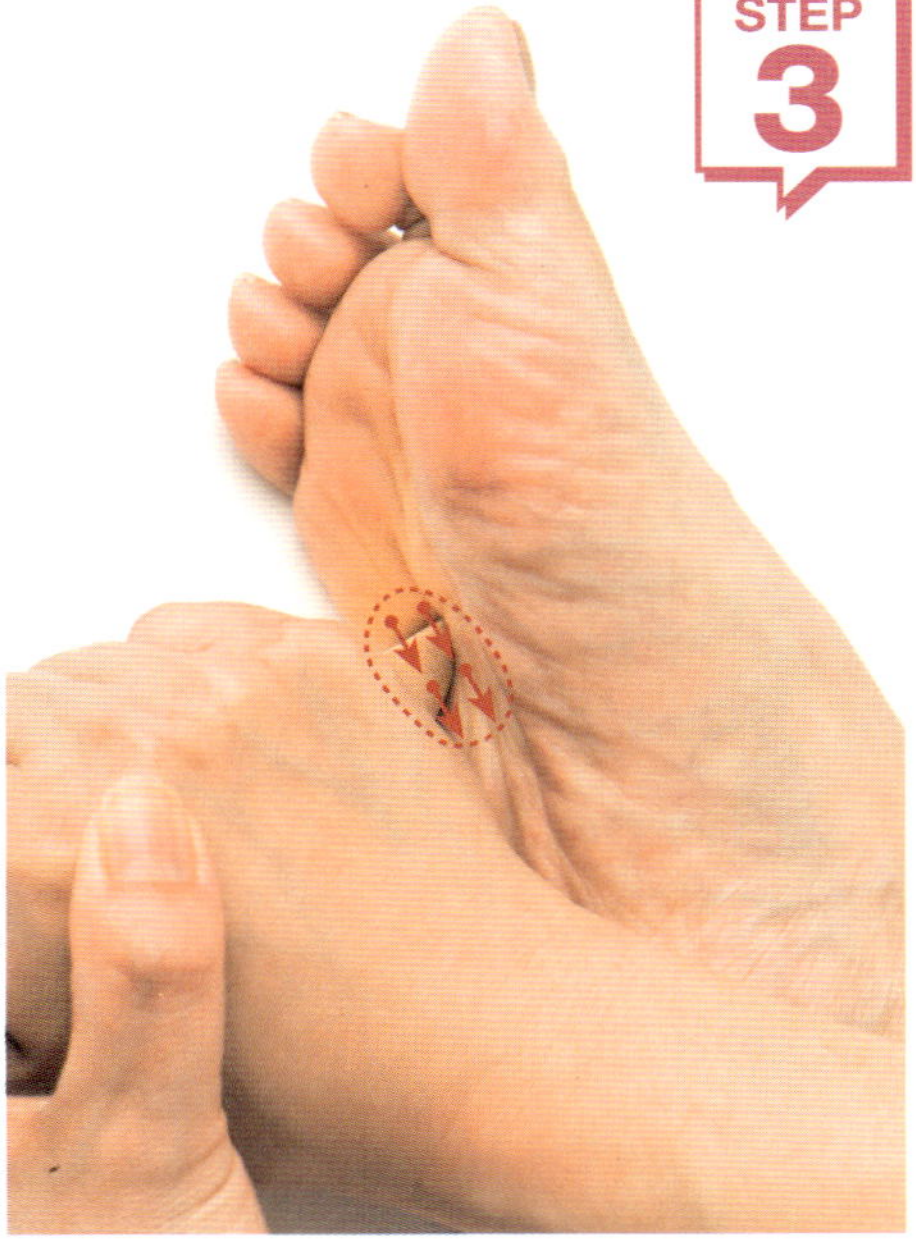

STEP 3

肝臓・胆のうをもむ

「肝臓・胆のう」の反射区は、右足の腎臓の横に位置します。棒を上に向かって突きさした後、かかと側にかき出すイメージで深くもみ崩します。

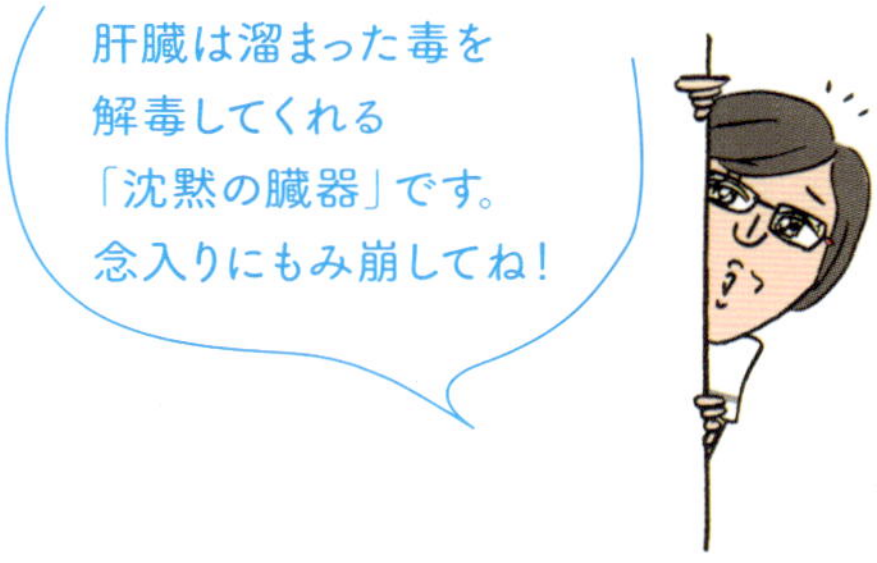
肝臓は溜まった毒を
解毒してくれる
「沈黙の臓器」です。
念入りにもみ崩してね！

慢性的になりがちな症状を和らげる

腰や背中の痛み（側弯症）

ココをもみます！

カルシウムの新陳代謝を活発にして、骨のダメージを防ぐ**「副甲状腺」**の反射区をもみ崩します。土踏まずの外側のラインに沿って位置する**「胸椎・腰椎・仙骨」**をもみ崩すことで、椎骨のゆがみやヘルニアの痛みを緩和する効果も。くるぶしの下側のラインに沿った**「股関節」**、かかとにある**「尾骨」**は内側と外側の両方をもみ崩し、かき出しましょう。

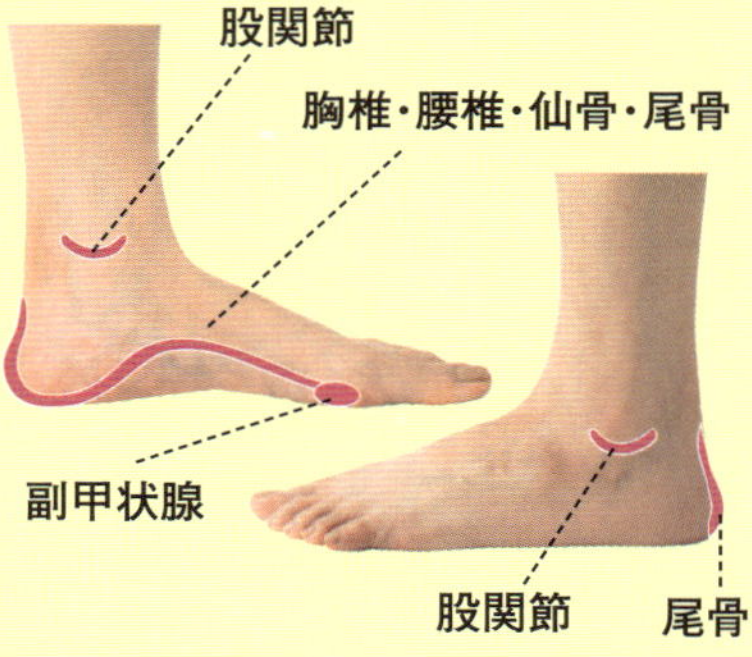

もむときの姿勢

基本
姿勢

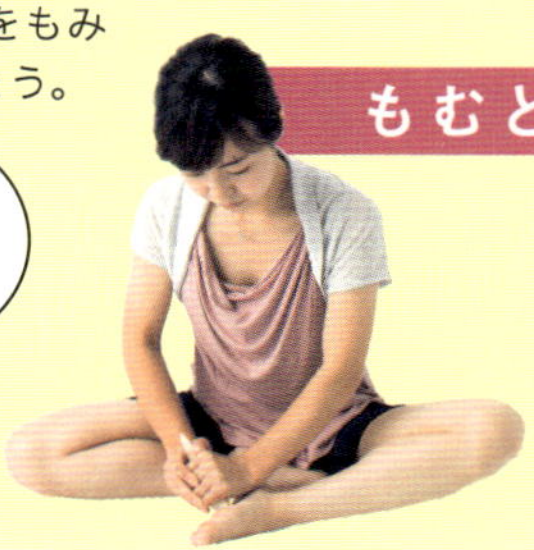

STEP 1 もみ方

副甲状腺をもむ

親指の付け根の外側が**「副甲状腺」**の反射区です。棒を持っていないほうの親指を棒の先端に添え、足の裏に向かって落とすようにもみ崩し、かき出します。カルシウムの代謝を活発にし、骨を強くします。

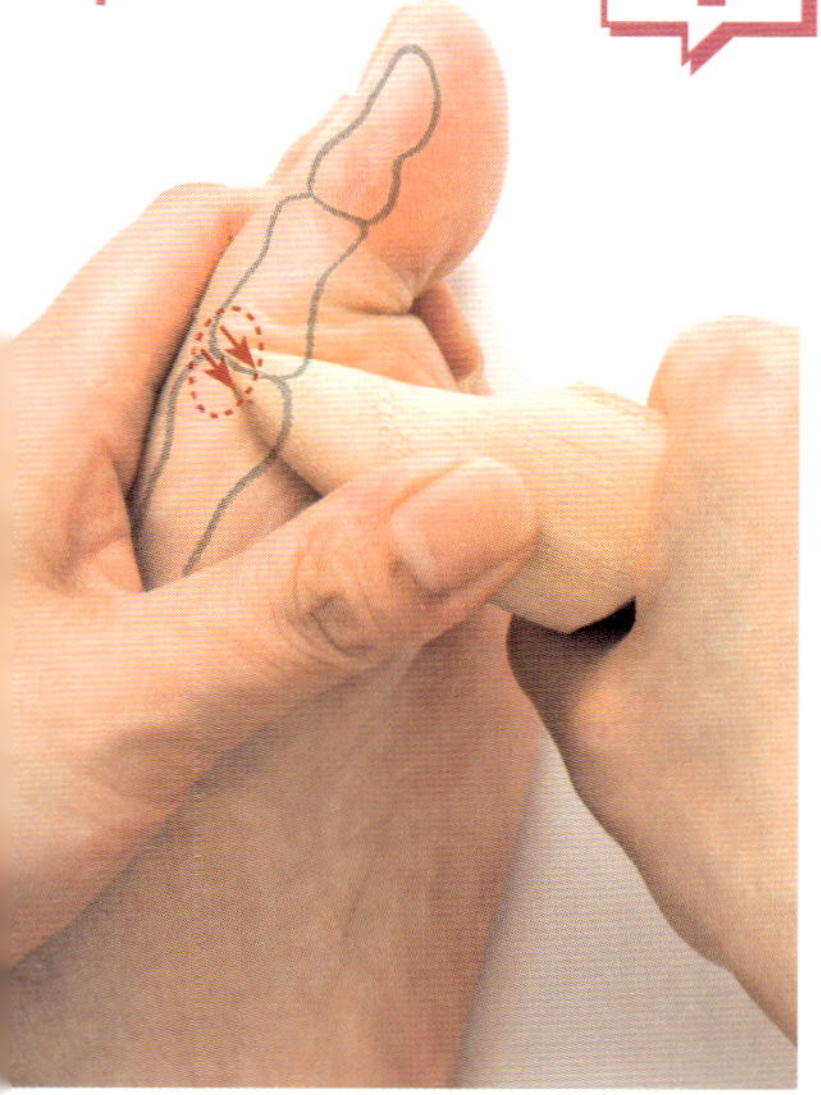

もむ順番

準備もみ

リンパ腺 3 & 基本ゾーン 5

＋

STEP 1 副甲状腺

STEP 2 胸椎・腰椎・仙骨

STEP 3 尾骨・股関節

STEP 2

胸椎・腰椎・仙骨をもむ

土踏まずのアーチに沿って、母指球の下からかかとの方向に、矢印に沿ってもみ崩し、かき出します。親指からかかとの方向へ、土踏まずのアーチがしっかり見えるようになるまで、溜まった毒をかき出しましょう。

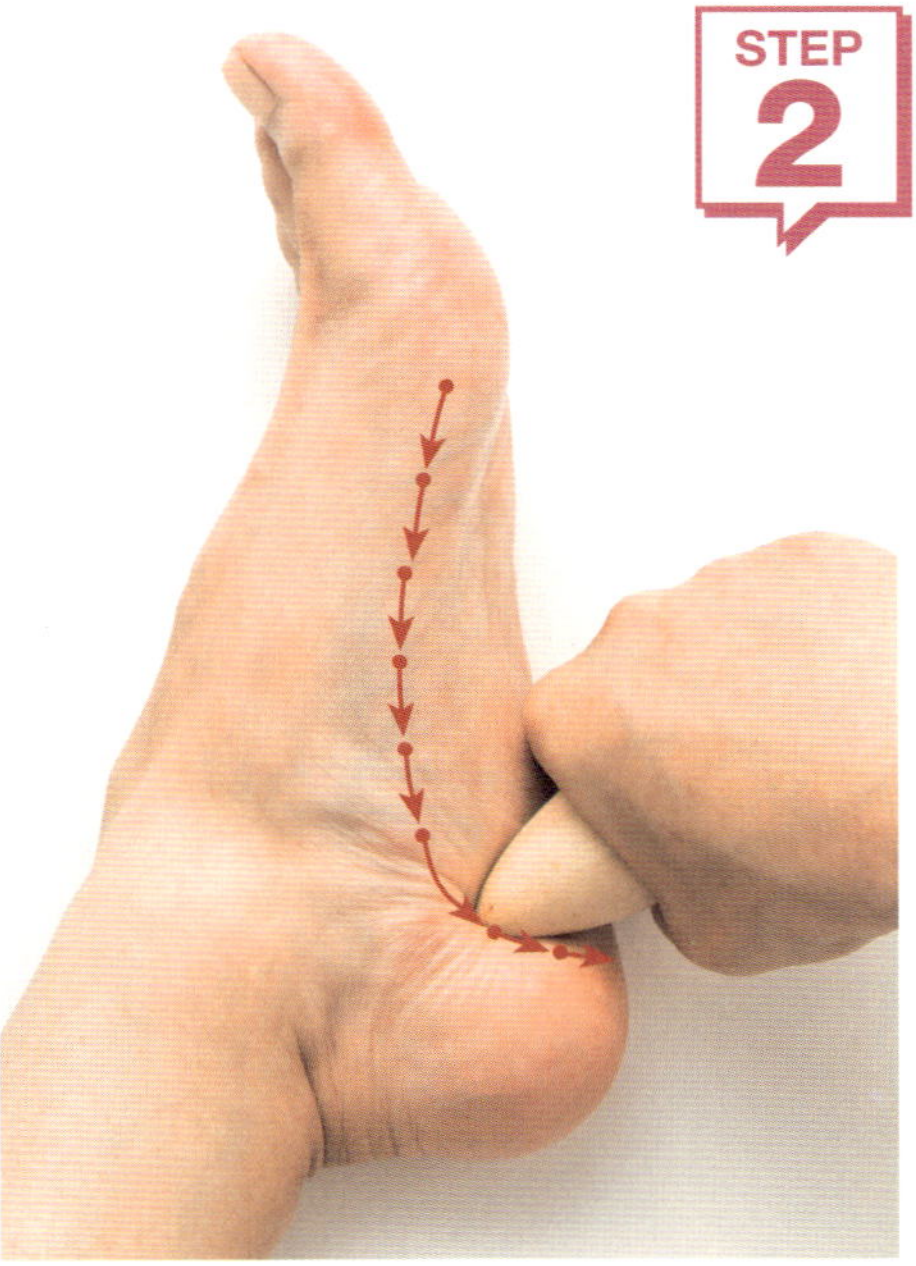

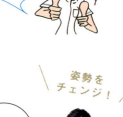

私自身も
側弯症がひどかったの!
でも前よりずっと
良くなったのよ!

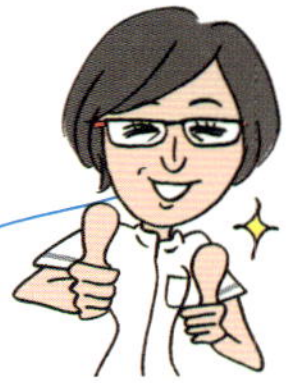

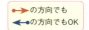

姿勢をチェンジ!

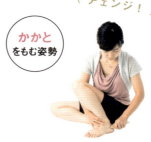

かかとをもむ姿勢

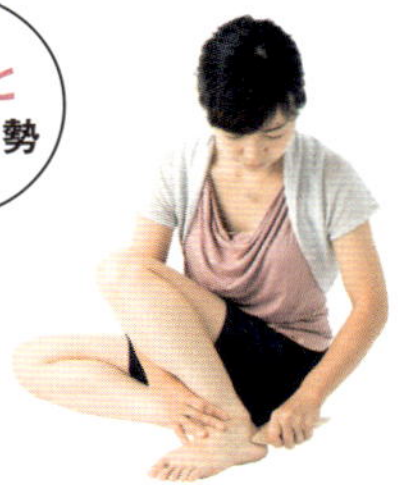

STEP 3

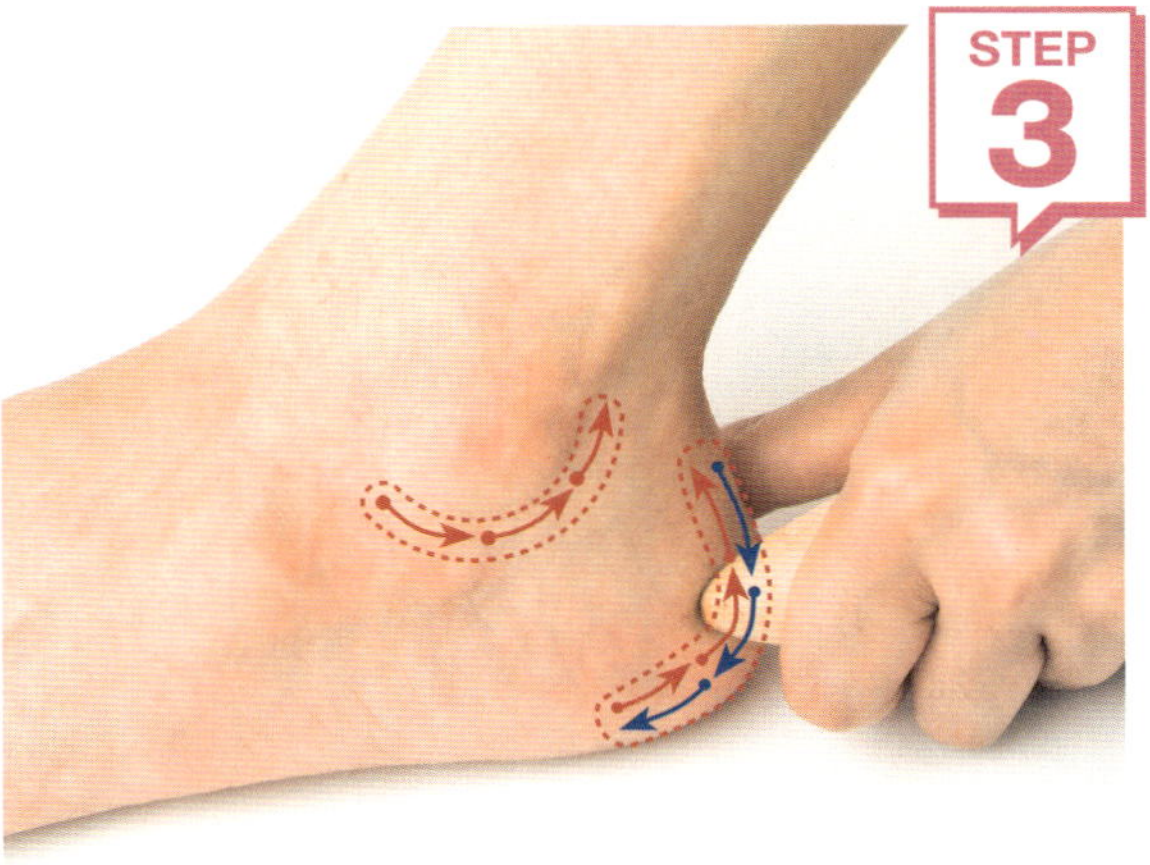

→の方向でも
←の方向でもOK

尾骨・股関節をもむ

かかとに位置する「尾骨」の反射区、くるぶしの周りにある「股関節」の反射区は、足の内側と外側の両方にあります。アキレス腱やくるぶしがくっきり出るようにもみ崩します。基本的に下から上にもみ崩しますが、やりにくければ、上から下へでもOKです。

花粉症

つらいアレルギー症状を緩和

ココをもみます！

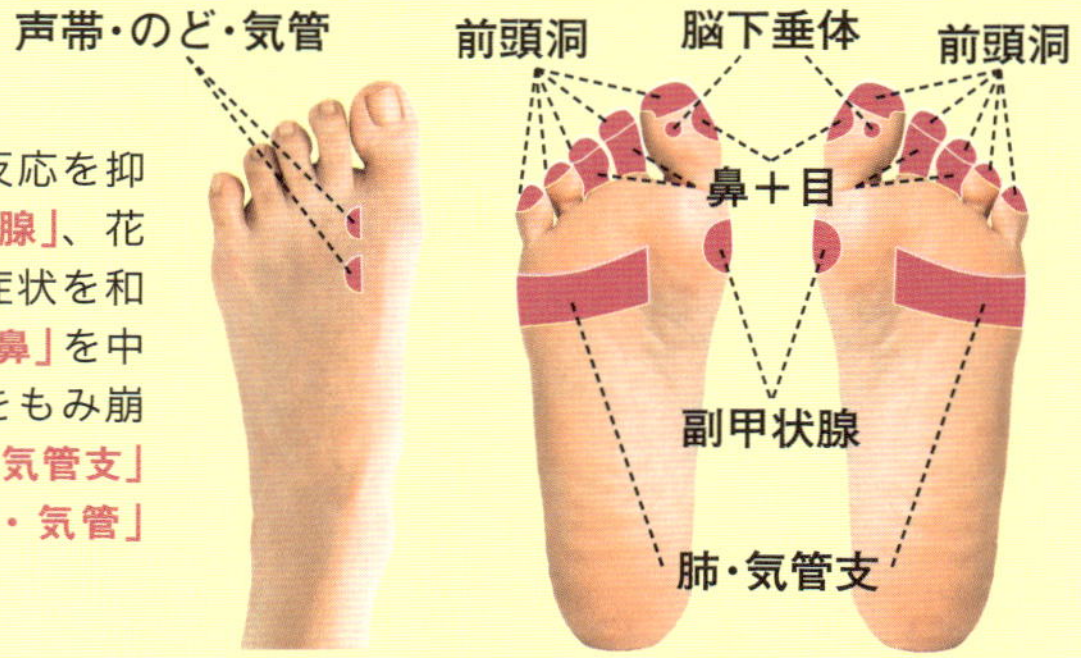

声帯・のど・気管
前頭洞
脳下垂体
前頭洞
鼻＋目
副甲状腺
肺・気管支

アレルギー反応を抑える**「副甲状腺」**、花粉症特有の症状を和らげる**「目・鼻」**を中心に指全体をもみ崩します。**「肺・気管支」「声帯・のど・気管」**も念入りに。

もむときの姿勢

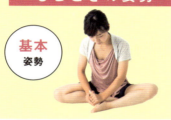

基本
姿勢

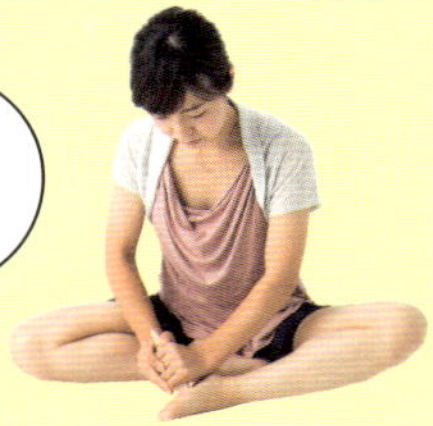

STEP 1

もみ方

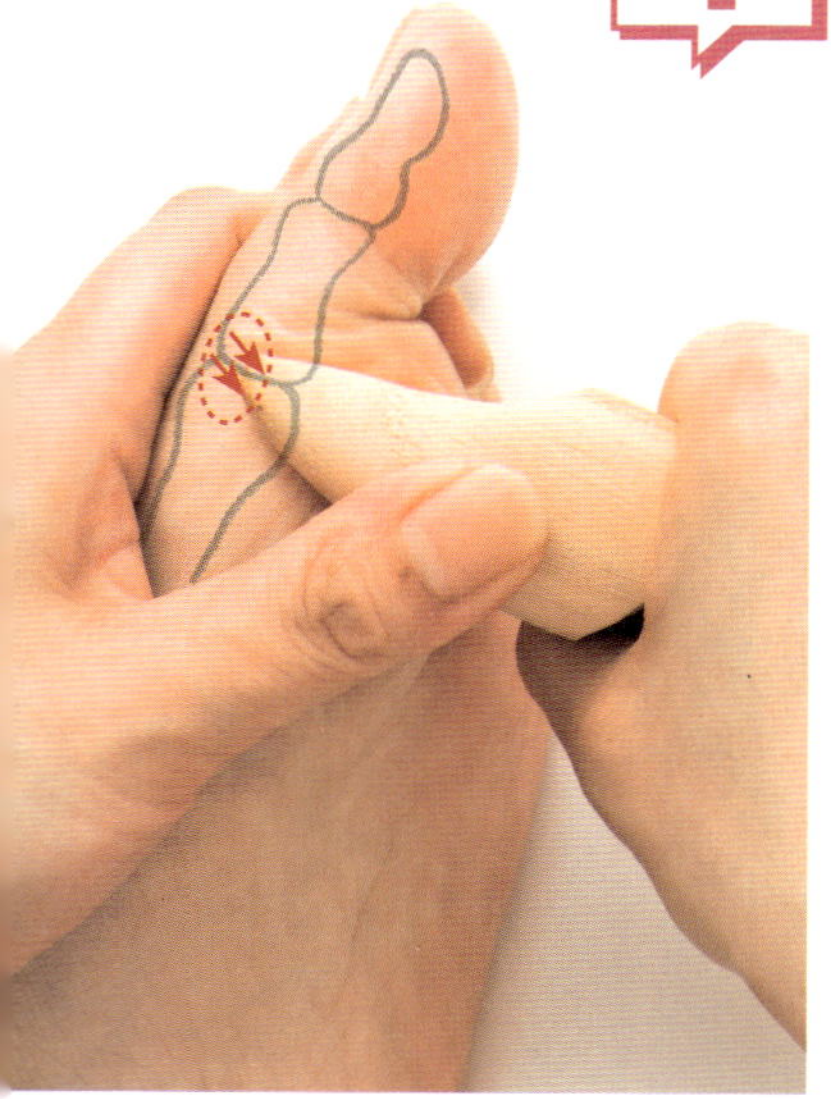

副甲状腺をもむ

アレルギー反応を抑える働きのある**「副甲状腺」**の反射区は、親指の付け根の外側にあります。棒を持っていないほうの指を棒の先端に添え、足の裏に向かって落とすようにもみ崩してかき出します。

もむ順番

準備もみ

リンパ腺 3 & 基本ゾーン 5

＋

STEP 1 副甲状腺

STEP 2 指全体（特に鼻、目）肺・気管支

STEP 3 声帯・のど・気管

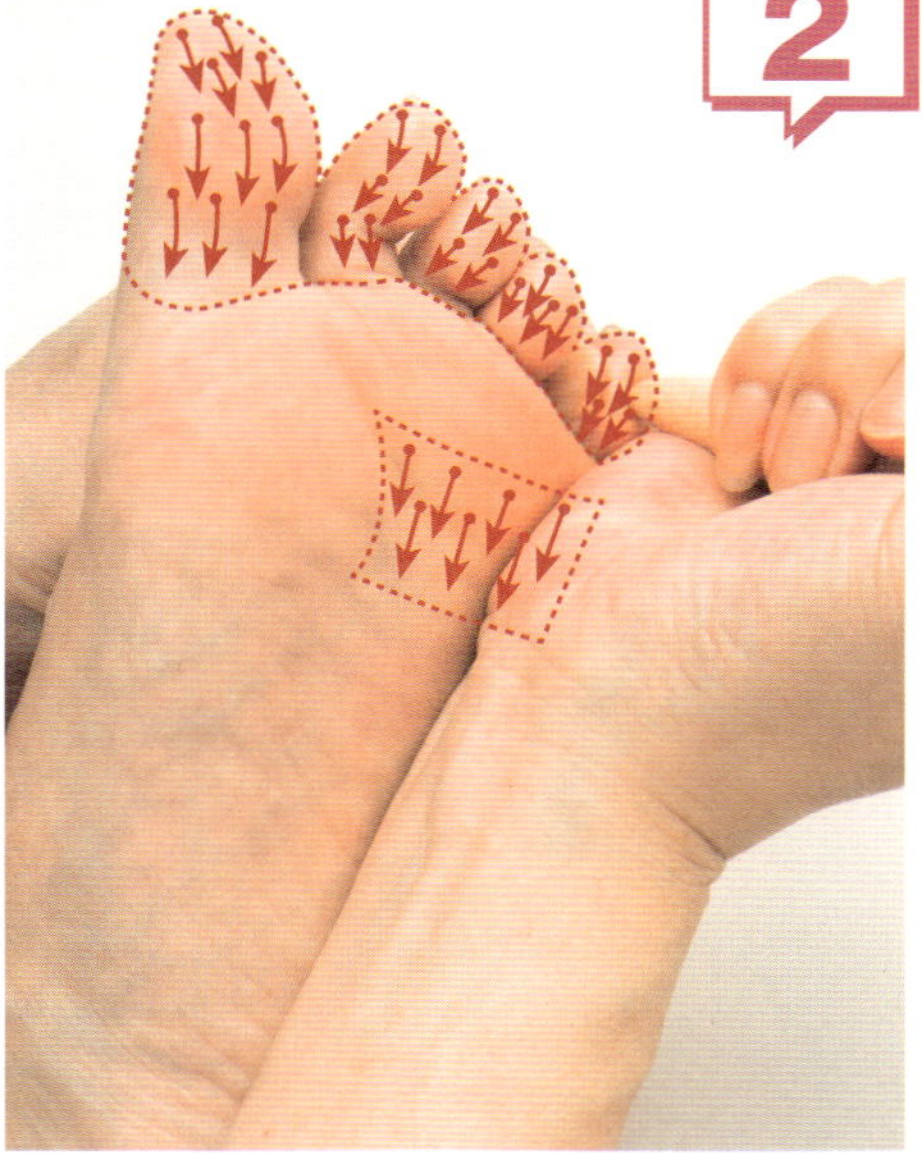

STEP 2

指全体(特に目・鼻)をもむ

肺・気管支をもむ

花粉症に有効なのが、足の指先にある「前頭洞」。目のかゆみや鼻水などの症状の緩和には「目＋鼻」の反射区を刺激しましょう。親指中央の「脳下垂体」も忘れずにもみ崩します。指の付け根も手でしっかりもみ崩し、かき出します。「肺・気管支」の反射区ももみ崩し、かかと側に向かってかき出しましょう。

姿勢をチェンジ！

足の甲をもむ姿勢

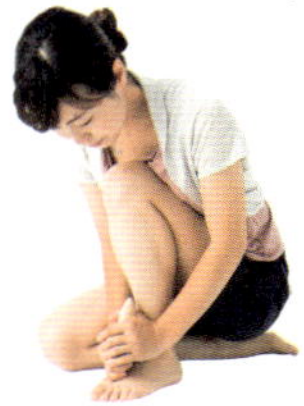

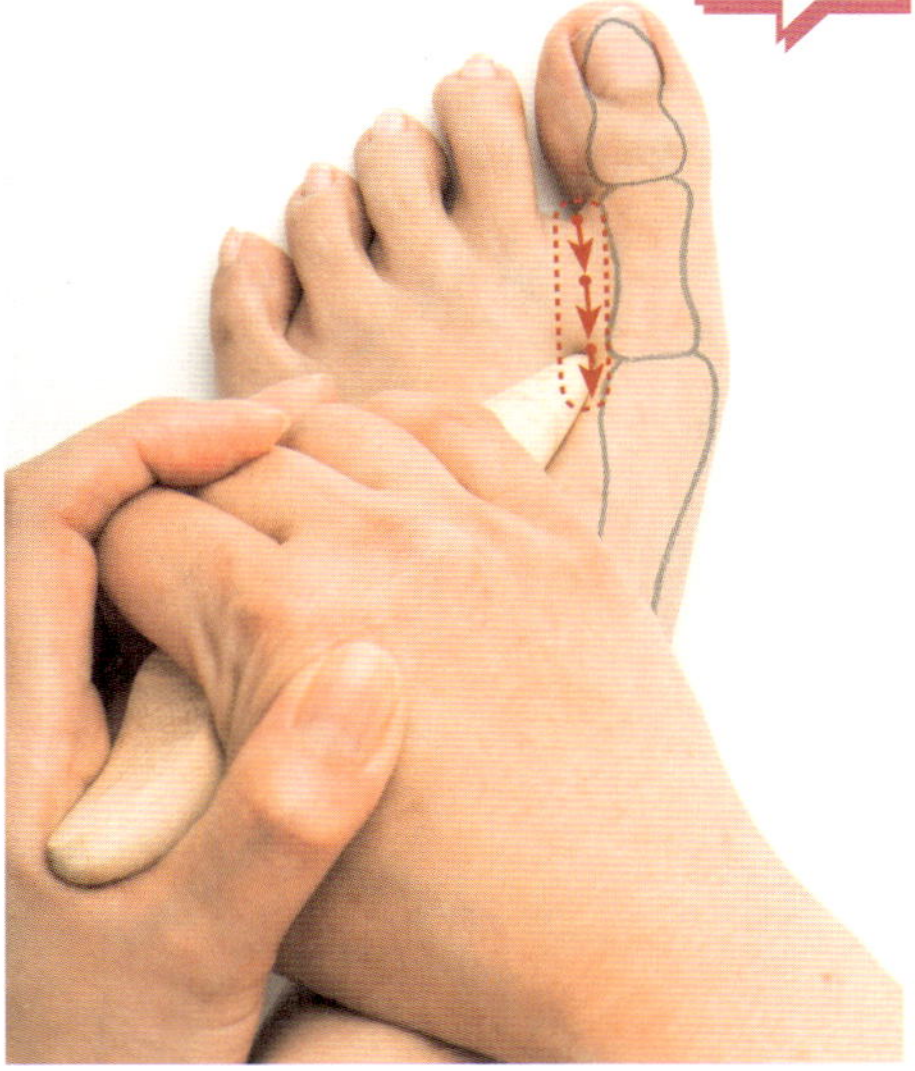

STEP 3

声帯・のど・気管をもむ

足の甲の親指と人さし指の間に「胸部リンパ腺」の反射区があり、この反射区内の、親指に沿った2カ所に位置するのが「声帯・のど・気管」の反射区です。2カ所に限らず、親指の骨を意識しながら、足首側に向かって掘るようにもみ崩していきましょう。P17③のように腱がくっきり出るような理想の足に!

親指側の骨に沿わせてもみ崩しましょう！

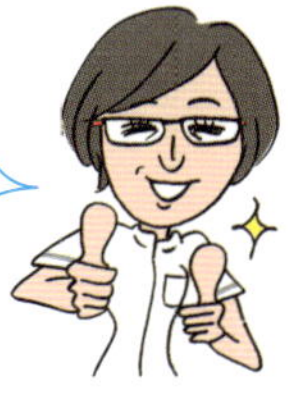

気になる皮膚の症状に

アトピー性皮膚炎

ココをもみます！

一般的にアレルギーの治療に用いる、ステロイドに近い働きをする副腎皮質ホルモンの分泌を促進する「副腎」をもみます。排泄機能が弱ると症状が出やすいので、呼吸に関わる「肺・気管支」の反射区、免疫機能や排泄に関わる「小腸・大腸」の反射区も一緒にもみ崩し、かき出します。

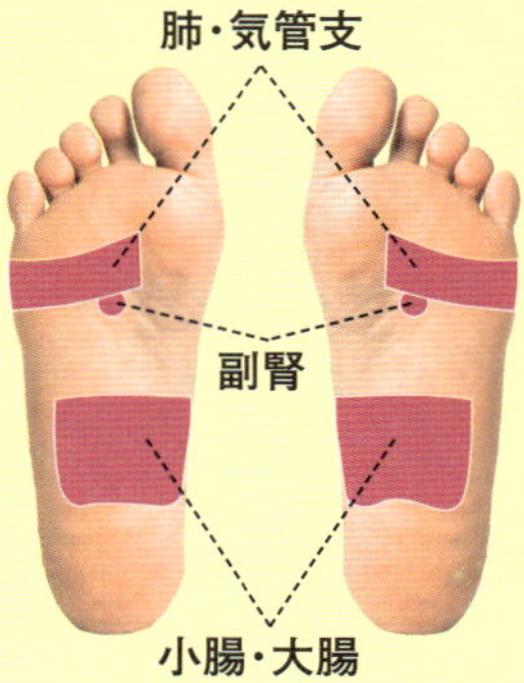

もむときの姿勢

基本
姿勢

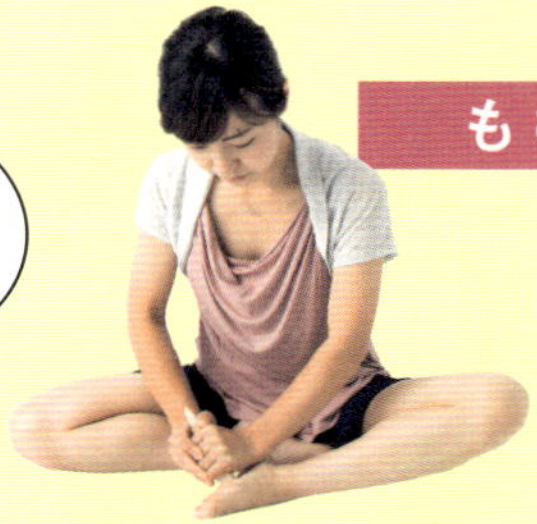

STEP 1

もみ方

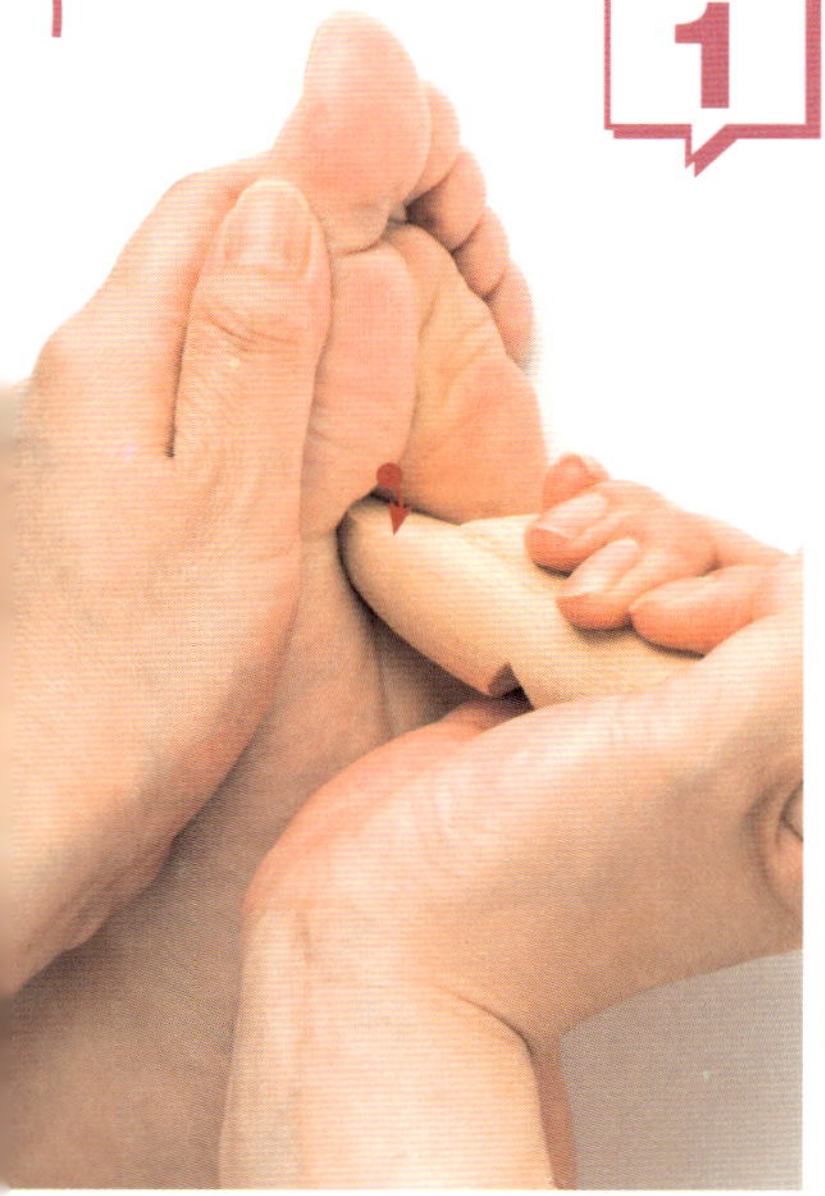

副腎をもむ

「副腎」の反射区は、足の人さし指と中指の骨の間に位置します。「基本ゾーン」では「腹腔神経叢」の中に入っていますが、意識して棒を深くさし込んで、もみ崩し、かき出しましょう。

「何をするにも気力が出ない」という方は副腎の反射区に毒が溜まっていることが多いですよ！

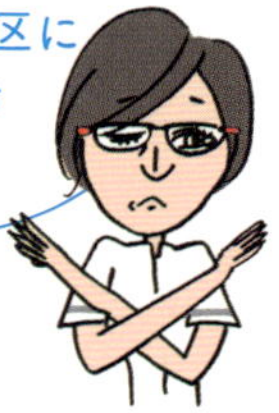

もむ順番

準備もみ

リンパ腺 3 & 基本ゾーン 5

＋

STEP 1 副腎

STEP 2 肺・気管支

STEP 3 小腸・大腸

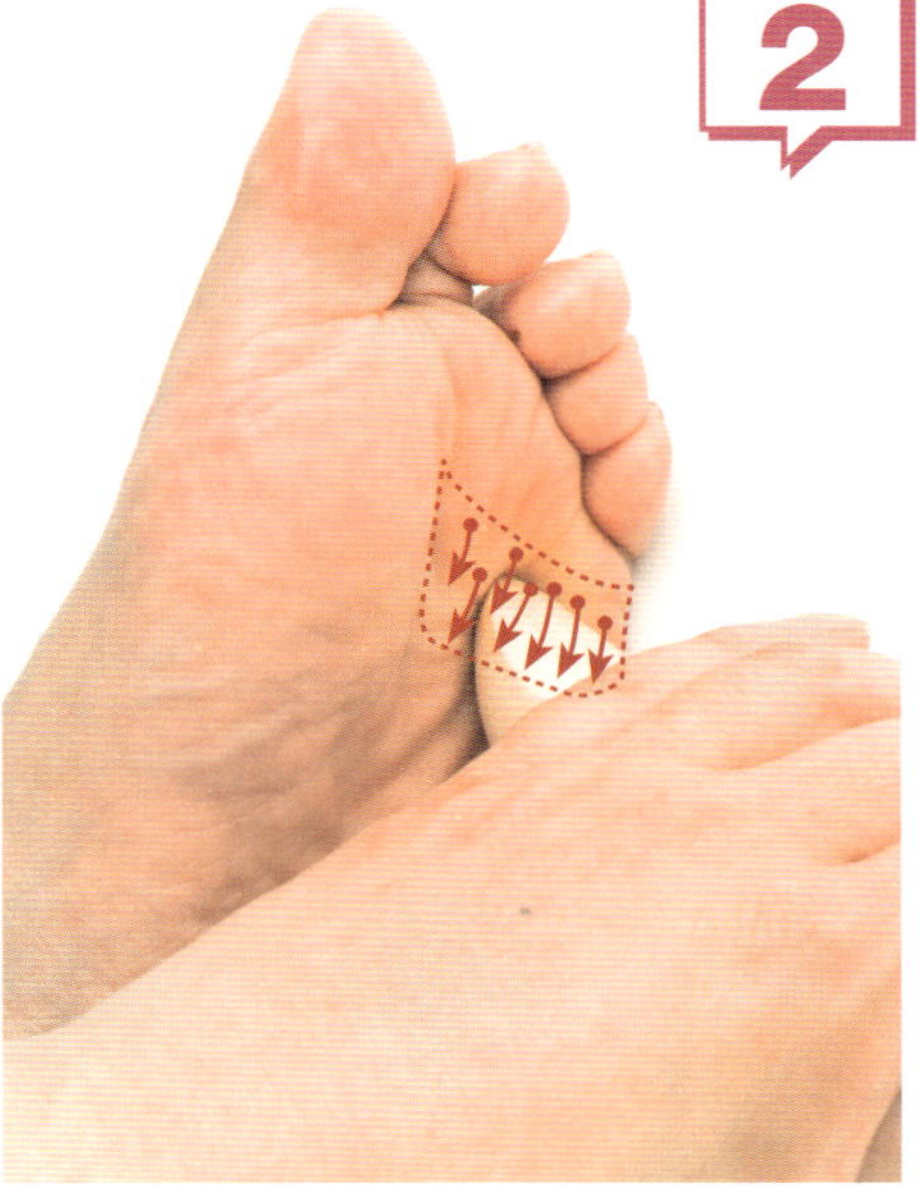

STEP 2

肺・気管支をもむ

「肺・気管支」の反射区は、足の人さし指から小指までの指の関節部分に広がっています。骨周りについた毒をもみ崩して、かかとの方向に毒をかき出していきます。

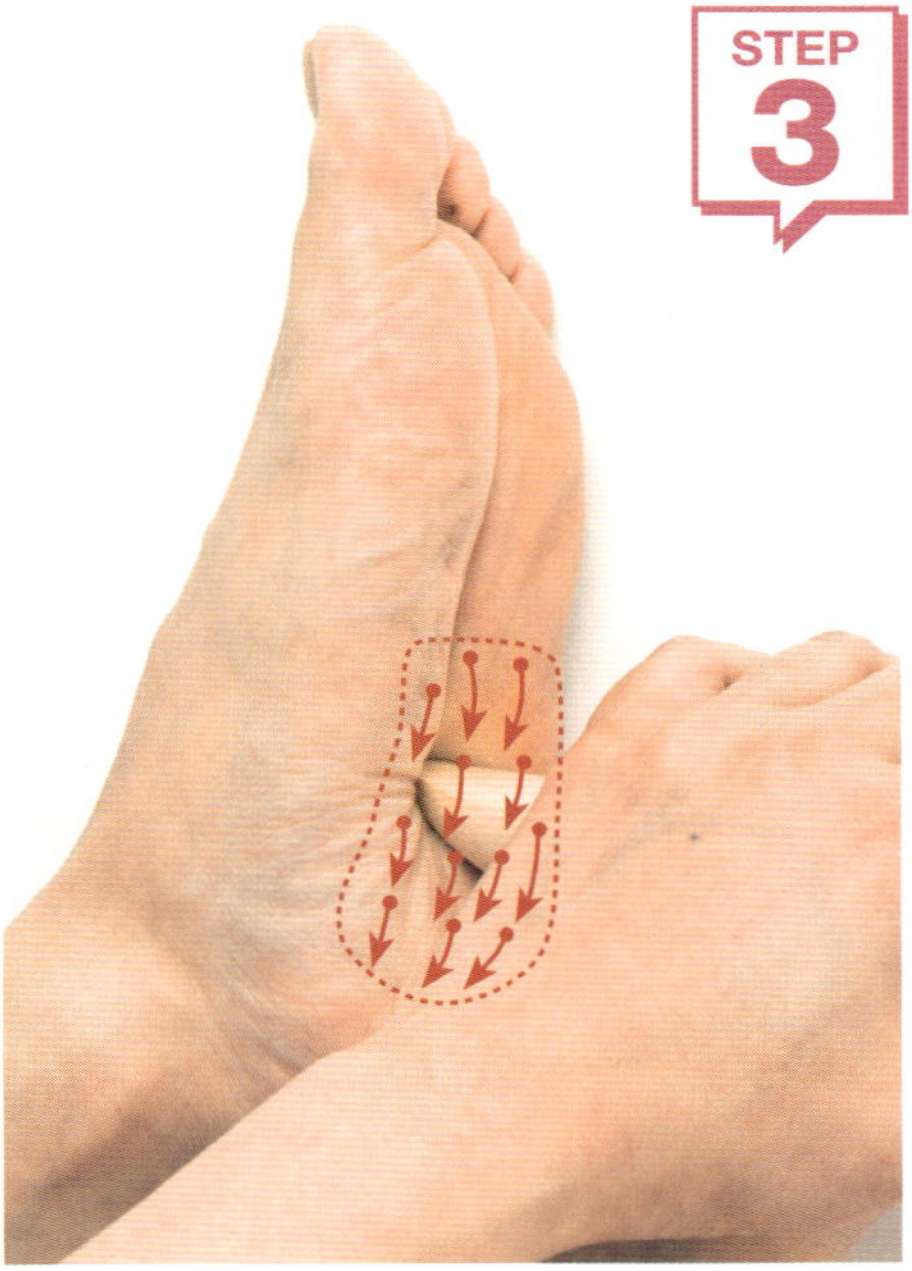

STEP 3

小腸・大腸をもむ

「小腸・大腸」の反射区は、足裏の中央から下側にある広い面です。かかとに向かって毒をかき出すように、棒を小刻みにすき間なくもみ崩し、かき出しましょう。

長年のアトピー性皮膚炎で悩んで私を訪ねてくださる方も多いです。
根気良く足もみを続けるときれいになりますよ。

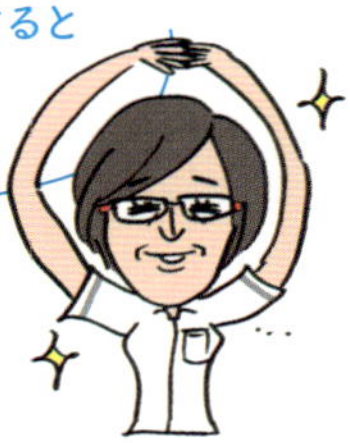

咳や息苦しさを和らげる

ぜんそく

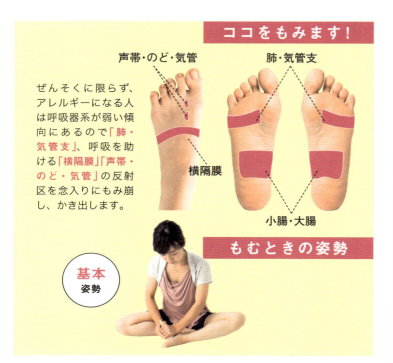

ココをもみます！

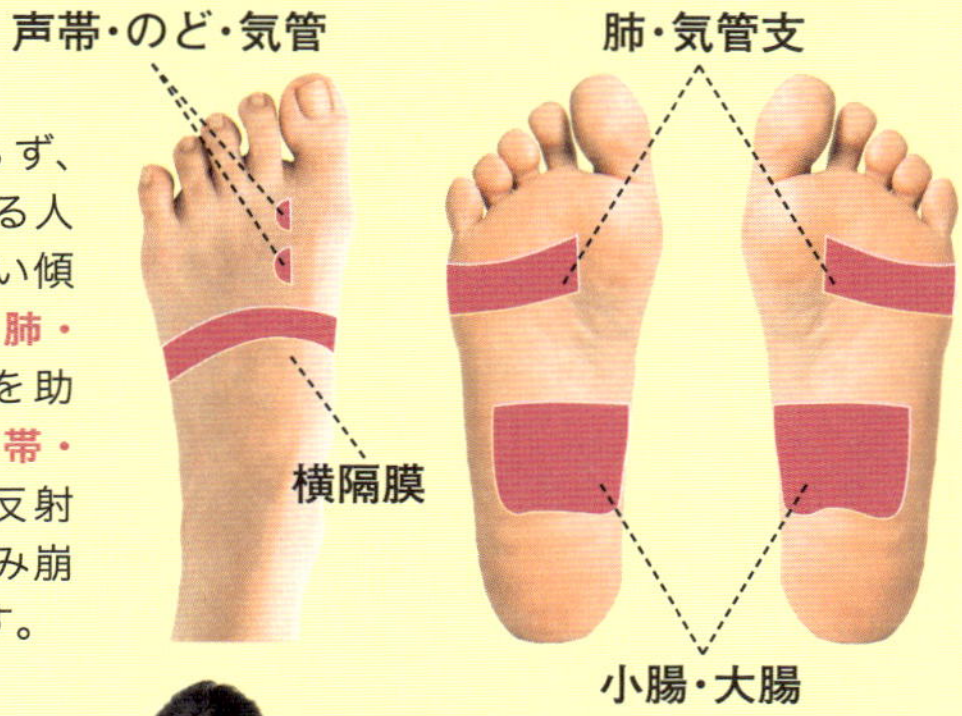

ぜんそくに限らず、アレルギーになる人は呼吸器系が弱い傾向にあるので「肺・気管支」、呼吸を助ける「横隔膜」「声帯・のど・気管」の反射区を念入りにもみ崩し、かき出します。

もむときの姿勢

基本
姿勢

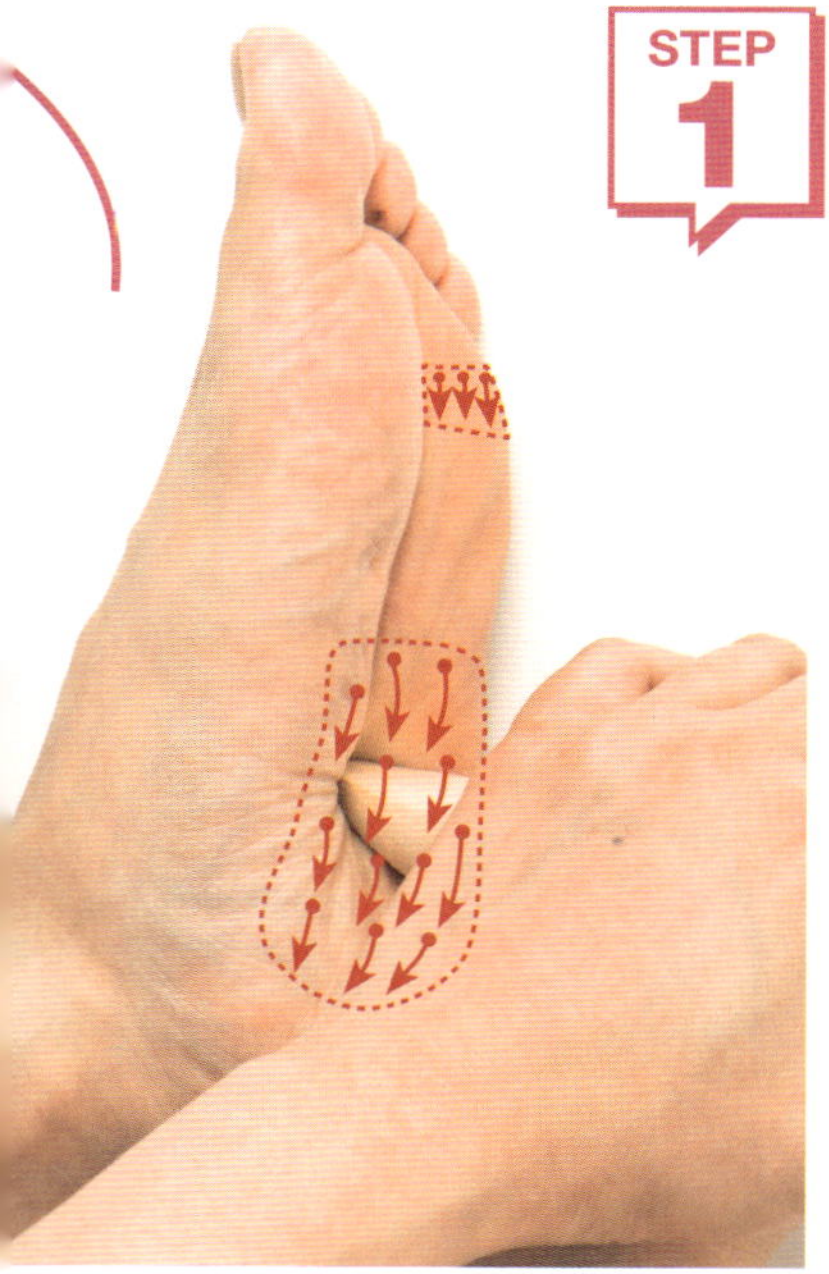

STEP 1

もみ方

肺・気管支をもむ

小腸・大腸をもむ

「肺・気管支」の反射区は、かかとの方向へ毒を流していきます。「小腸・大腸」も、かかとに向かって毒をかき出すように、棒を小刻みにすき間なくもみ崩しましょう。

もむ順番

準備もみ

リンパ腺 3 & 基本ゾーン 5

＋

STEP 1 肺・気管支
小腸・大腸

STEP 2 横隔膜

STEP 3 声帯・のど・気管

STEP 2

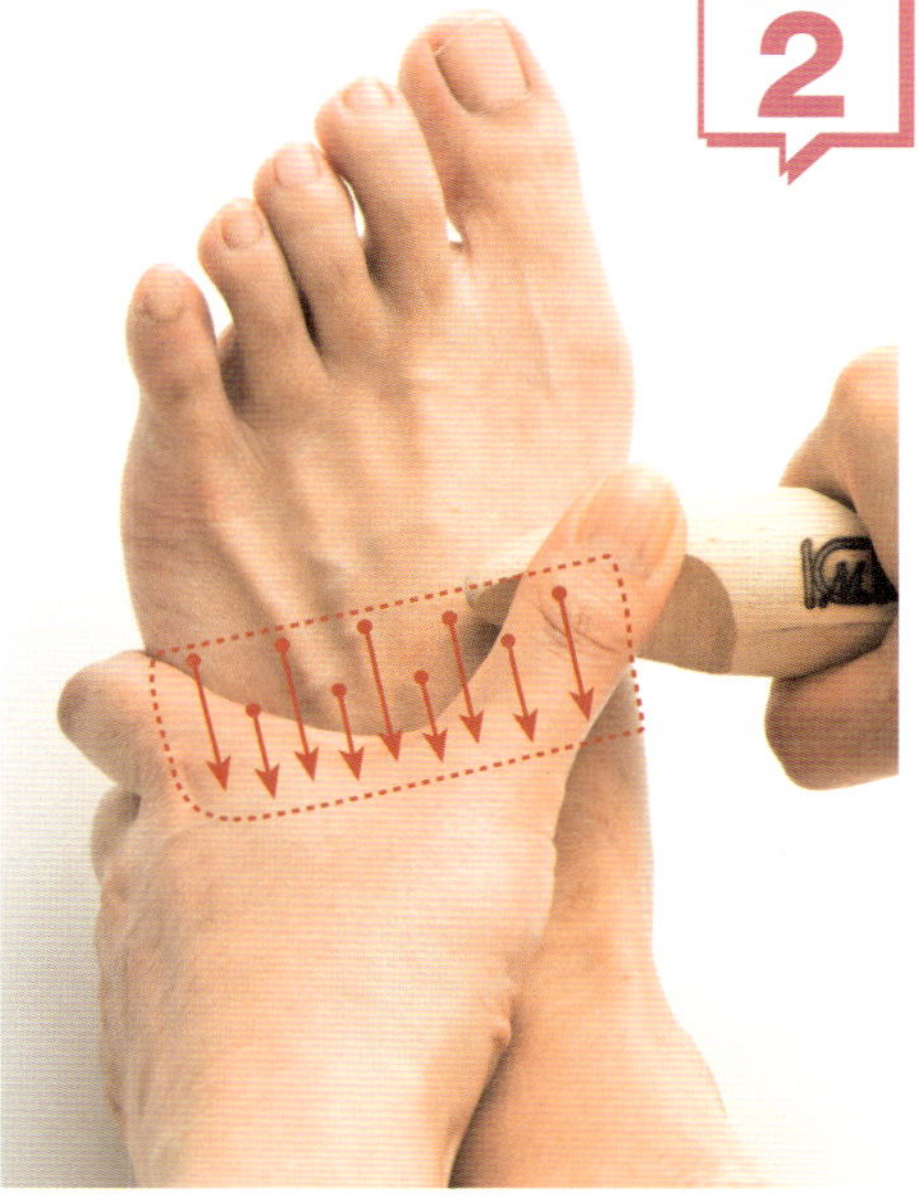

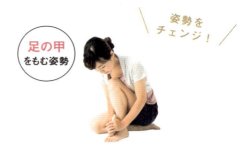

足の甲
をもむ姿勢

姿勢を
チェンジ！

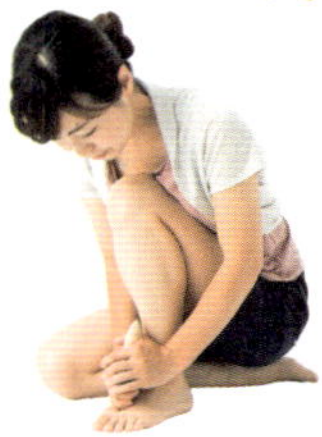

横隔膜をもむ

深い呼吸を助ける「横隔膜」の反射区は、足の甲に位置します。棒を深く当てると骨や腱を痛める恐れがあるので、ほかとは違い優しいタッチで、こびりついている毒をはがすイメージでもみ崩しましょう。「横隔膜」をもむと、しゃっくりにもよく効きます。

STEP 3

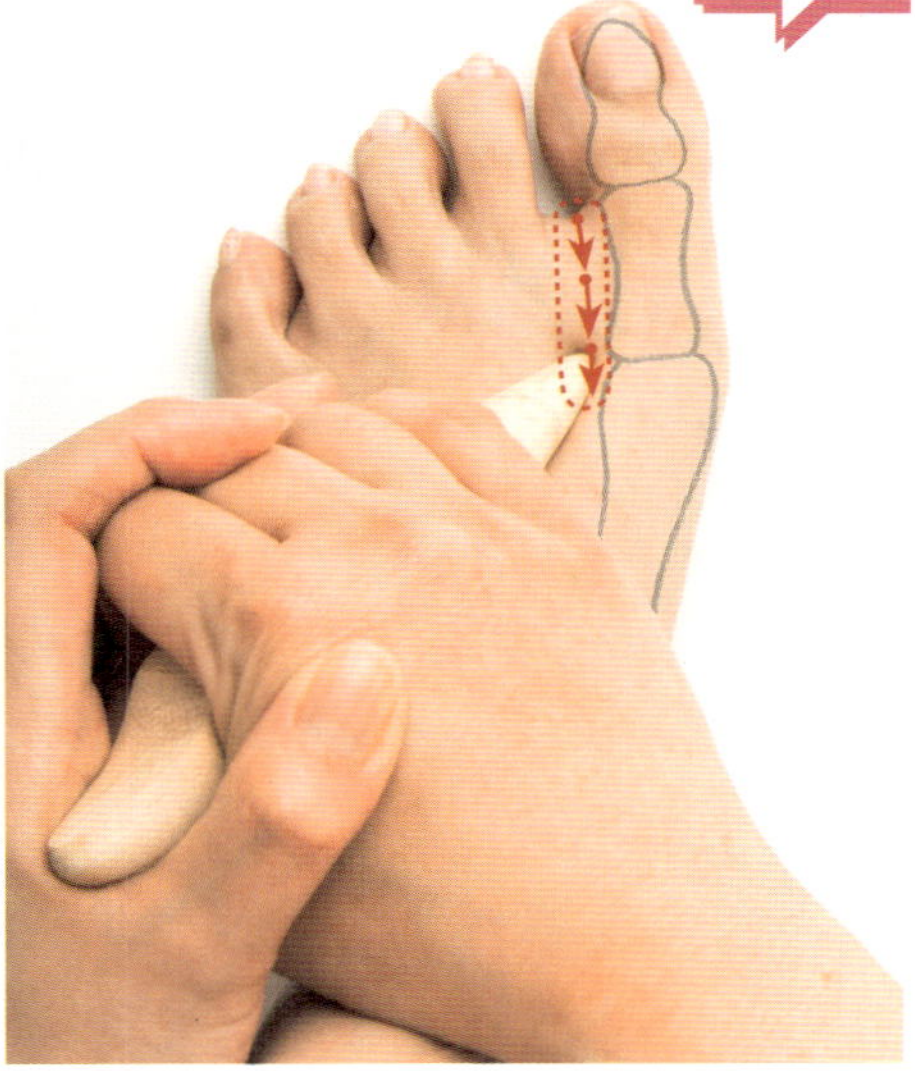

声帯・のど・気管をもむ

足の甲の親指と人さし指の間の2カ所に位置するのが「声帯・のど・気管」の反射区。2カ所に限らず、親指の骨を意識して、足首に向かってもみ崩し、かき出しましょう。

声帯・のど・気管の
反射区をもむと痛い人は
咳や痰が出やすいタイプ。
ここの毒をかき出すと
楽になりますよ！

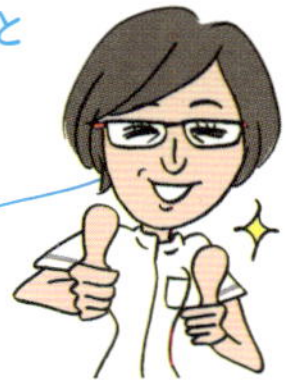

眠りたいのに眠れない
不眠症

ココをもみます！

「前頭洞」は、鼻腔の上にある左右一対の空洞で、5本の指先に反射区があります。窮屈な靴などの影響で、硬く、毒が溜まりやすい反射区です。ここをもみほぐすことで不眠症の改善のほか、頭痛の改善や認知症予防、風邪予防などの効果も。右の前頭洞は左足、左の前頭洞は右足にあります。

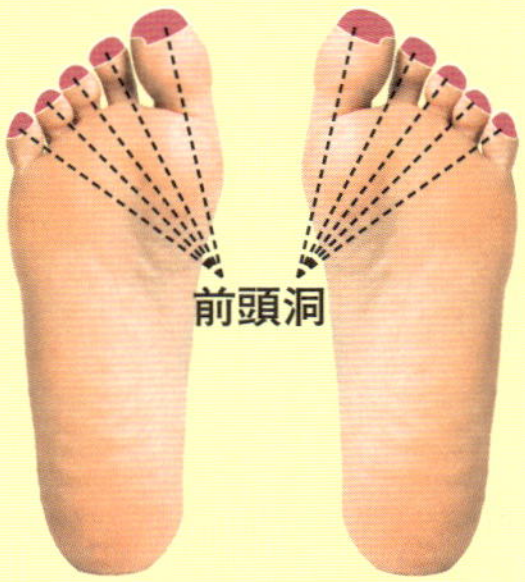

もむときの姿勢

親指
をもむ姿勢

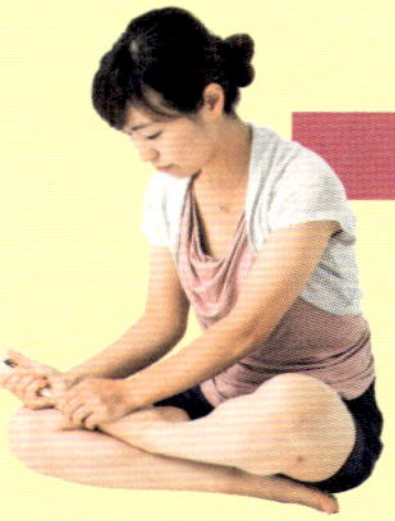

もみ方

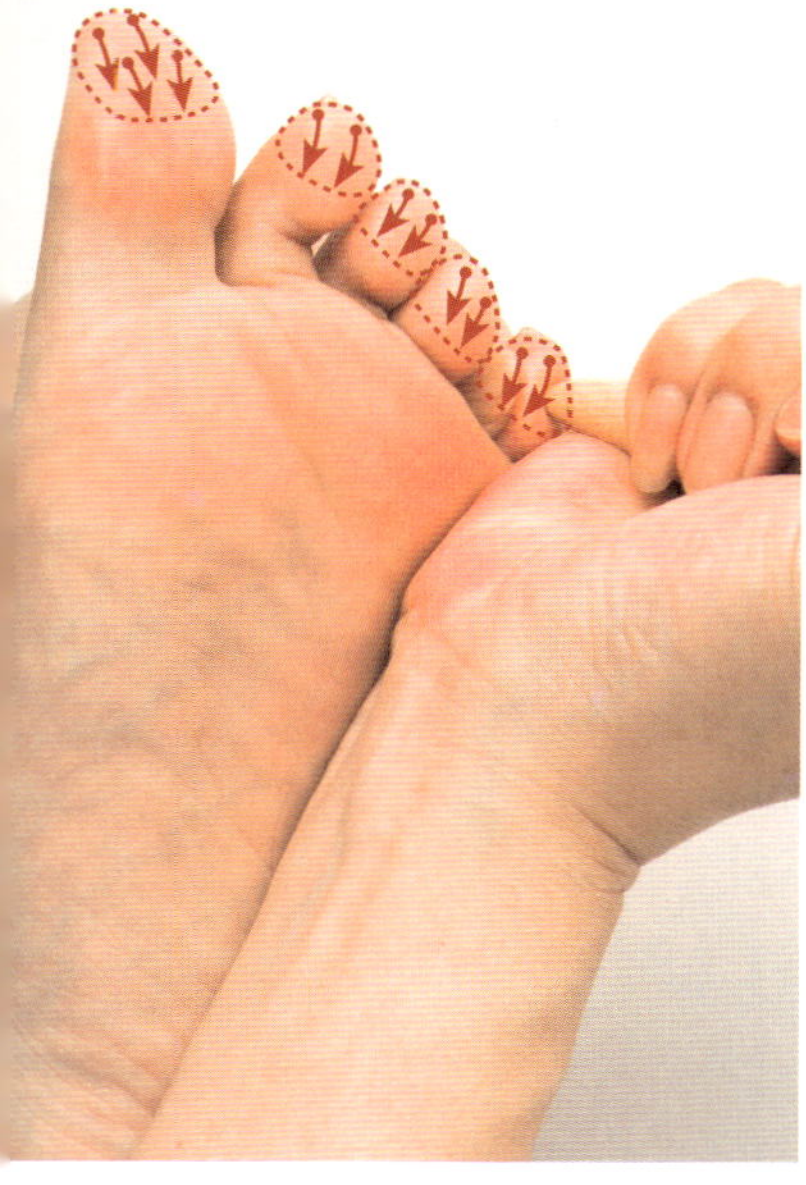

前頭洞をもむ

「前頭洞」の反射区は5本の指先に位置します。右の前頭洞は左足、左の前頭洞は右足に対応します。爪のきわから指の腹に向かって、棒の細い側の面を細かく押し込んでもみ崩し、かき出します。

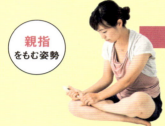

もむ順番

準備もみ

リンパ腺 3 & 基本ゾーン 5
＋
前頭洞

病気を寄せつけない体になる

免疫力アップ

副腎が疲れると、体の中の炎症を抑えられなくなり、さまざまな病気にかかりやすくなります。**「副腎」**の反射区をもむことで免疫力がアップするほか、だるさや無気力が改善され、アレルギーも抑えられます。免疫細胞が集中する**「小腸・大腸」**も、もみ崩し、かき出しましょう。

ココをもみます！

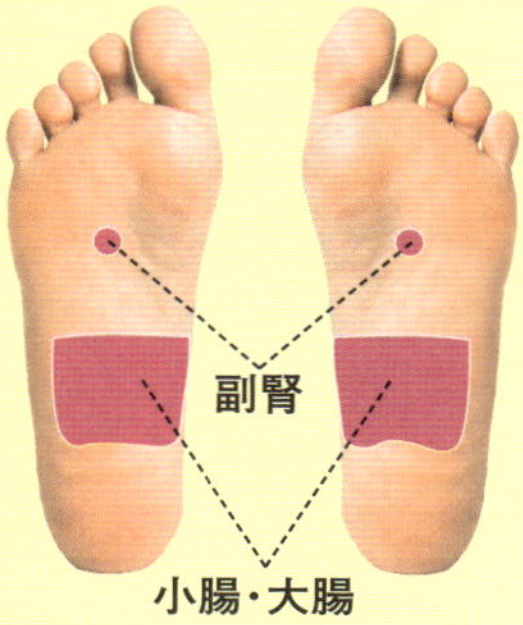

もむときの姿勢

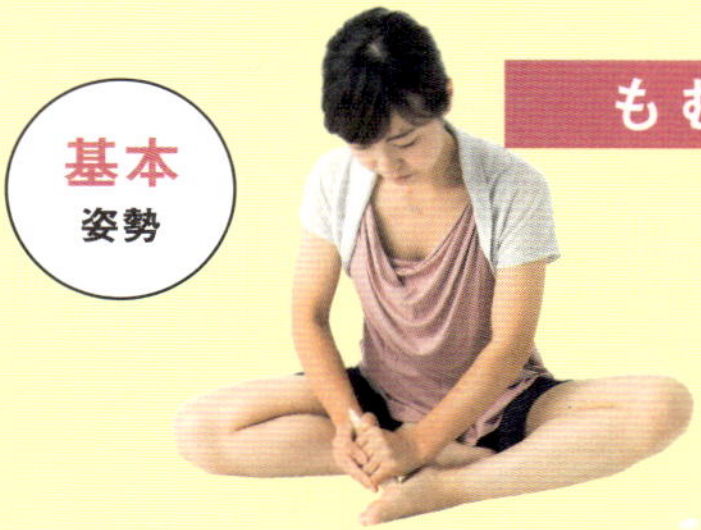

もみ方

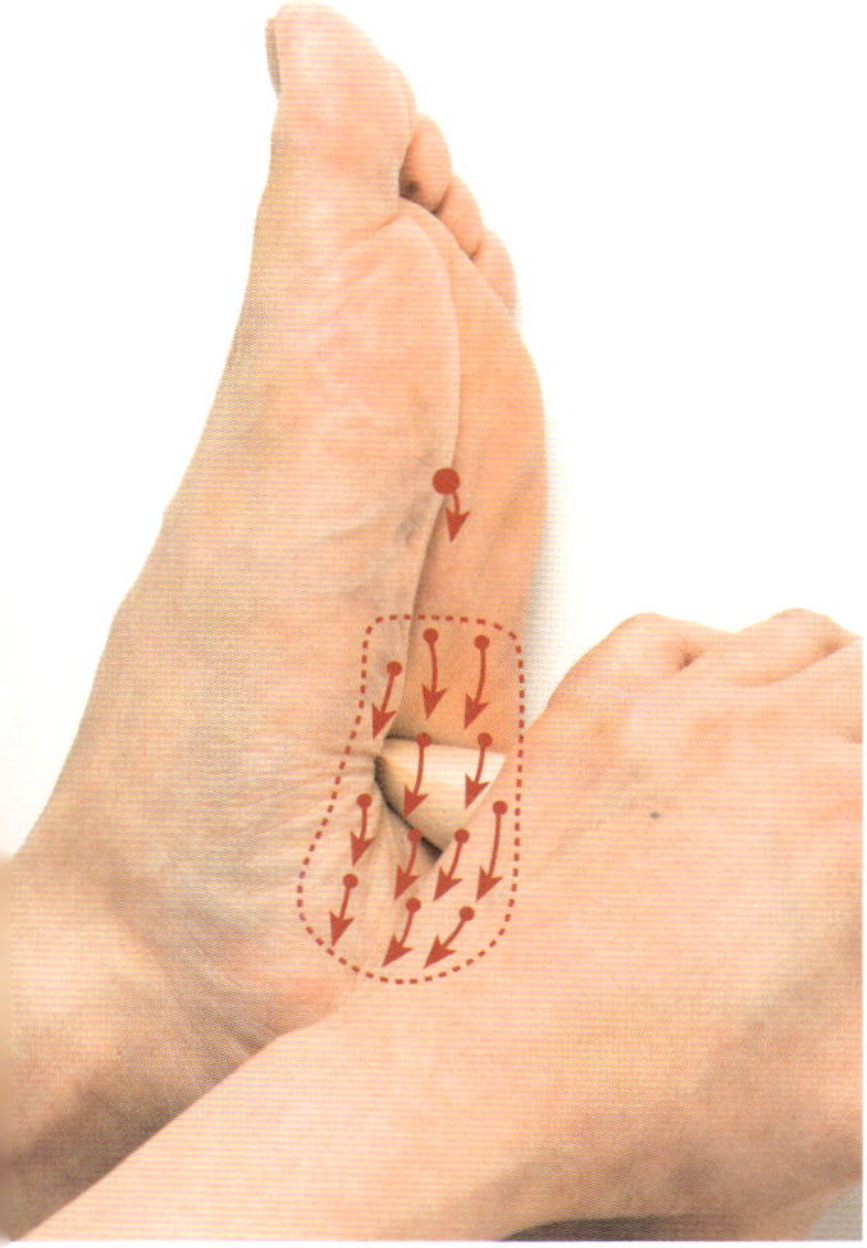

小腸・大腸をもむ

副腎をもむ

「小腸・大腸」の反射区は、棒を小刻みにずらしながら、かかとに向かってもみ崩し、かき出します。**「副腎」**の反射区は、足の人さし指と中指の骨の間に位置します。「基本ゾーン」では**「腹腔神経叢」**の中に入っていますが、意識して棒を深くさし込んで、かき出しましょう。

もむ順番

準備もみ

リンパ腺 3 & 基本ゾーン 5

＋

小腸・大腸

副腎

生理の量が多い、少ない、来ない人も解決

生理痛・生理不順

（子宮内膜症、子宮筋腫、卵巣嚢腫）

ココをもみます！

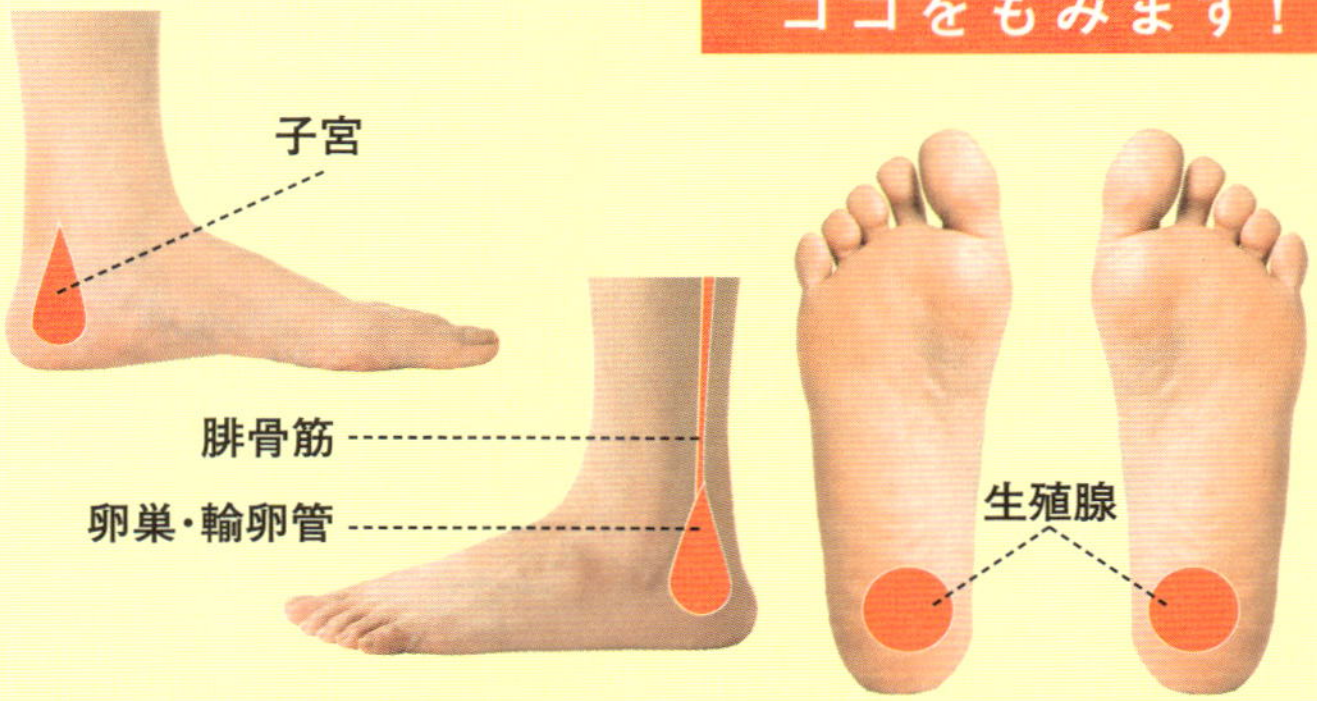
子宮
腓骨筋
卵巣・輪卵管
生殖腺

かかと周りに集中する「子宮」「卵巣・輪卵管」「生殖腺」「腓骨筋」などの反射区は、子宮や卵巣など婦人科系の病気予防や改善に万能です。

※P83の「脳下垂体」も忘れずに！

もむときの姿勢

かかと
をもむ姿勢

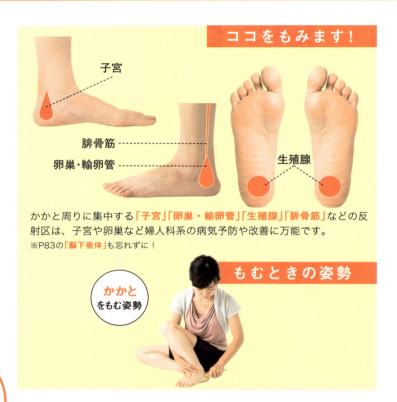

もむ順番

準備もみ

リンパ腺 3 & 基本ゾーン 5

＋

STEP 1 子宮

STEP 2 卵巣・輪卵管
腓骨筋

STEP 3 生殖腺

STEP 1 もみ方

子宮をもむ

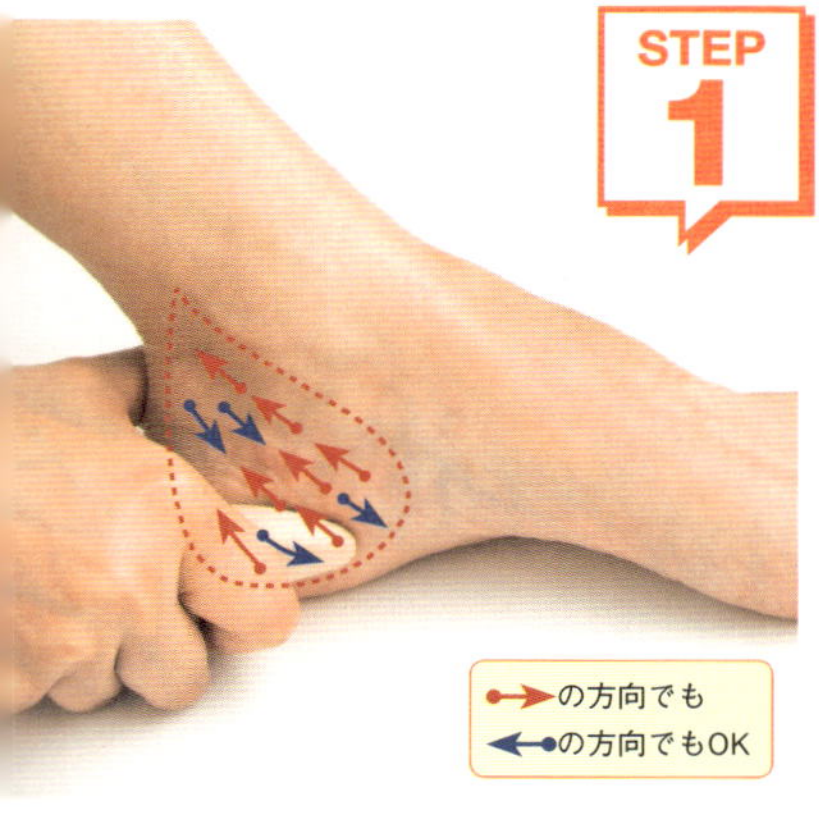
の方向でも
の方向でもOK

「子宮」は、かかとの内側にあります。棒を持った手の親指でアキレス腱をつかみ、かかとの骨から毒をはがすようなイメージで基本的には下から上にもみ崩しますが、もみにくければ上から下へでもOKです。

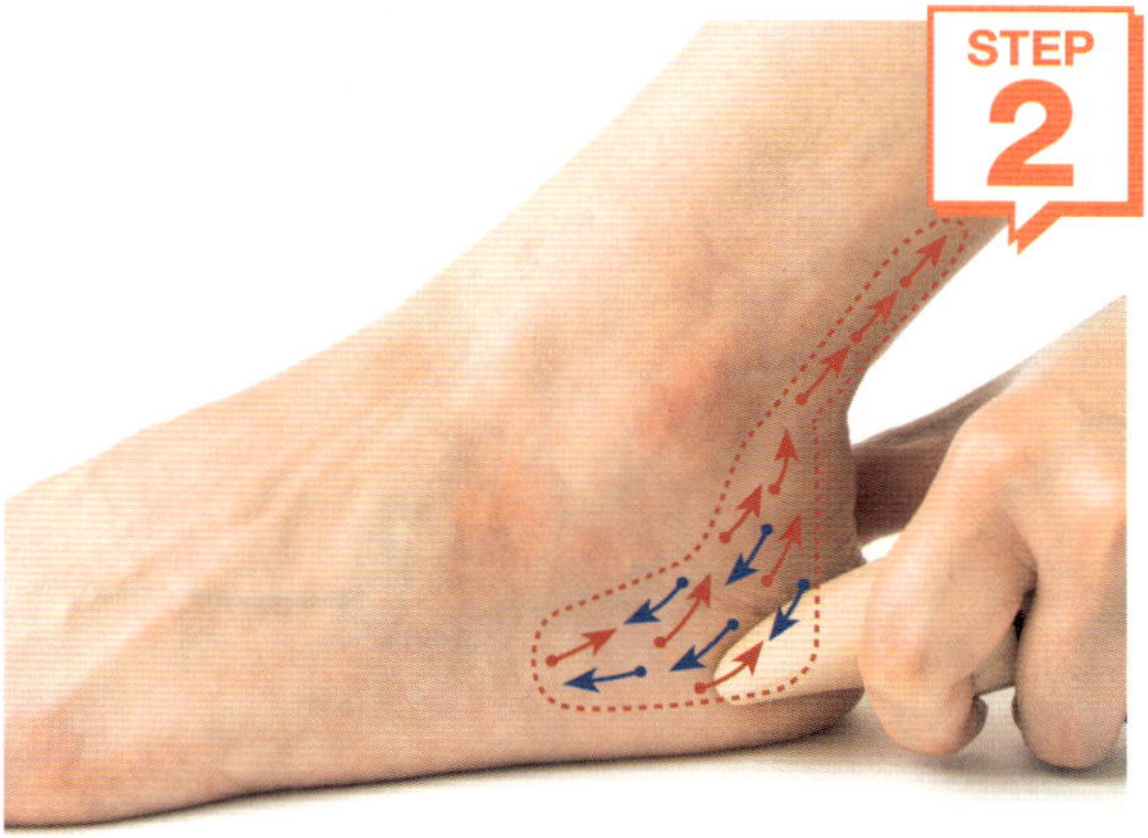

STEP 2

卵巣・輸卵管をもむ

腓骨筋をもむ

「子宮」の反対側に位置するのが「卵巣・輸卵管」の反射区です。棒を反対の手に持ち替えて、「子宮」と同じようにもみ崩しましょう。「腓骨筋」は下から上に、指でしっかりもみ崩しましょう。

私はココをもみ崩して
子宮内膜症、筋腫、
腫瘍を克服して、
子どもを2人出産しました

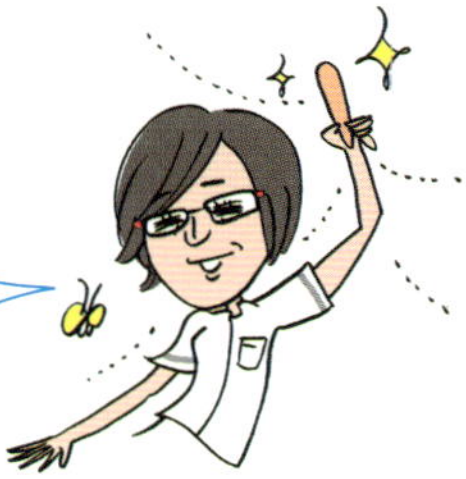

STEP 3

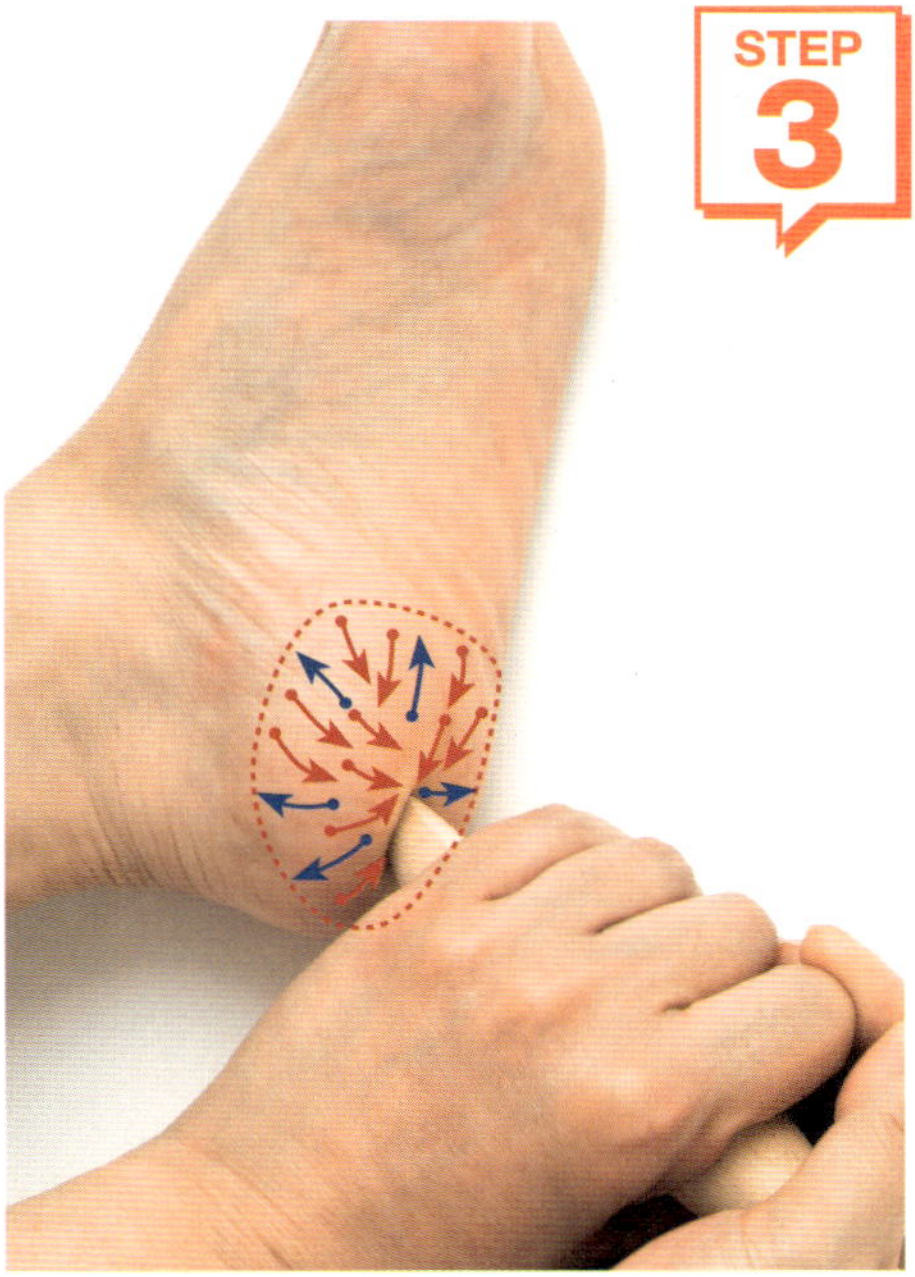

姿勢を
チェンジ！

基本
姿勢

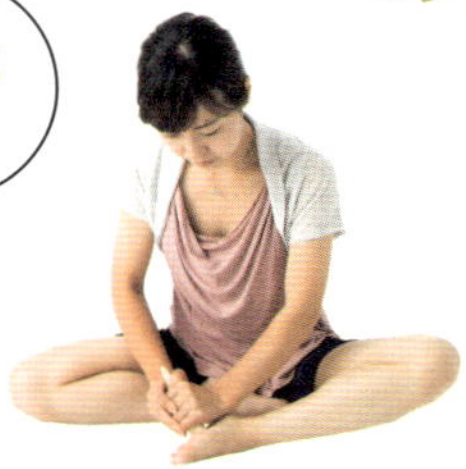

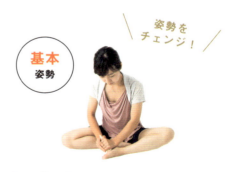

生殖腺をもむ

かかとの「生殖腺」の反射区に毒が溜まっていると、生理痛や不妊症、不感症の原因に。かかとを一回り小さくつくり替えるつもりで骨から毒をはがすようなイメージでもみ崩しましょう。もみ方は自由。しっかりもみ崩して、よりコンパクトなかかとを目指しましょう。

生理前のイライラや落ち込み
PMS（月経前症候群）

ココをもみます！

婦人科系の反射区が集まるかかと周りを念入りにもみほぐし、ホルモンの分泌を促す**「脳下垂体」**と、腸を元気にする**「小腸・大腸」**をもみます。

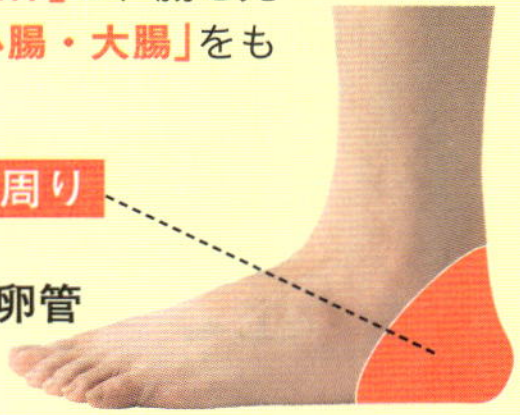

かかと周り
子宮
卵巣・輸卵管
生殖腺

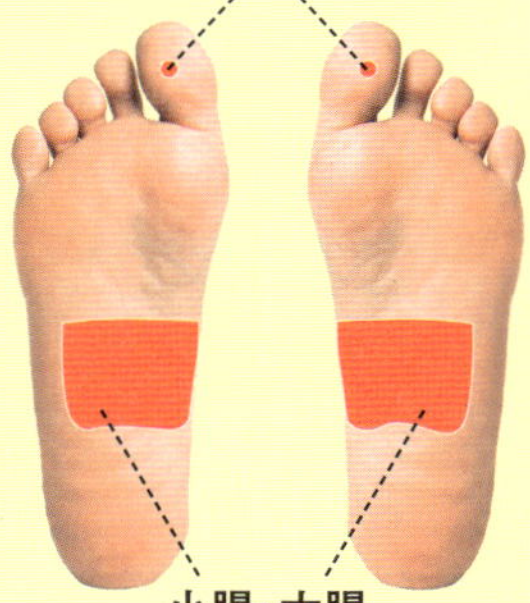

脳下垂体
小腸・大腸

もむときの姿勢

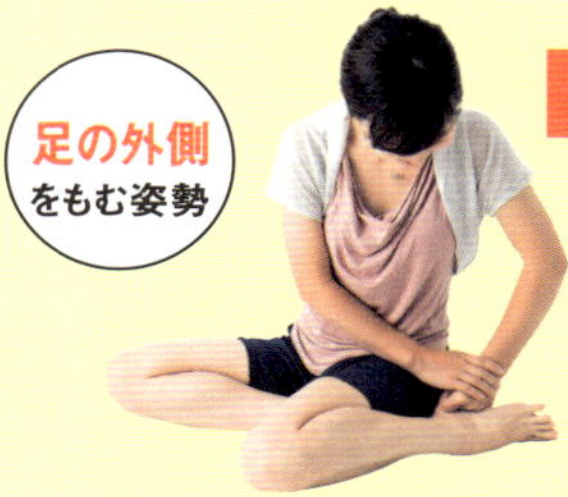

足の外側
をもむ姿勢

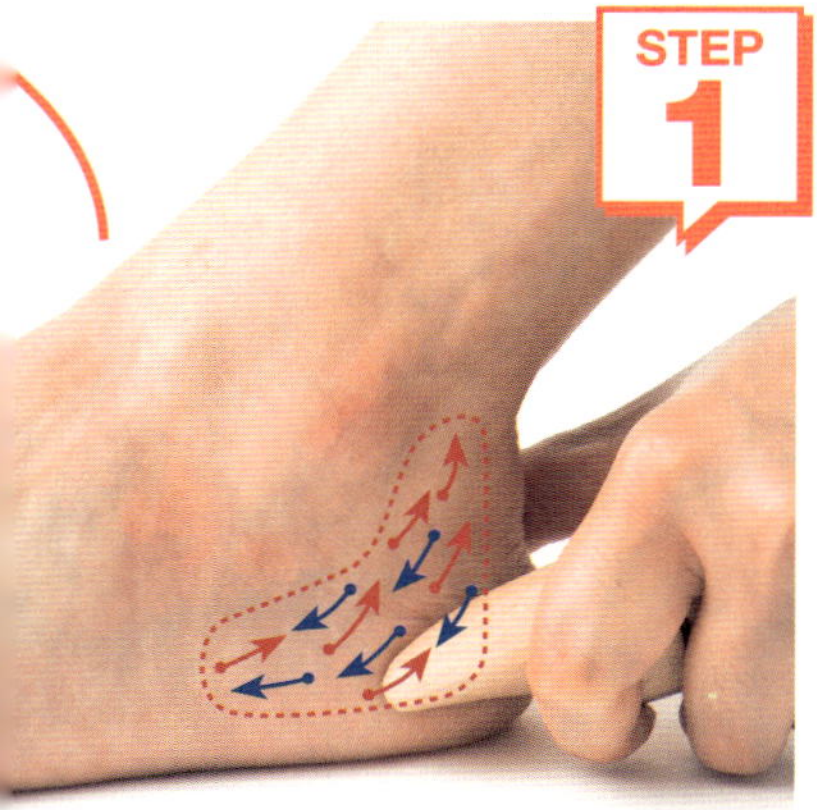

STEP 1

もみ方

かかと周りをもむ

「子宮」は棒を持った手の親指でアキレス腱をつかみ、かかとの骨から毒をはがすようなイメージで、基本的には下から上にもみ崩します（もみにくければ上から下へでもOK）。反対側の**「卵巣・輸卵管」**も同様に。**「生殖腺」**はかかとを一回り小さくつくり替えるつもりで、骨から毒をはがすように徹底的にもみ崩しましょう。

●→の方向でも
←●の方向でもOK

もむ順番

準備もみ

リンパ腺 3 & 基本ゾーン 5
＋
STEP 1 かかと周り
STEP 2 脳下垂体
STEP 3 小腸・大腸

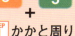

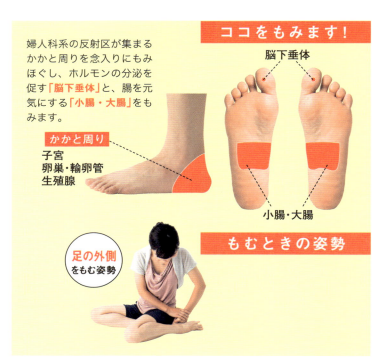

STEP 2

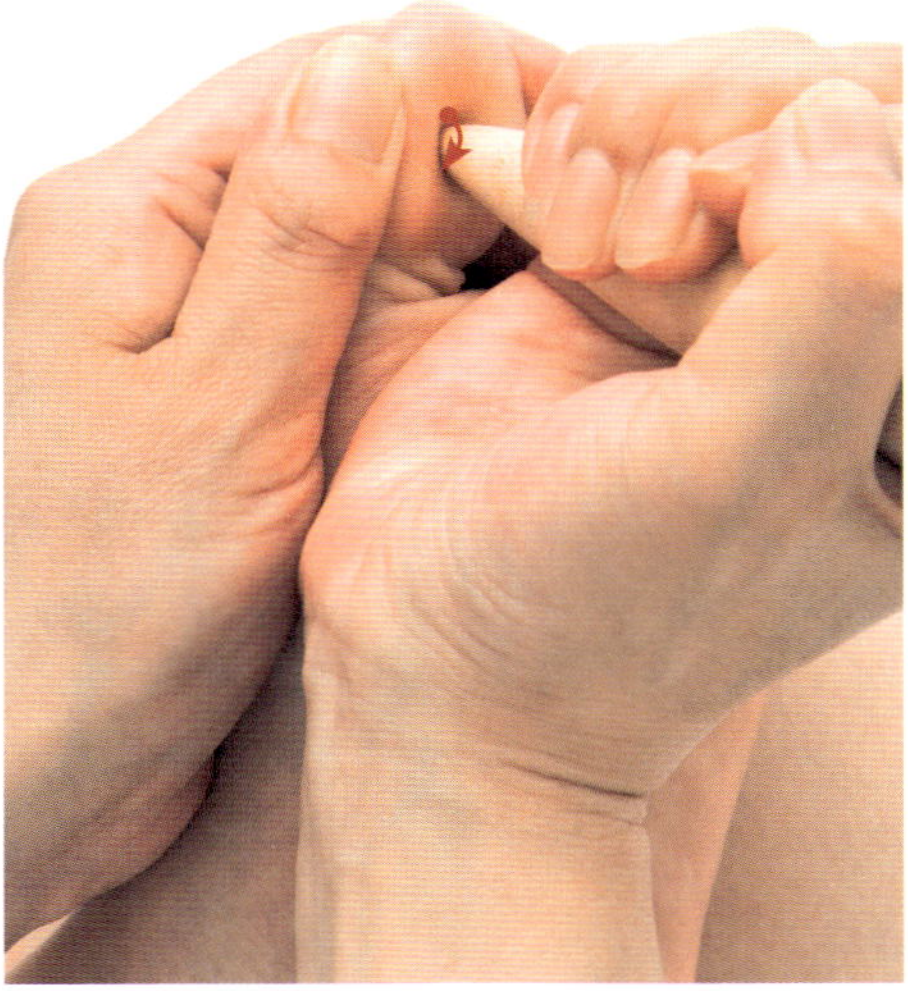

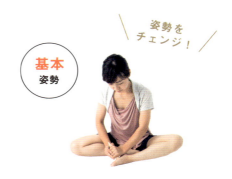

姿勢をチェンジ！

基本
姿勢

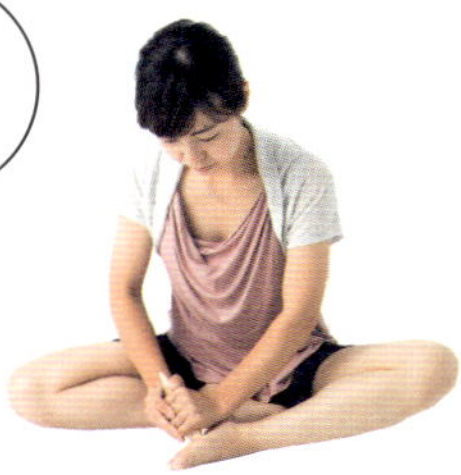

脳下垂体をもむ

親指の中央に位置するのが「脳下垂体」の反射区。棒の細い側の面を当て、もう一方の手で親指を動かないように支えながら、念入りにもみ崩します。

STEP 3

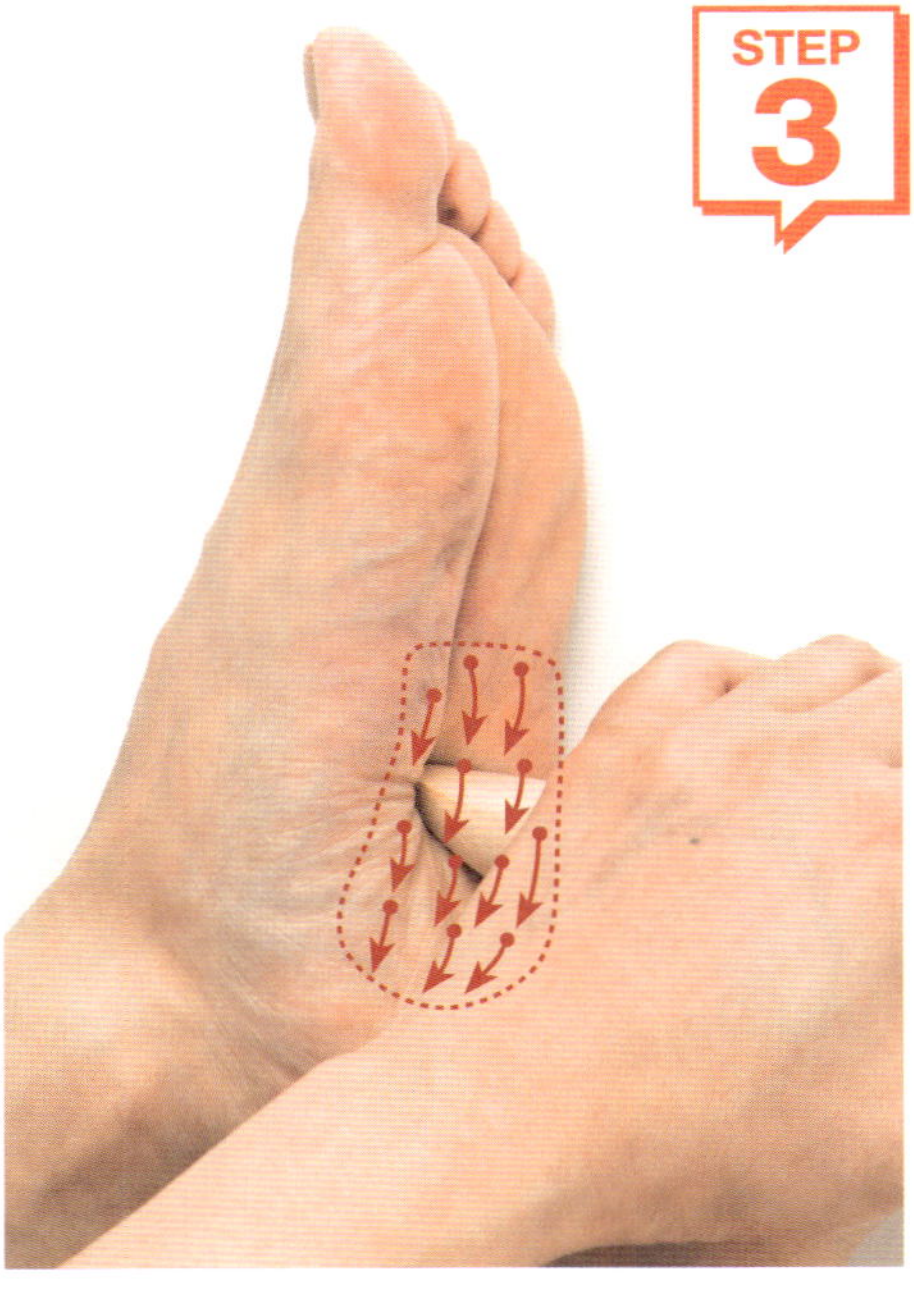

小腸・大腸をもむ

「小腸・大腸」の反射区は、足裏の中央から下側にある広い面です。かかとに向かって毒をかき出すように、棒を小刻みにずらしながらもみ崩しましょう。

腸内環境を整えると
PMSが緩和するという
研究が発表されています。
「小腸・大腸」をもんで
元気にしましょう！

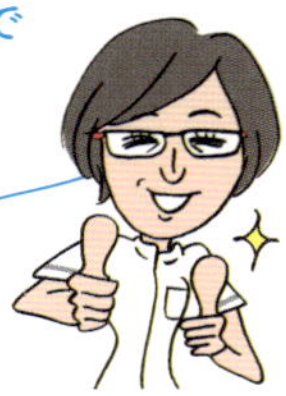

足もみで赤ちゃんを迎える準備を

不妊症

ココをもみます！

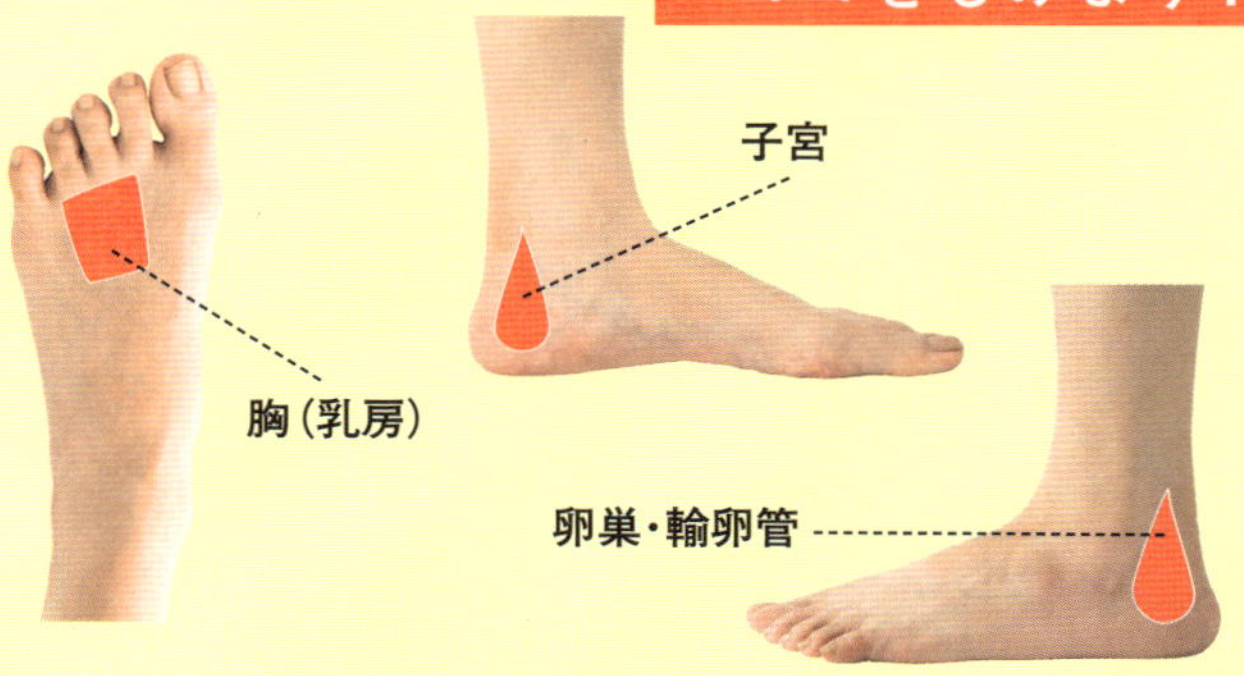

かかとの内側の「子宮」や外側の「卵巣・輸卵管」を丁寧にもみます。足の甲が高く張っている人は「胸（乳房）」も併せてもみ崩しましょう。

※P83の「脳下垂体」も忘れずに！

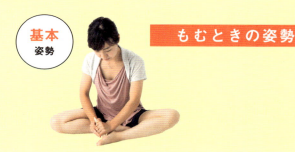

もむときの姿勢

基本
姿勢

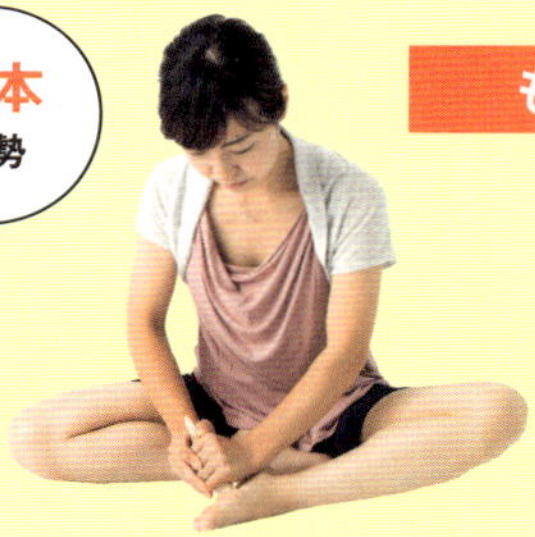

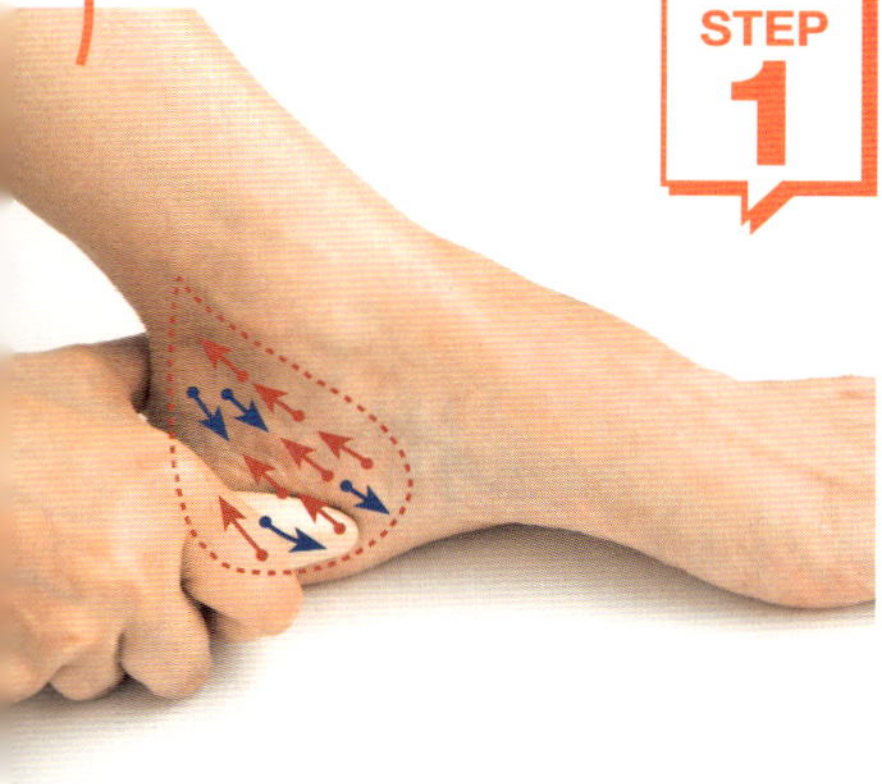

→の方向でも
←の方向でもOK

STEP 1 もみ方

子宮をもむ

「子宮」の反射区はかかとの内側にあります。棒を持った手の親指でアキレス腱をつかみ、かかとの骨から毒をはがすようなイメージで基本的には下から上にもみ崩します（もみにくければ上から下へでもOK）。

もむ順番

準備もみ

リンパ腺 3 & 基本ゾーン 5

＋

STEP 1 子宮

STEP 2 卵巣・輸卵管

STEP 3 胸（乳房）

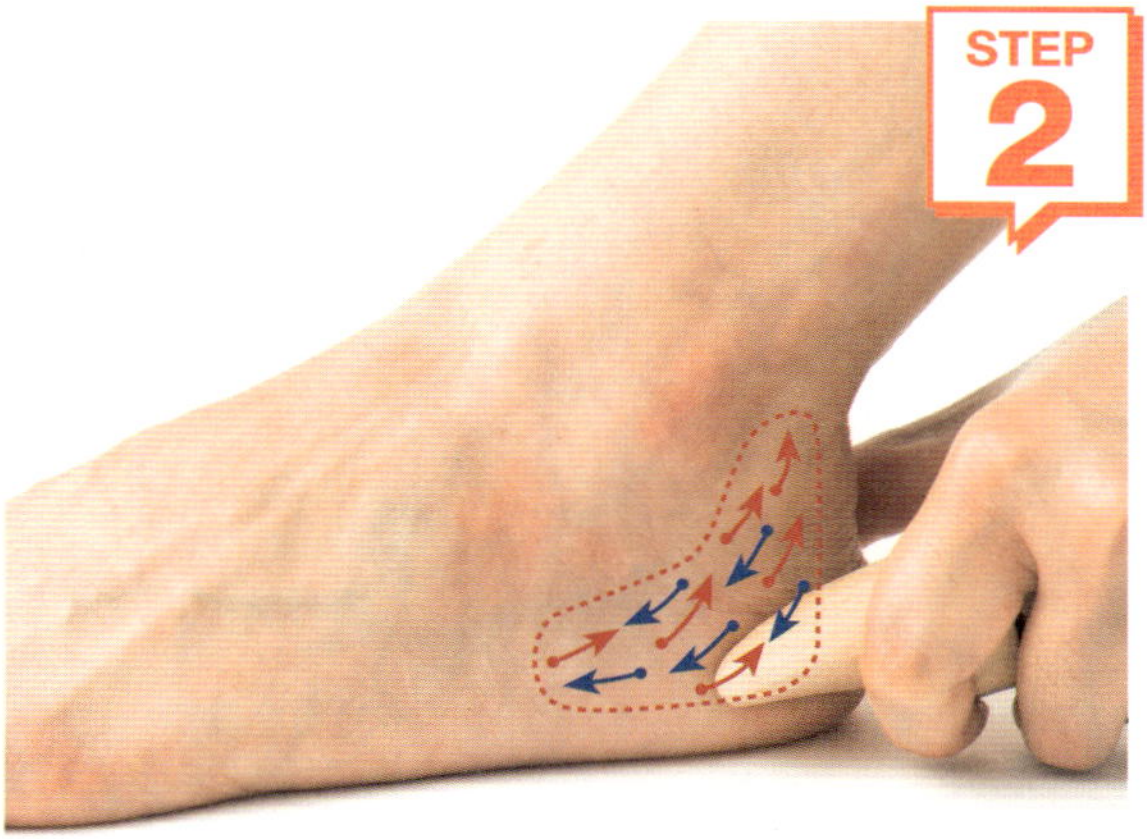
STEP
2

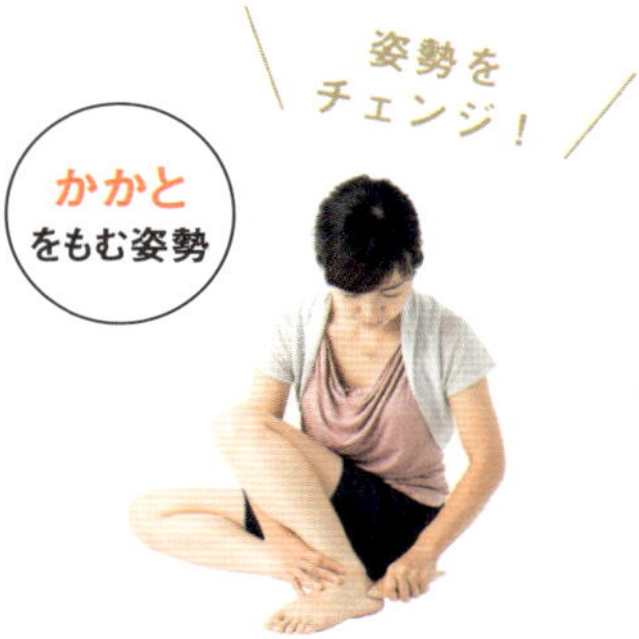
姿勢を
チェンジ！
かかと
をもむ姿勢

卵巣・輸卵管をもむ

「子宮」の反対側に位置する「卵巣・輸卵管」は、棒を反対の手に持ち替えて、「子宮」と同じようにもみ崩しましょう。この反射区は、男性にとっての「睾丸・副睾丸」に該当。男性側が原因の不妊にも効果的。ご夫婦でしっかりもみ崩しましょう。

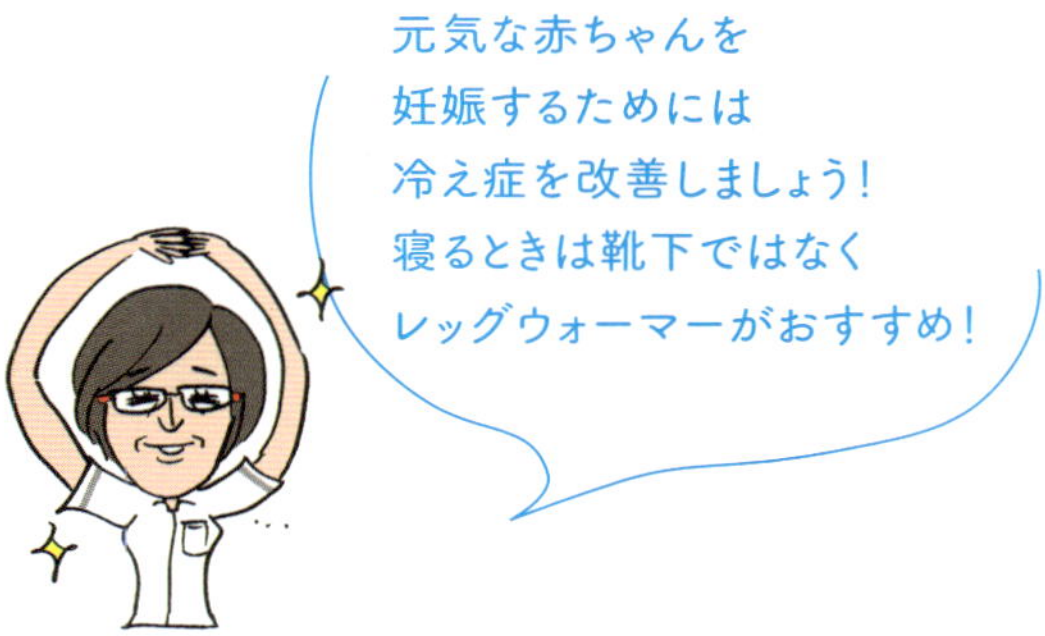
元気な赤ちゃんを
妊娠するためには
冷え症を改善しましょう！
寝るときは靴下ではなく
レッグウォーマーがおすすめ！

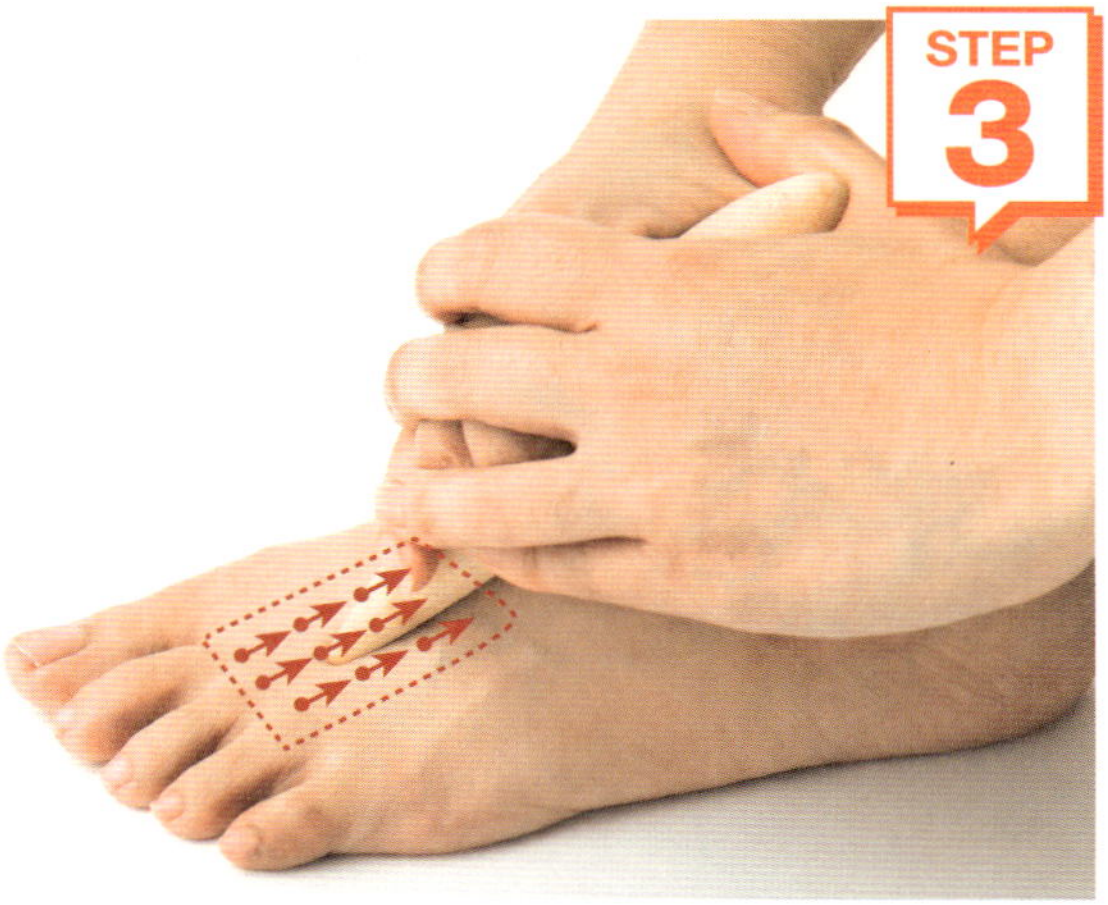
STEP
3

胸（乳房）をもむ

「胸（乳房）」の反射区は、人さし指と中指、中指と薬指の骨の間にあります。ゴリゴリという手ごたえを感じるのが溜まった毒なので、足先から足首に向かって骨を傷つけないように気をつけてかき出しましょう。

更年期症状

女性ホルモンのバランスを整え、不定愁訴を楽に

ココをもみます！

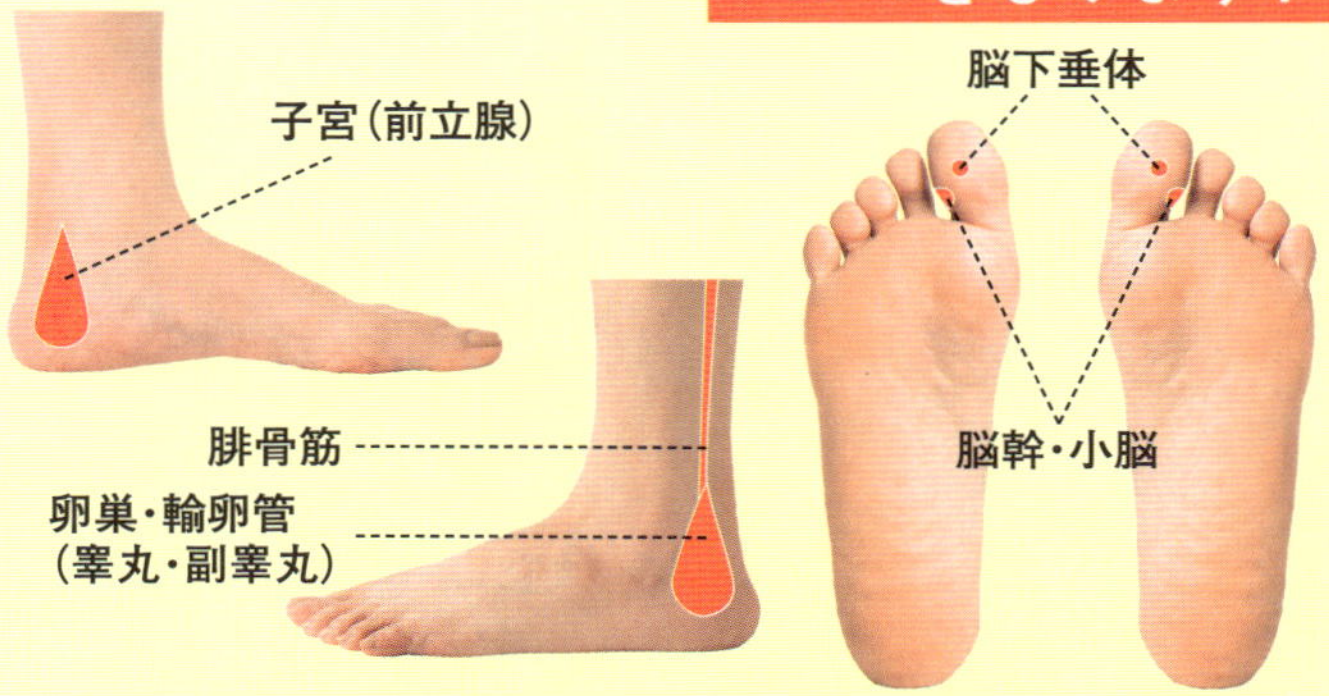

自律神経を整える**「脳幹・小脳」**、ホルモン分泌を促す**「脳下垂体」**、生殖機能の反射区をしっかりもんで。男性の更年期症状にも効果があります。

もむときの姿勢

基本
姿勢

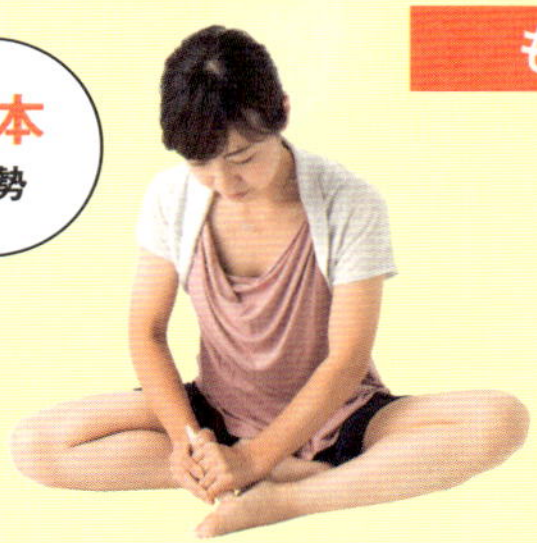

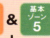

STEP 1

もみ方

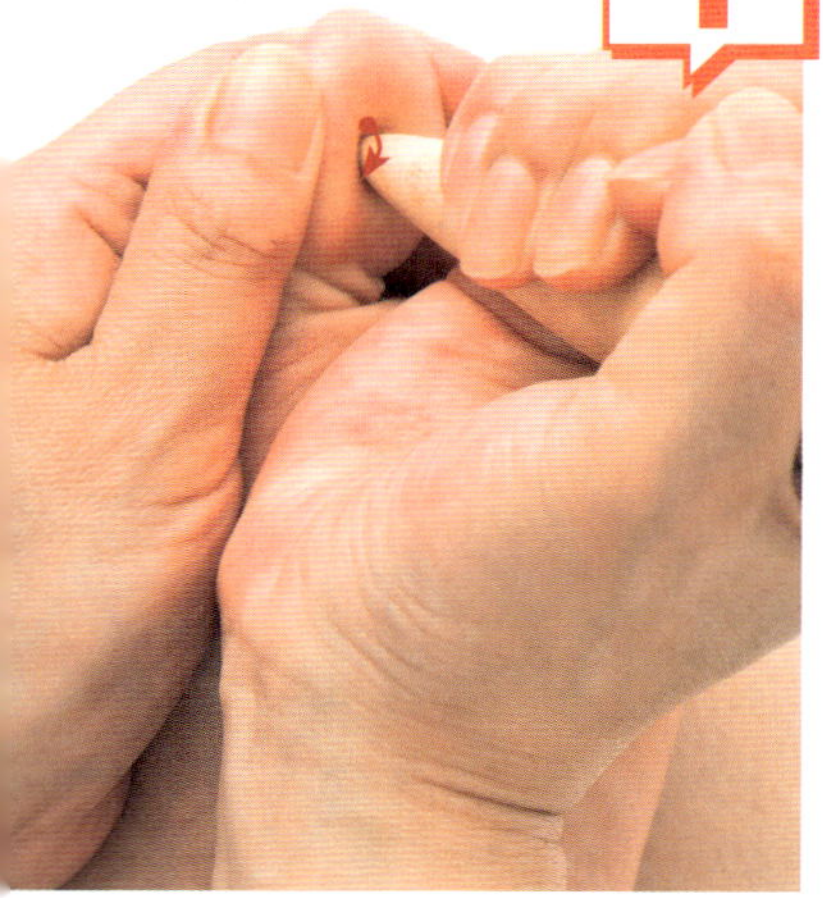

脳幹・小脳をもむ

脳下垂体をもむ

「脳幹・小脳」は親指（内側）の付け根の少し上。すべらないように親指をつかんで上から下へかき出します。親指の中央にある**「脳下垂体」**は棒の細い側の面を当て、念入りにもみ崩し、かき出します。

もむ順番

準備もみ

リンパ腺 3 & 基本ゾーン 5

＋

STEP 1 脳幹・小脳
脳下垂体

STEP 2 子宮（前立腺）

STEP 3 卵巣・輸卵管
（睾丸・副睾丸）
腓骨筋

STEP 2

子宮（前立腺）をもむ

「子宮」の反射区は、棒を持った手の親指でアキレス腱をつかみ、かかとの骨から毒をはがすようなイメージで基本的には下から上にもみ崩します（もみにくければ、上から下へでもOK）。

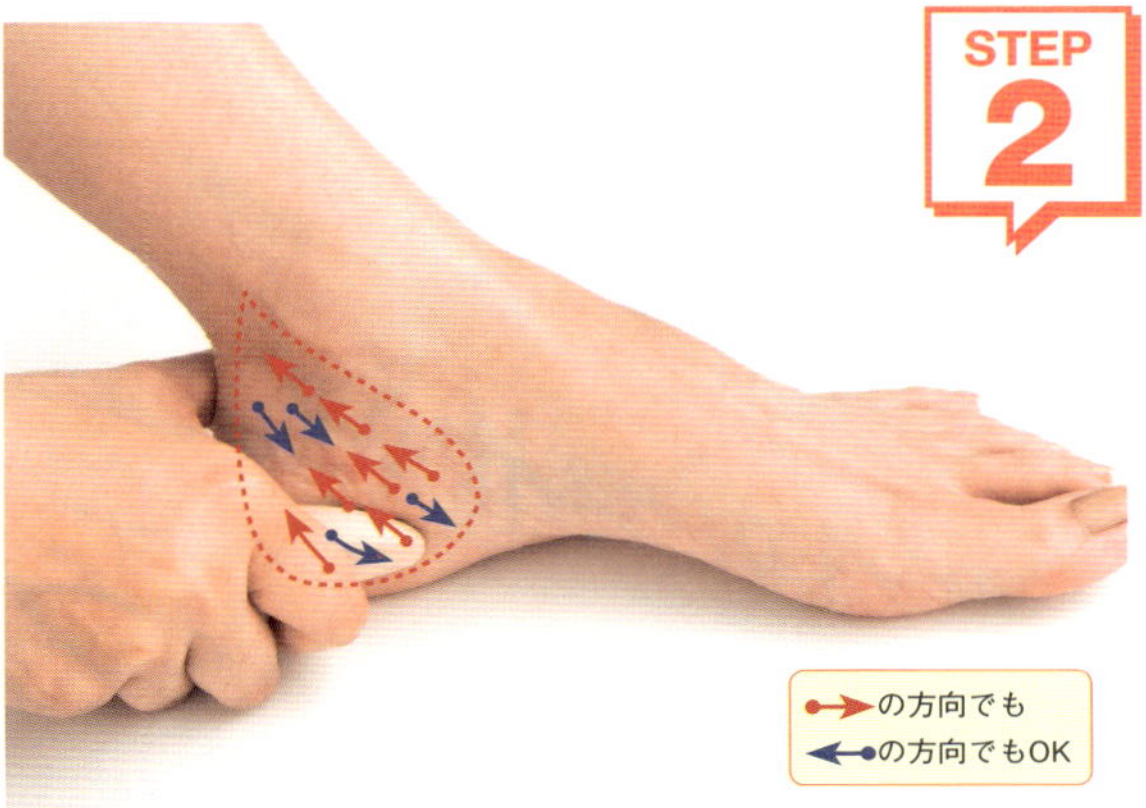

STEP 3

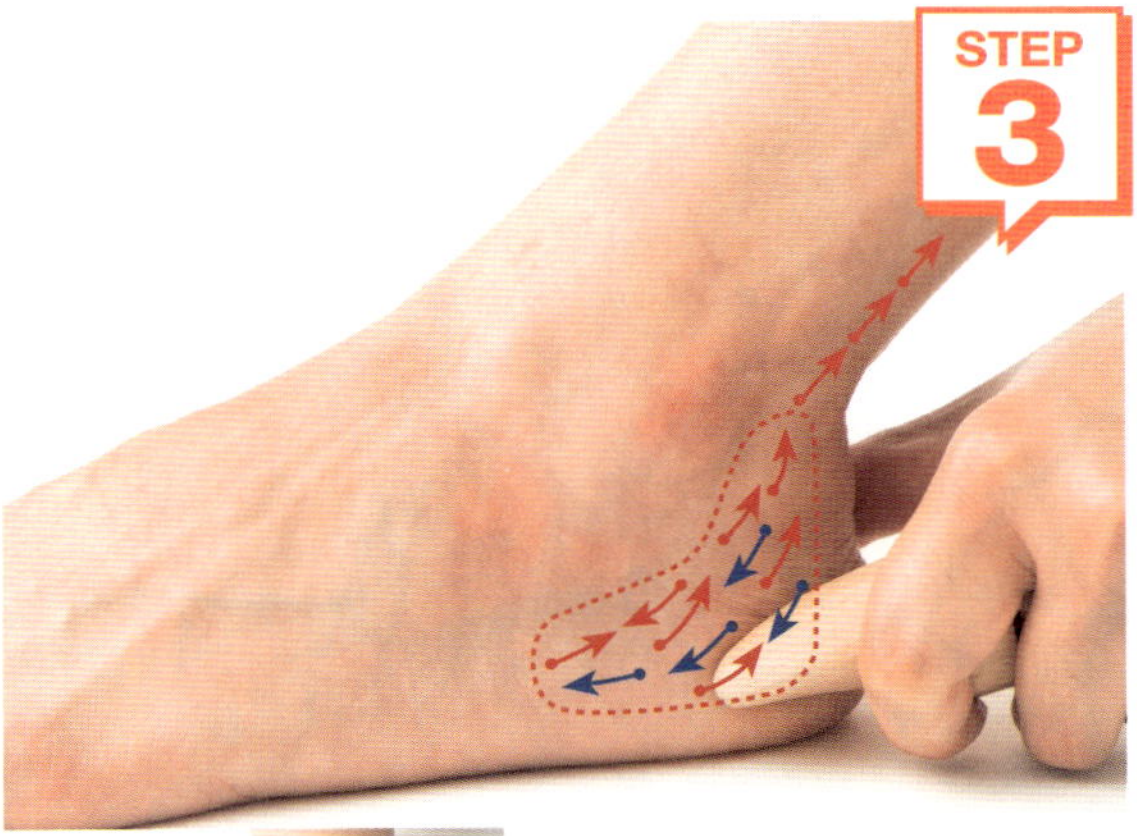

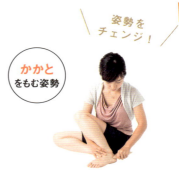

姿勢をチェンジ！

かかとをもむ姿勢

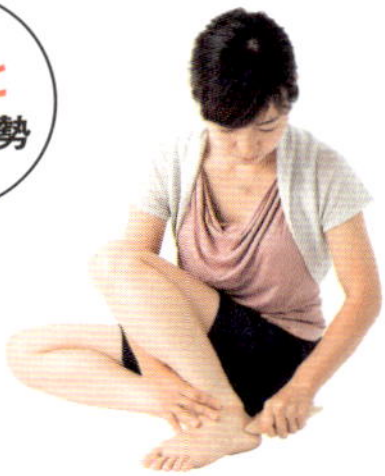

卵巣・輸卵管（睾丸・副睾丸）をもむ

腓骨筋をもむ

「子宮」の反対側に位置する「卵巣・輸卵管」は、棒を反対の手に持ち替えて、「子宮」と同じようにもみ崩しましょう。この反射区は、男性にとっての「睾丸・副睾丸」に該当。男性側が原因の不妊にも効果的な反射区です。

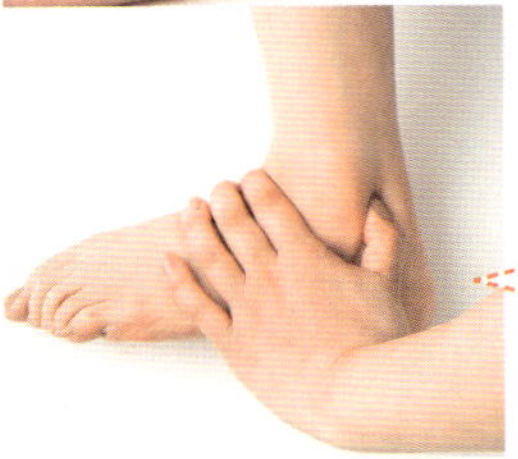

指でもんでもOK！

「腓骨筋」は指で下から上にもみ崩し、アキレス腱を傷つけないように気をつけましょう。

精神安定を取り戻す

自律神経の乱れ・うつ

ココをもみます!

精神を安定させる甲状腺ホルモンの分泌を促す**「甲状腺」**、ストレスによる神経のダメージを回復させ、消化液の分泌を正常にする**「腹腔神経叢」**、脳神経に関わる反射区が集中する親指をもみ崩し、かき出します。体が本来持っている生きようとする力や、治癒の力を取り戻しましょう。

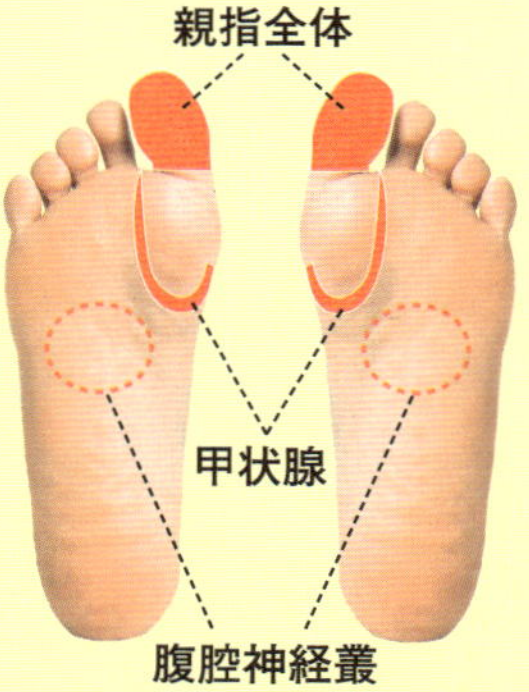

もむときの姿勢

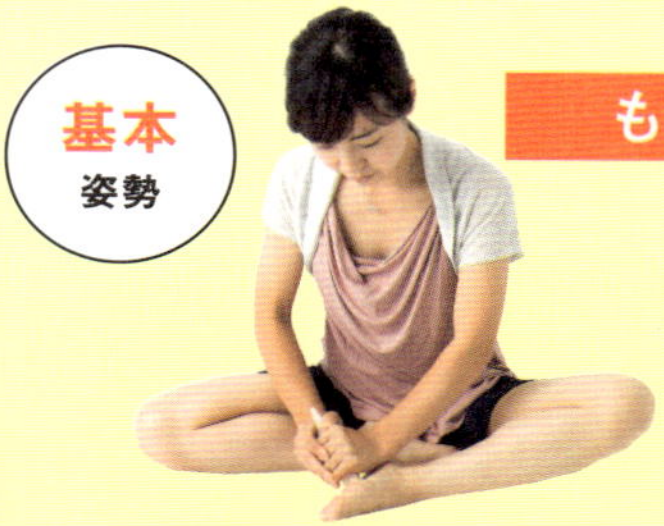

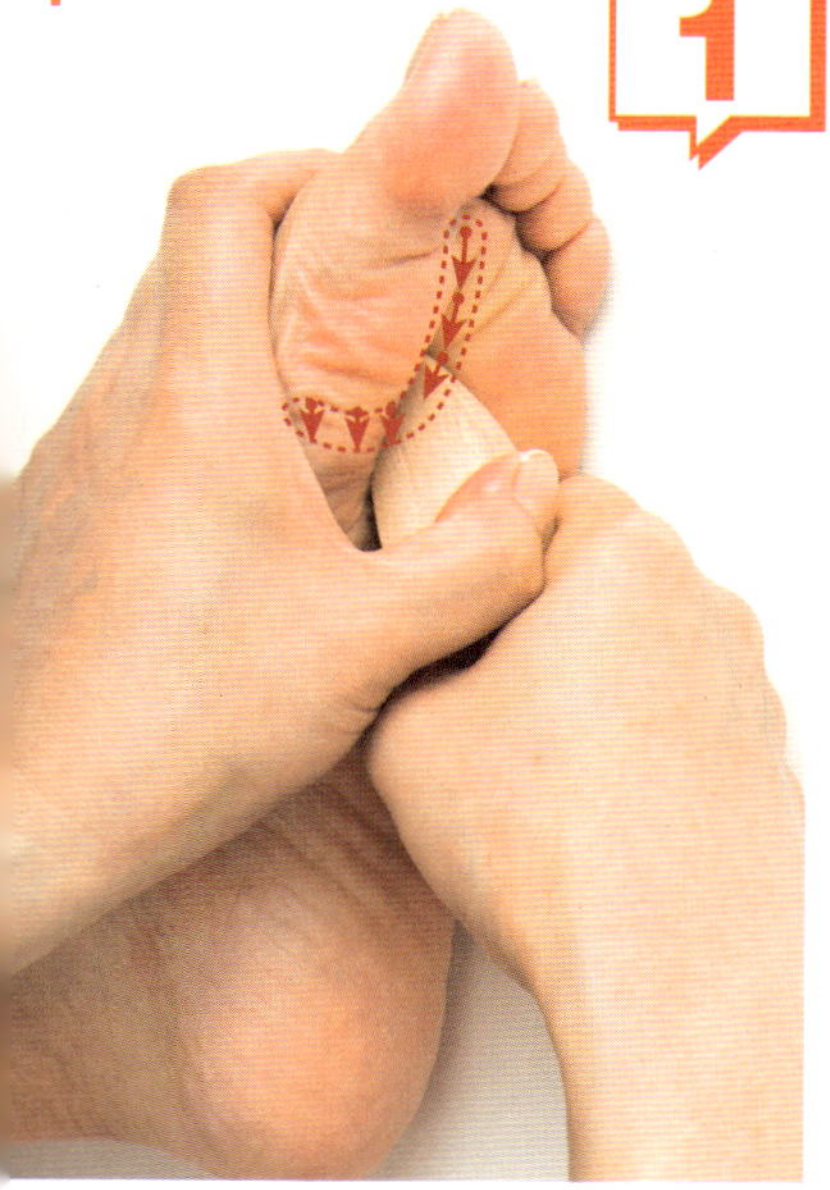

STEP 1

もみ方

甲状腺をもむ

「甲状腺」の反射区は、親指と人さし指の間からJの字を描くように伸びています。母指球にこびりついた毒をはがしていくイメージで、かかとの方向に小刻みにかき出します。

もむ順番

準備もみ

リンパ腺 3 & 基本ゾーン 5

+

STEP 1 甲状腺

STEP 2 腹腔神経叢

STEP 3 親指全体

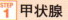

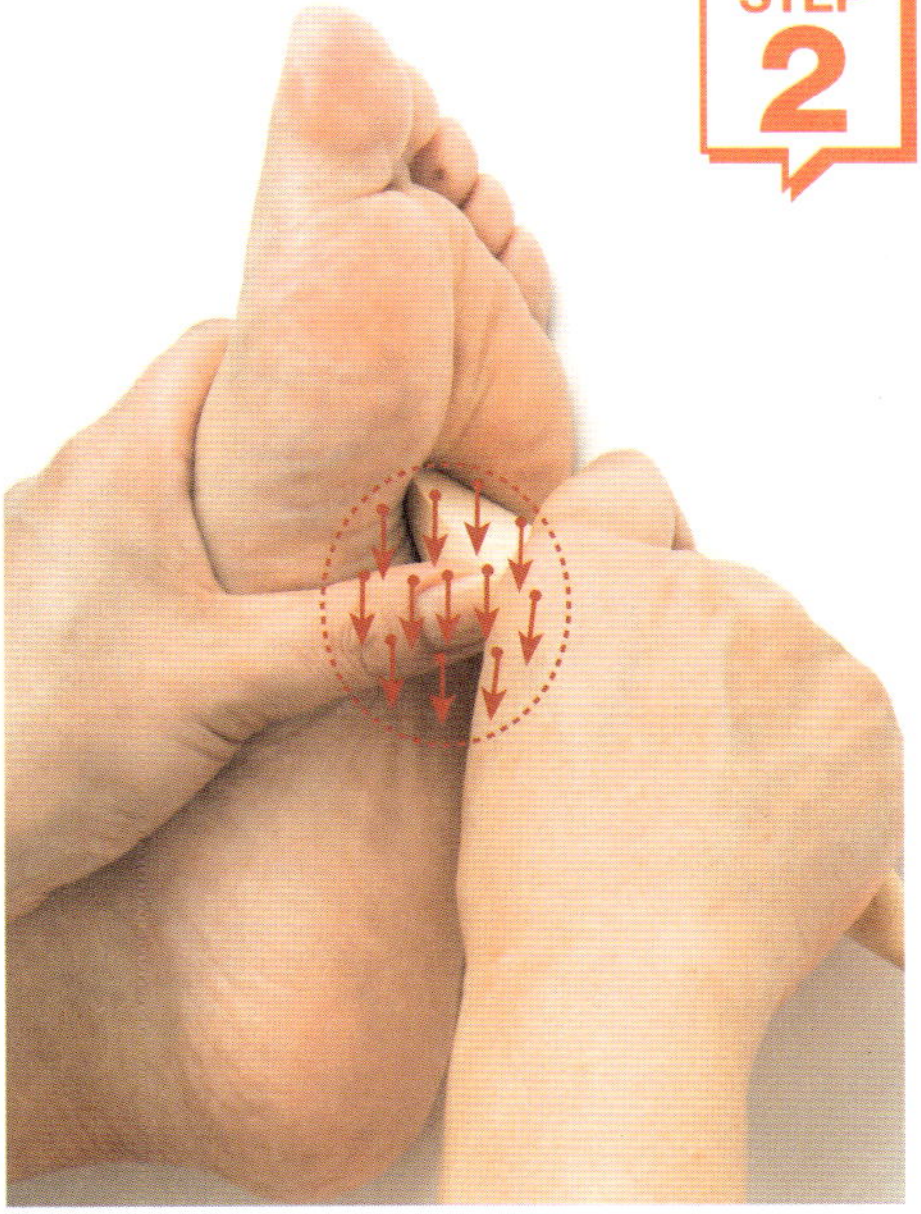

STEP 2

腹《ふく》腔《くう》神《しん》経《けい》叢《そう》をもむ

「腹腔神経叢」は基本ゾーンでも、もむ反射区ですが、うつ病などで精神的にダメージを受けている人は、ここを念入りにもみ崩し、かき出しましょう。広い範囲にわたる反射区ですが、かかとに向かって少しずつ毒をかき出すようにもみ崩しましょう。

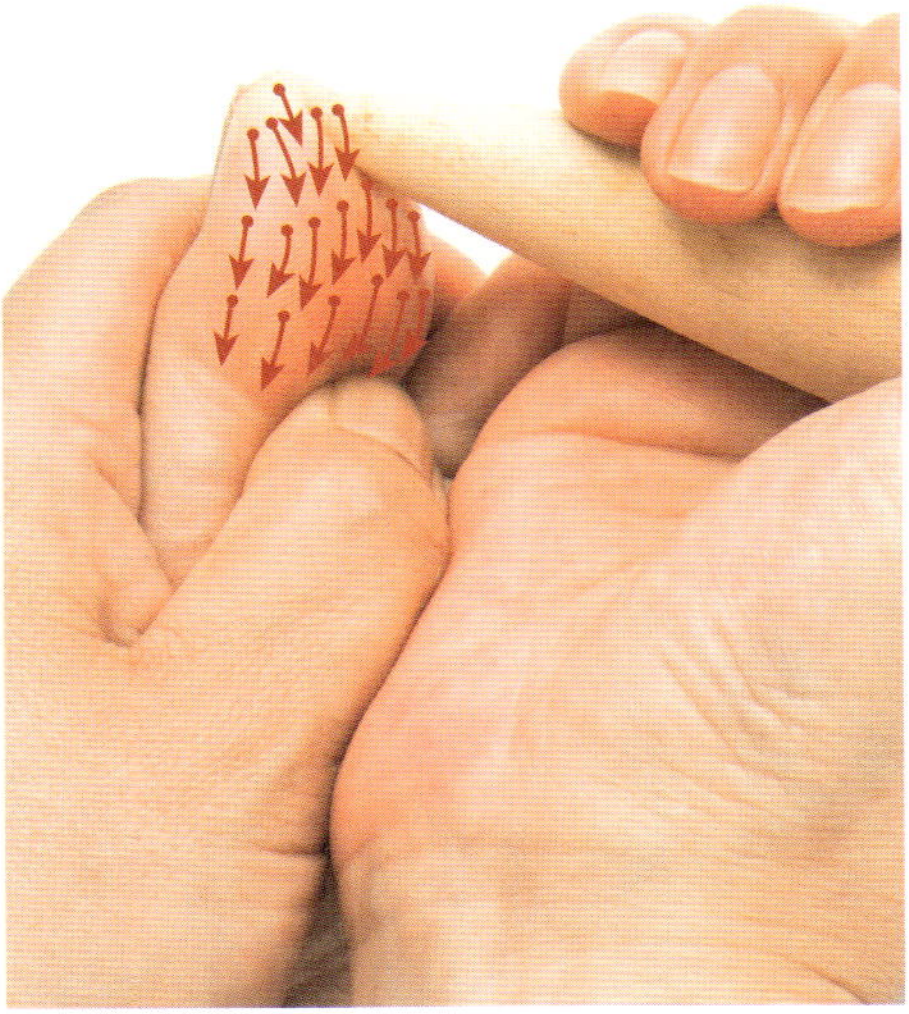

STEP 3

親指全体をもむ

親指には、「大脳」や「前頭洞」「脳幹・小脳」「脳下垂体」「三叉神経」など、脳神経に関わる反射区が集中しています。細かく丁寧にもみ崩しましょう。

首より上の反射区は
左右が反対になります。
右足は脳の左半分、
左足は脳の右半分です！
バランス良くもみ崩しましょう！

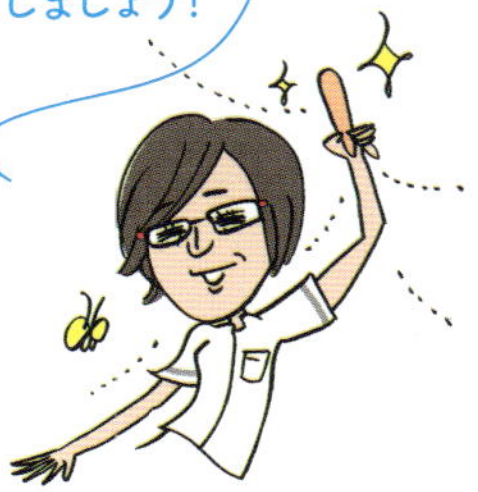

女性の3人に1人は悩んでいる

めまい・耳鳴り

ココをもみます！

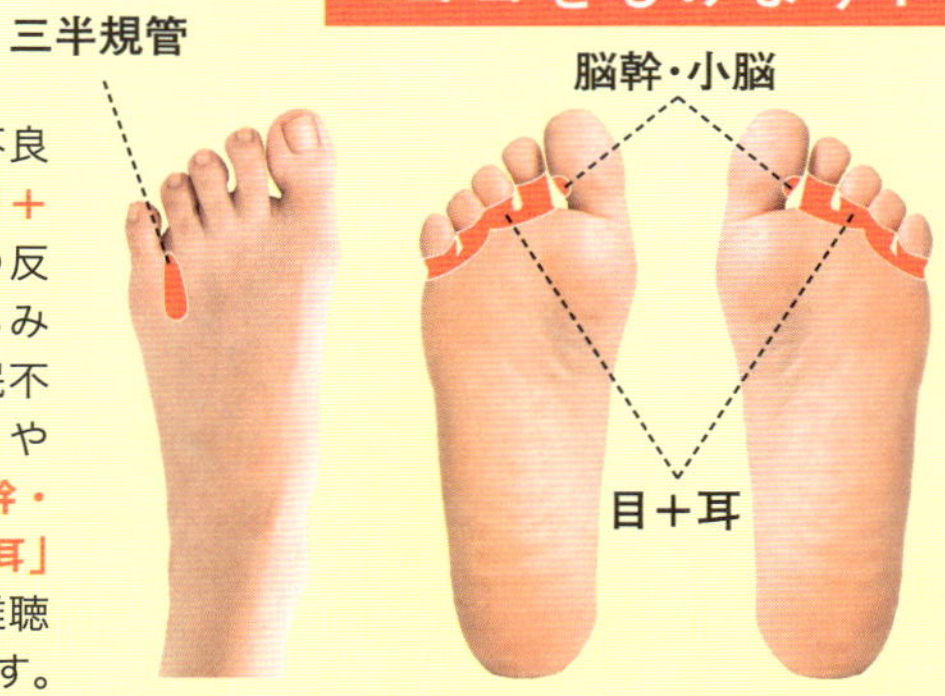

きつい靴で血行不良になりがちな、「目＋耳」「三半規管」の反射区をしっかりもみほぐします。睡眠不足が原因の耳鳴りやめまいには「脳幹・小脳」も効果的。「耳」「三半規管」は、難聴にも効く反射区です。

もむときの姿勢

基本 姿勢

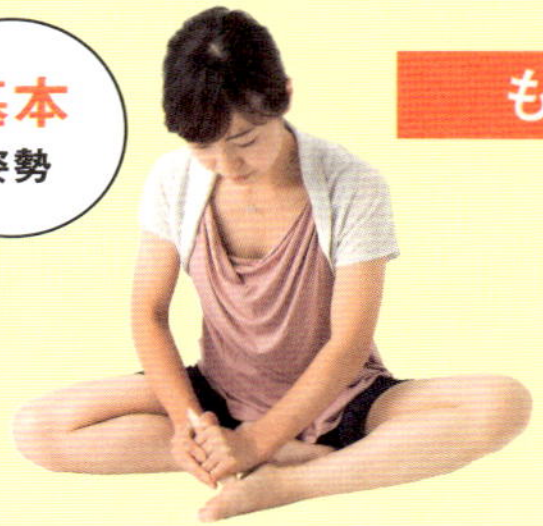

STEP 1

もみ方

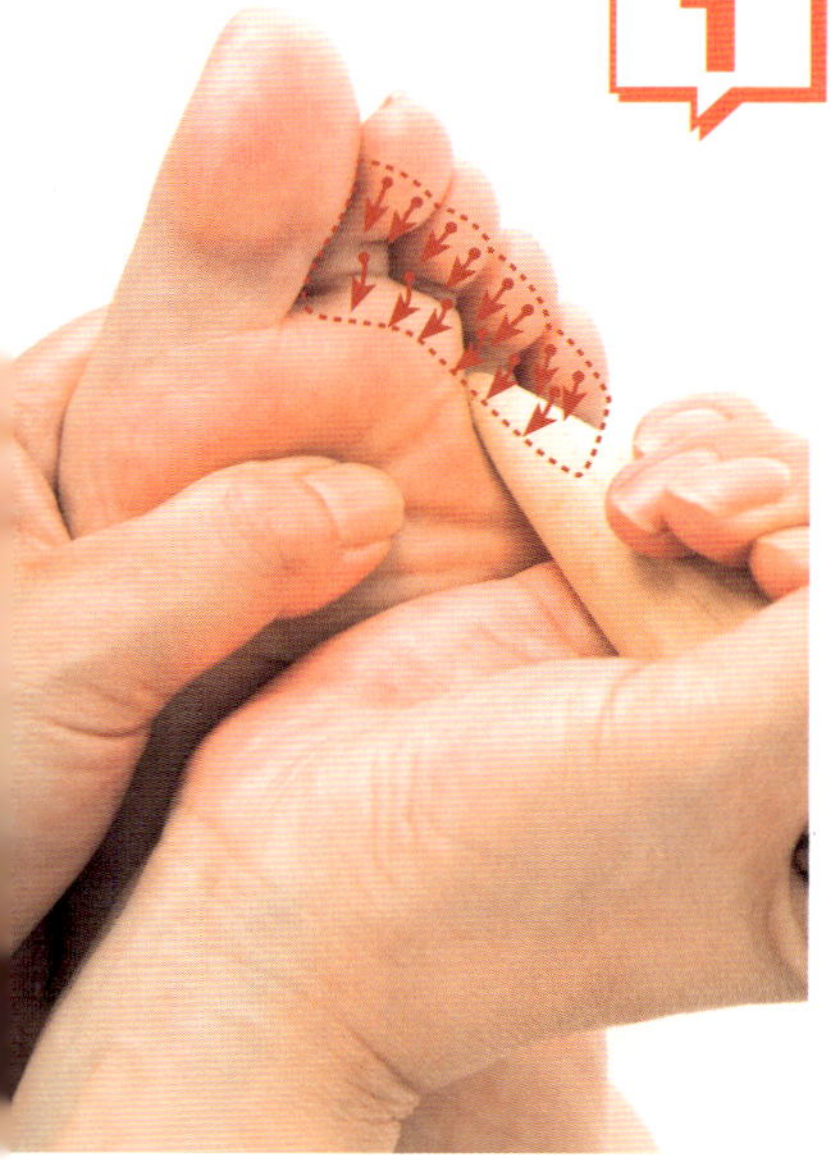

目＋耳をもむ

「目」の反射区は人さし指と中指の付け根から第一関節、「耳」は薬指と小指の付け根から第一関節にあります。棒の細い側の面を使い、指の関節に溜まった毒を付け根に向かってもみ崩し、かき出しましょう。

もむ順番

準備もみ

リンパ腺 3 ＆ 基本ゾーン 5

＋

STEP 1 目＋耳

STEP 2 三半規管

STEP 3 脳幹・小脳

STEP 2

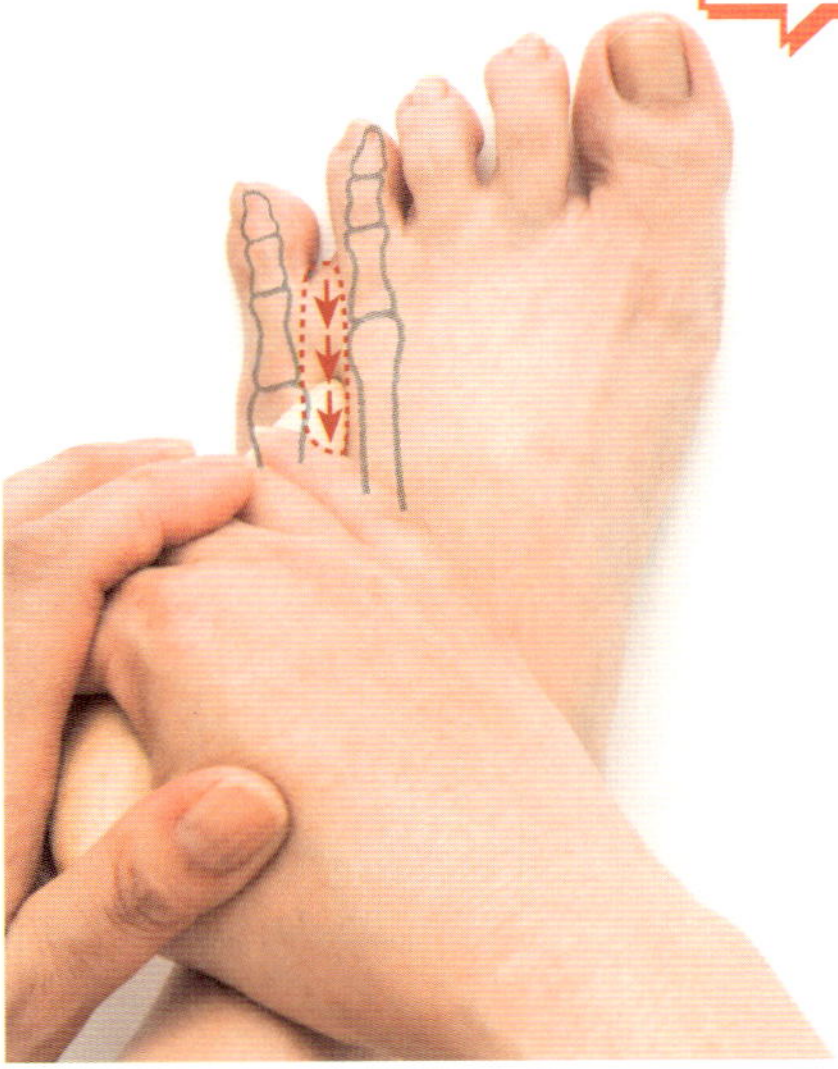

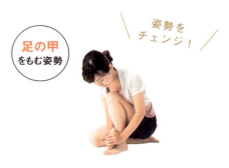

足の甲
をもむ姿勢

姿勢を
チェンジ！

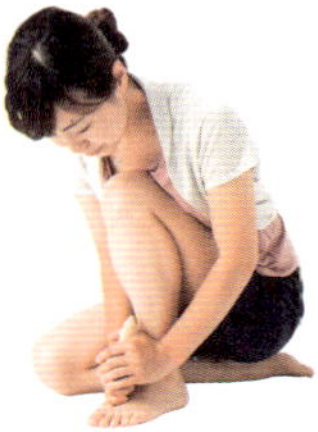

三半規管をもむ

体の平衡感覚を保つ「三半規管」の反射区は、足の甲の小指と薬指の骨の間に位置します。骨と骨の間に棒をさし込んで、毒をもみ崩し、足首に向かって流します。

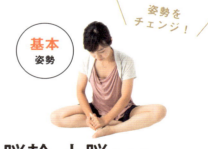

姿勢を
チェンジ！

基本
姿勢

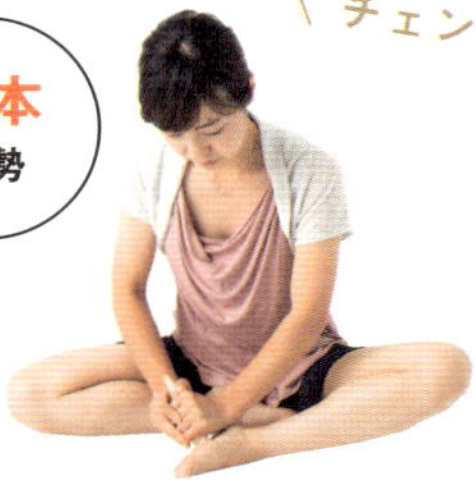

STEP 3

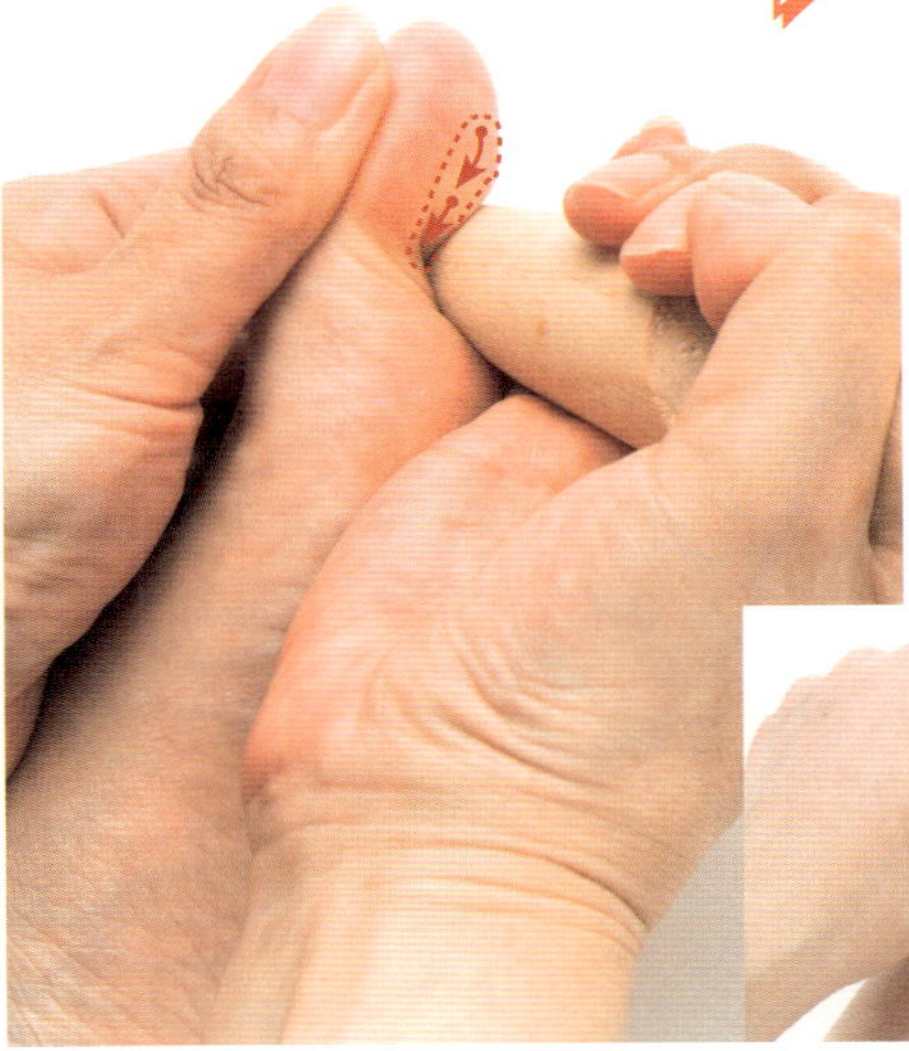

脳幹・小脳をもむ

「脳幹・小脳」は親指（内側）の付け根の少し上に位置します。すべらないように、棒を持っていないほうの手で親指をつかんで上から下へかき出しましょう。

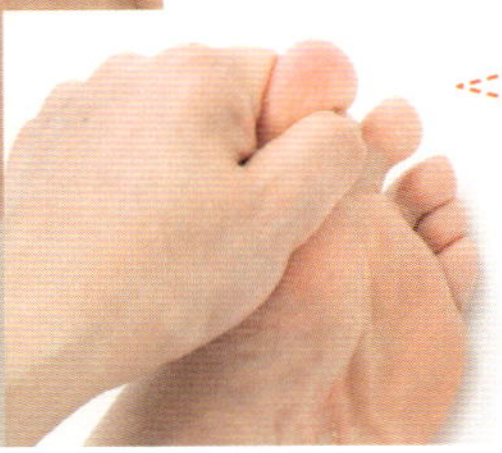

指
でもんでも
OK！

親指にくびれをつくるように、指でも挟み込むように、もみほぐしてもいいでしょう。

冷え症

放っておくと深刻な問題の引き金に！

ココをもみます！

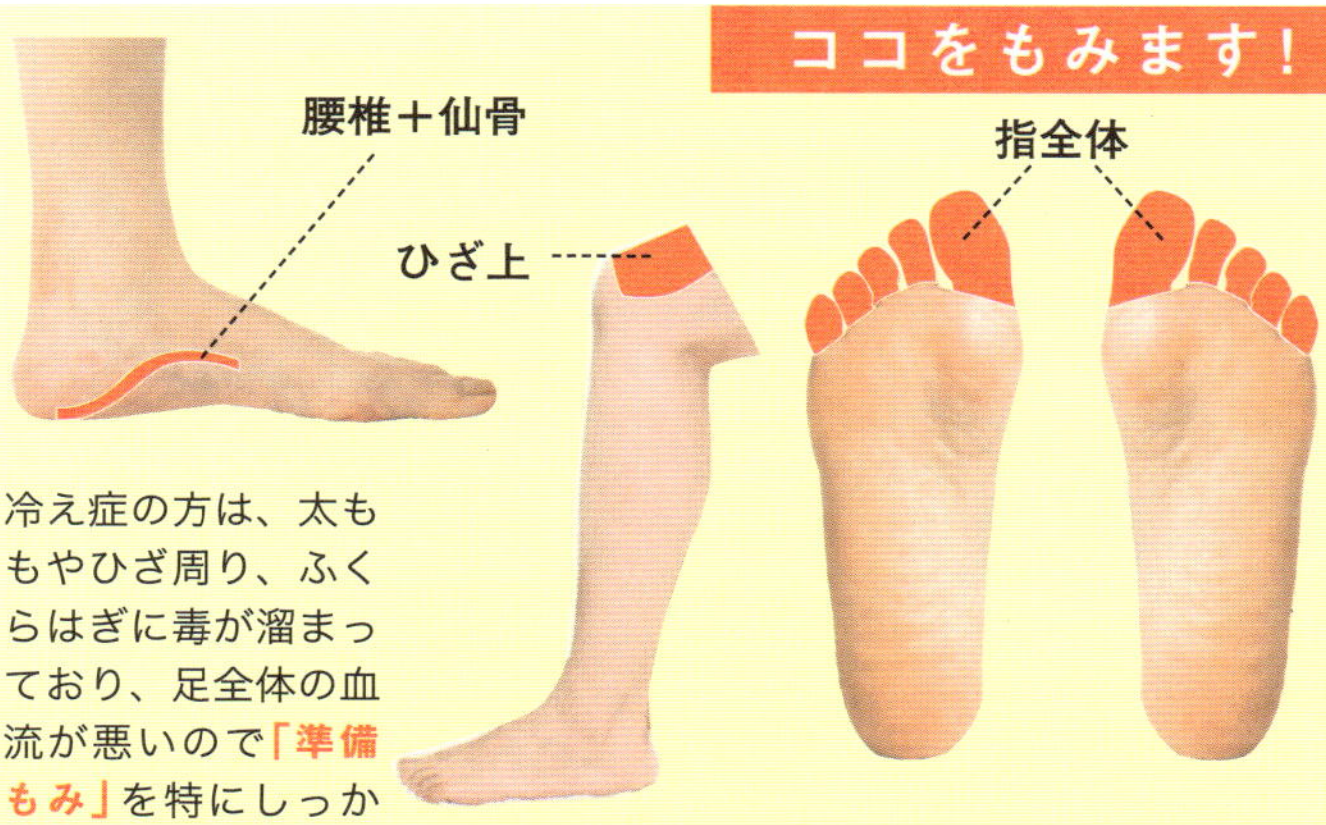

冷え症の方は、太ももやひざ周り、ふくらはぎに毒が溜まっており、足全体の血流が悪いので**「準備もみ」**を特に しっかり行いましょう。

もむときの姿勢

ひざ
をもむ姿勢

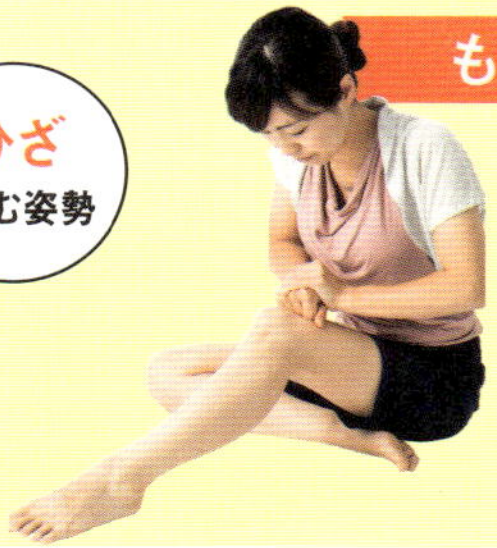

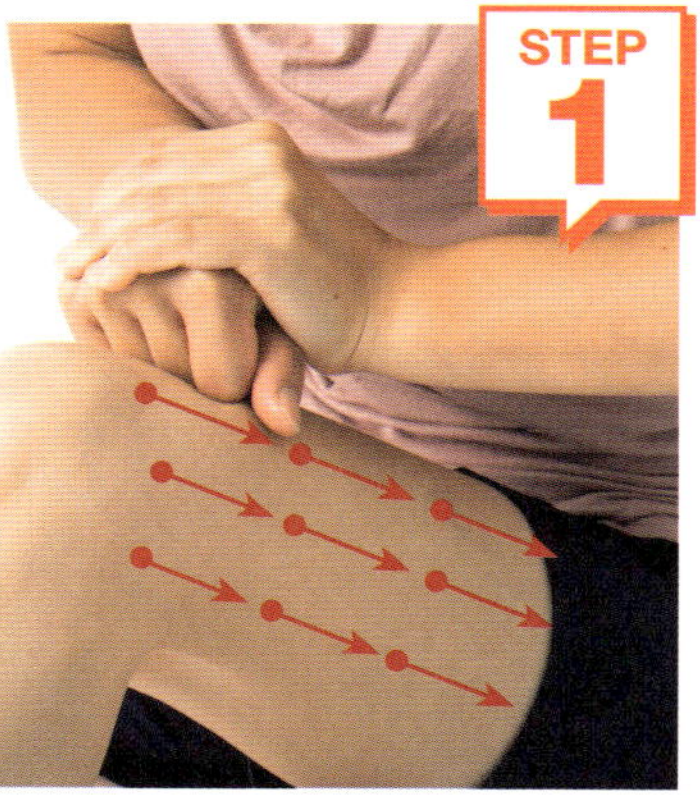

STEP 1

もみ方

ひざ上をもむ

太ももにクリームをつけて、膝の上から足の付け根に向かって、グーの手を押し当てながら、老廃物をもみ崩すイメージで動かします。

もむ順番

準備もみ

リンパ腺 3 & 基本ゾーン 5

＋

STEP 1 ひざ上

STEP 2 指全体

STEP 3 腰椎＋仙骨

STEP
2

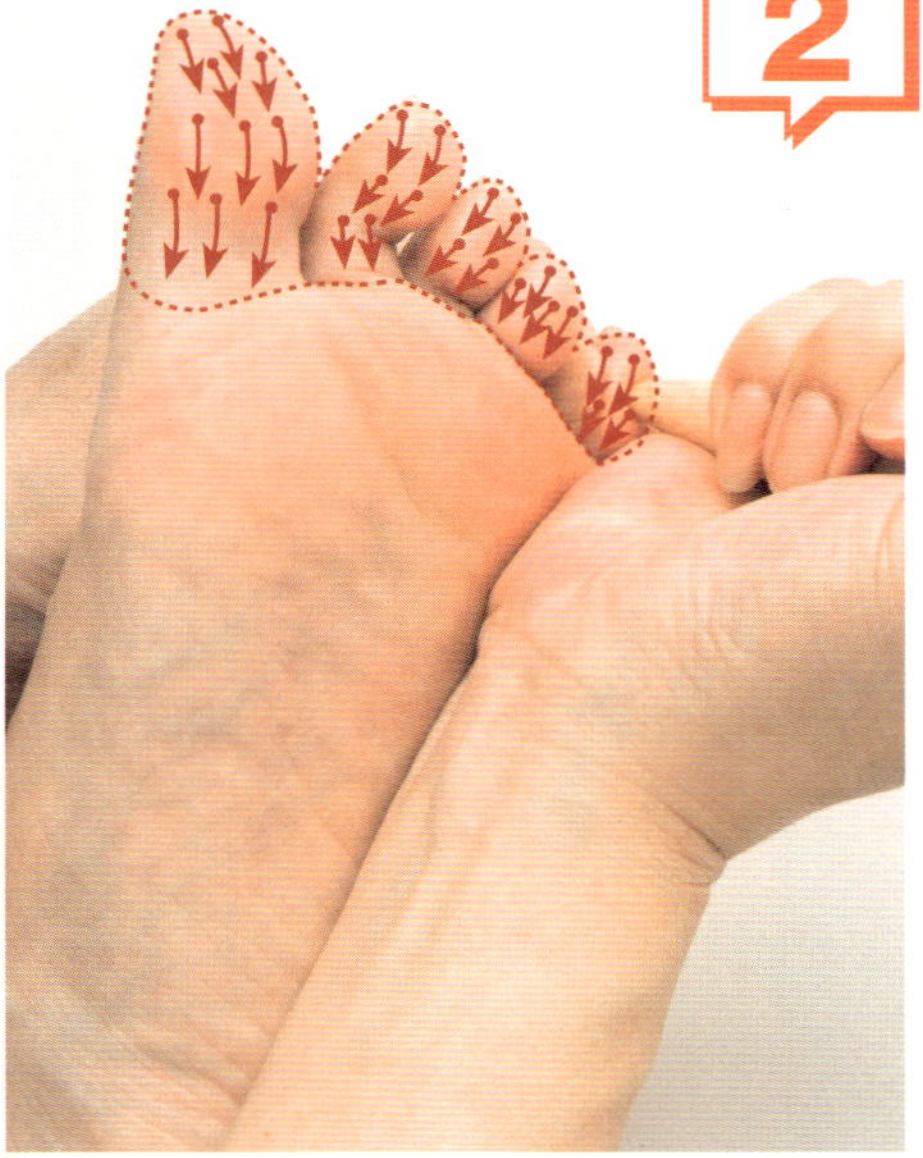

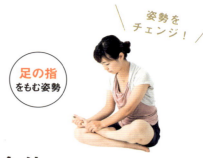

姿勢をチェンジ！

足の指
をもむ姿勢

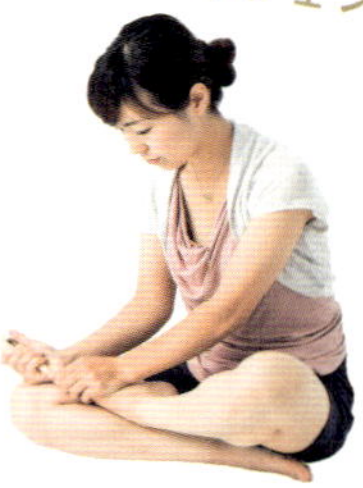

指全体をもむ

心臓から一番離れているのが足の「**指全体**」です。足が冷えている方はみなさん硬くなっているので、しっかりと毒をかき出し、血液が末端まで通うようにもみ崩しましょう。

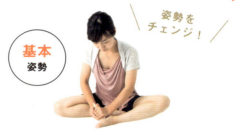

姿勢をチェンジ！

基本
姿勢

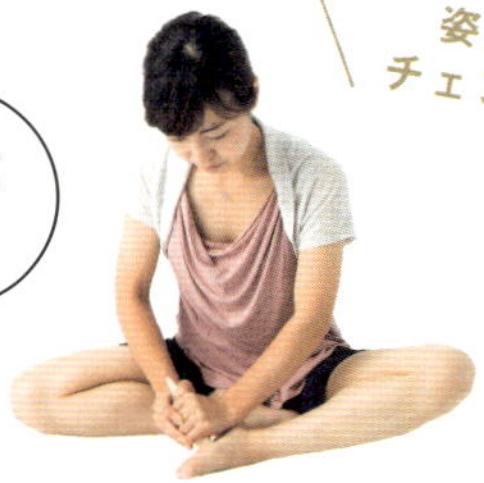

STEP
3

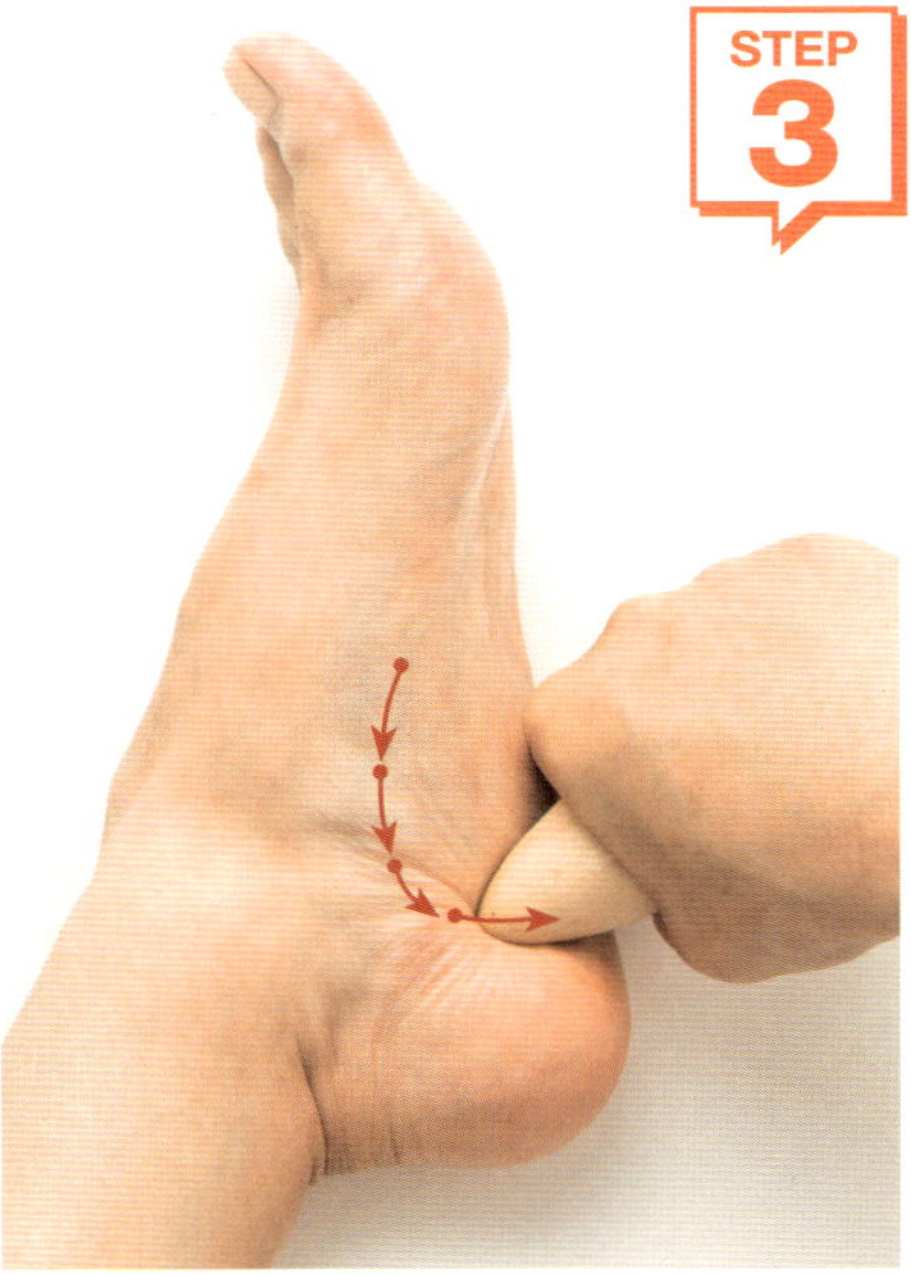

腰椎＋仙骨をもむ

仙骨周辺には無数の血管が通っています。全身の血液循環の重要な役割を担っていますので、「**腰椎**」と「**仙骨**」の反射区をしっかりもみ崩しましょう。

さらに「**副甲状腺**」（P61）、
「**副腎**」（P74）、「**心臓**」（P96）、
「**脾臓**」（P94）をもみ崩せば、
より高い効果が期待できます！

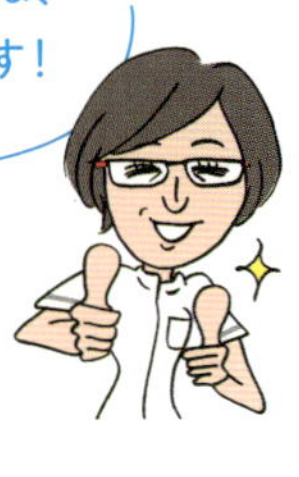

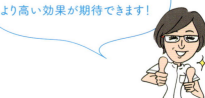

貧血

立ちくらみや全体の倦怠感に

ココをもみます!

老化した赤血球を壊し、新しい赤血球の生成に必要不可欠な「脾臓」の反射区や体の新陳代謝を高める甲状腺ホルモンを分泌する「甲状腺」の反射区をよくもみ崩します。貧血の人は、腸内環境が悪化していることも多いので、「小腸・大腸」の反射区も同時にもみ崩します。腸を刺激して、新陳代謝を高めます。

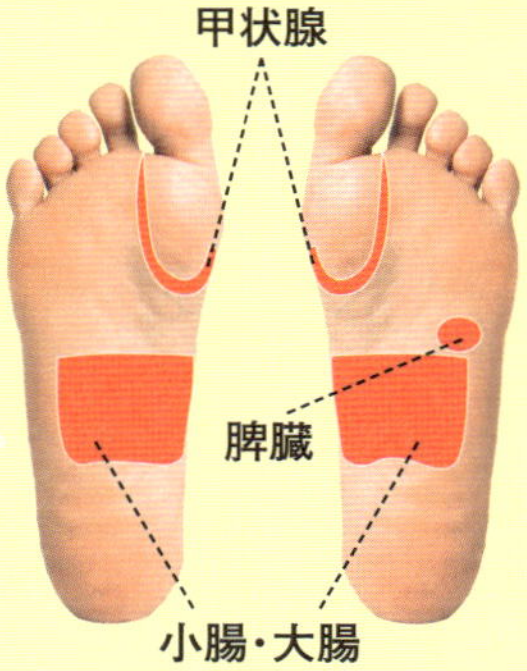

もむときの姿勢

基本
姿勢

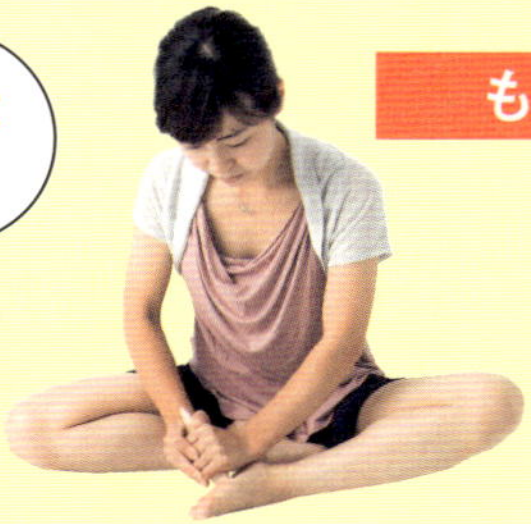

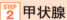

STEP 1

もみ方

脾臓をもむ

「脾臓」の反射区は左足にしかありません。薬指と小指の間を下へたどったところからかかとの方向に向かって、下に掘るようにかき出します。

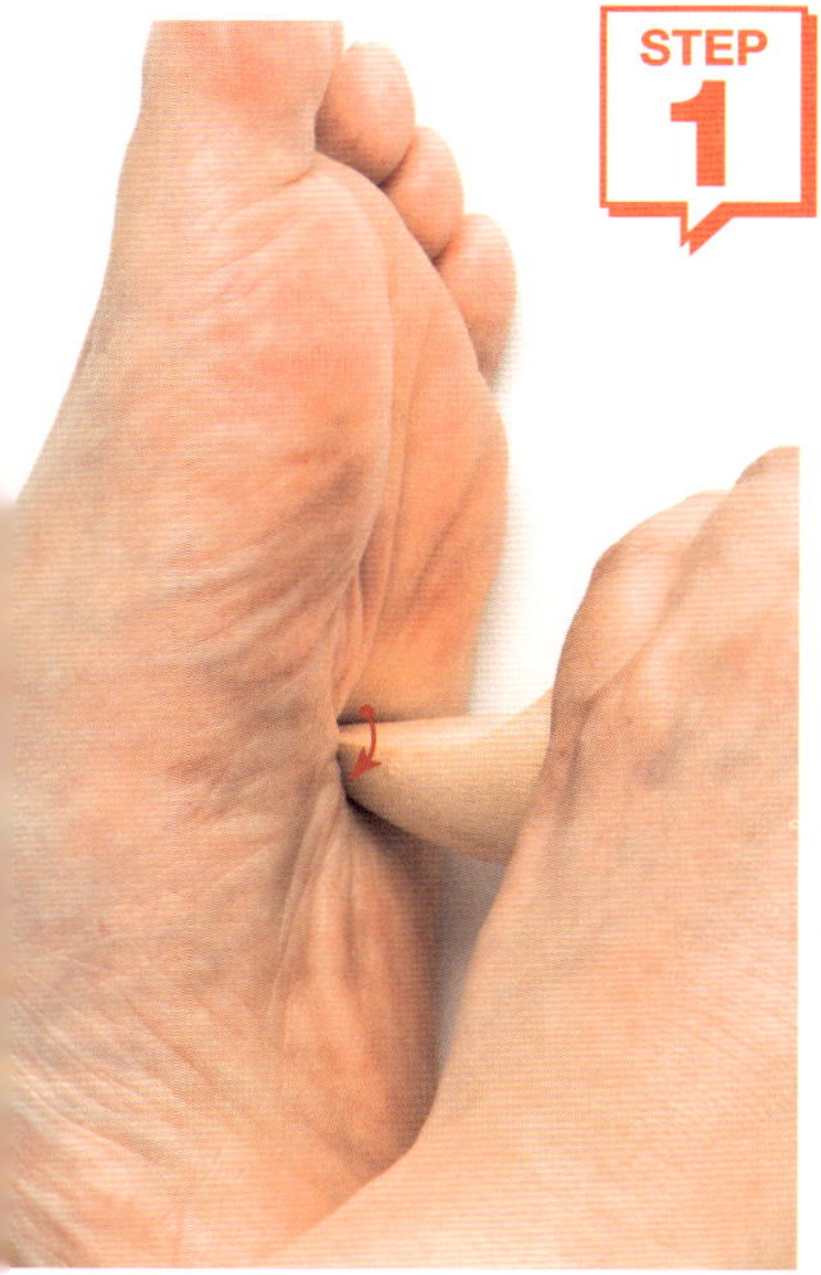

もむ順番

準備もみ

リンパ腺 3 & 基本ゾーン 5

＋

STEP 1 脾臓

STEP 2 甲状腺

STEP 3 小腸・大腸

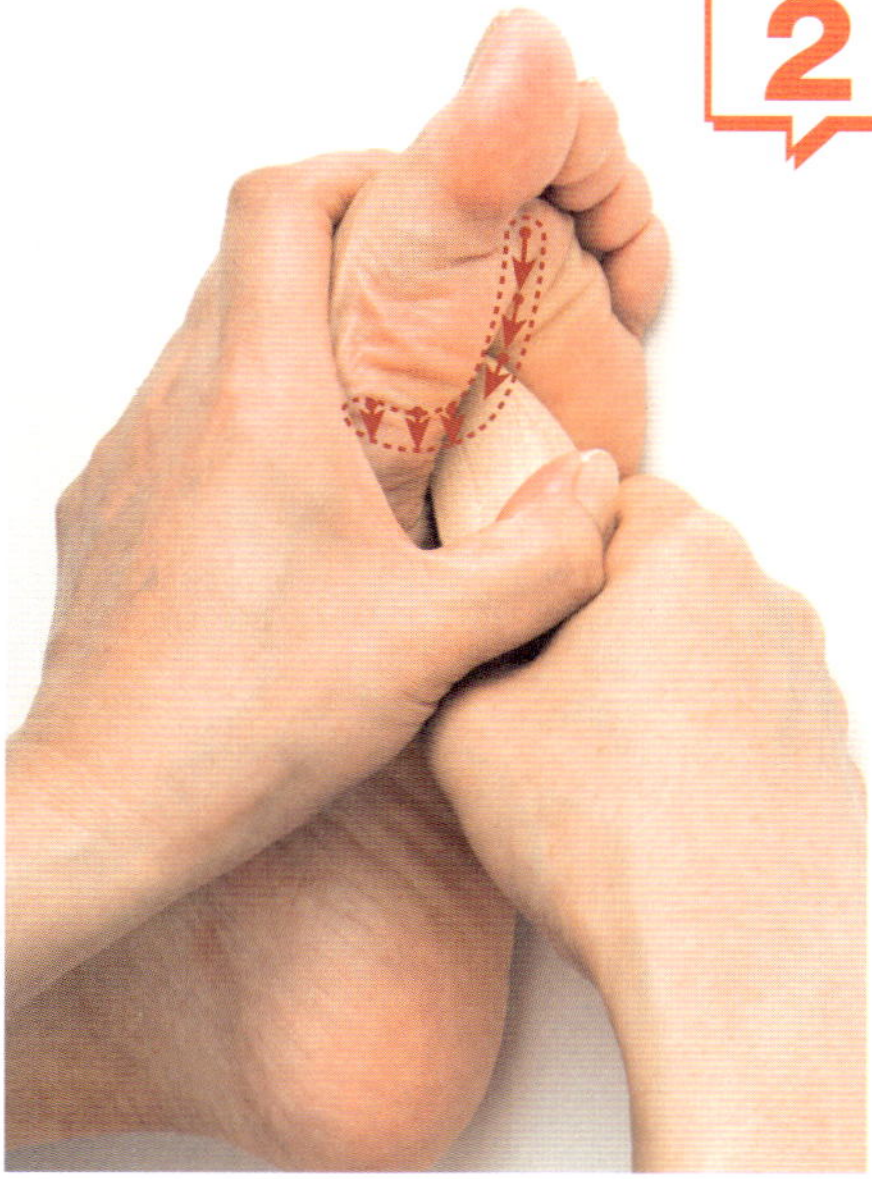

STEP 2

甲状腺をもむ

「甲状腺」の反射区は、親指と人さし指の間からJの字を描くように伸びています。母指球にこびりついた毒をはがしていくイメージで、かかとの方向に小刻みにかき出します。

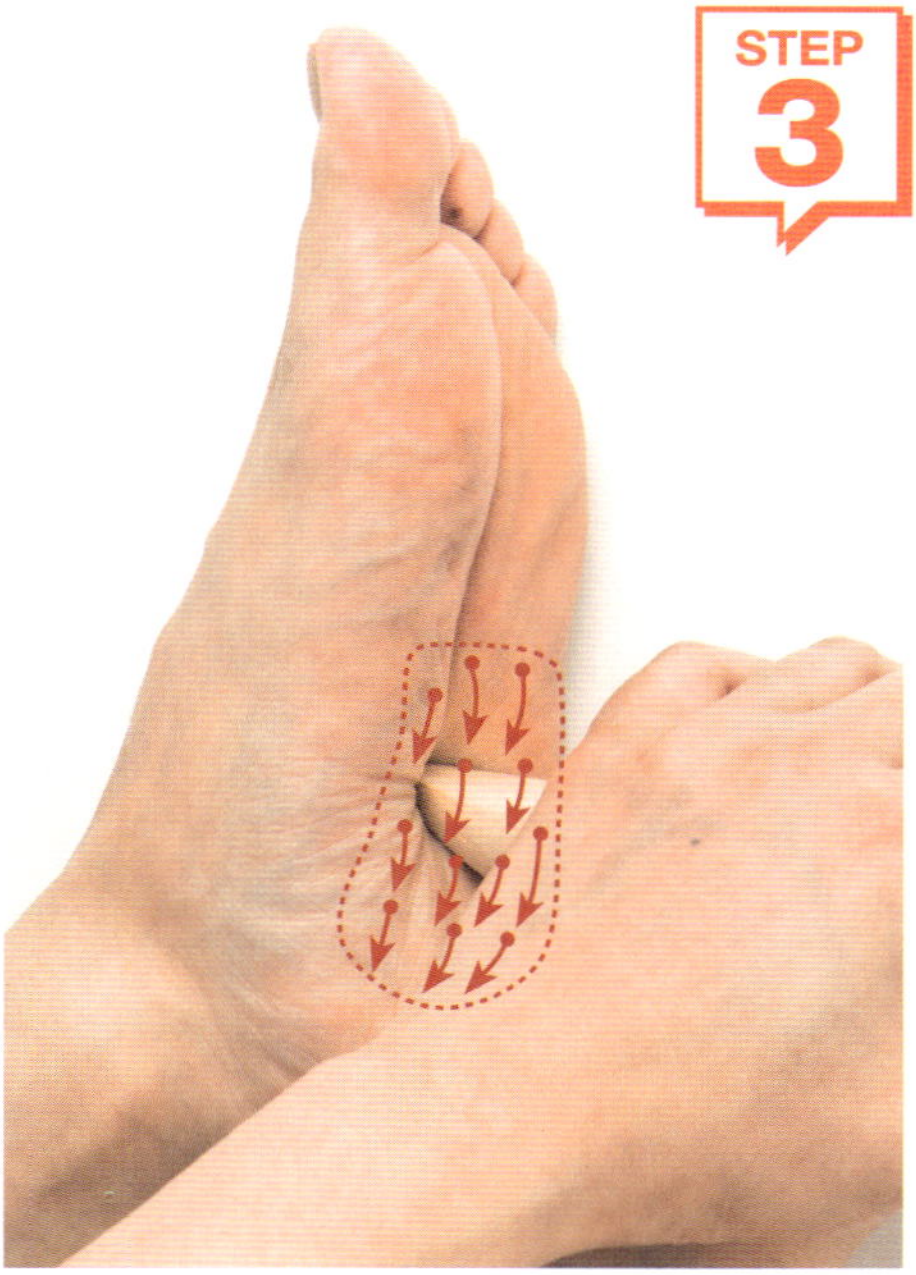

STEP 3

小腸・大腸をもむ

「小腸・大腸」の反射区は、足裏の中央から下側にある広い面です。かかとに向かって毒をかき出すように、棒を小刻みにずらしながらもみ崩しましょう。

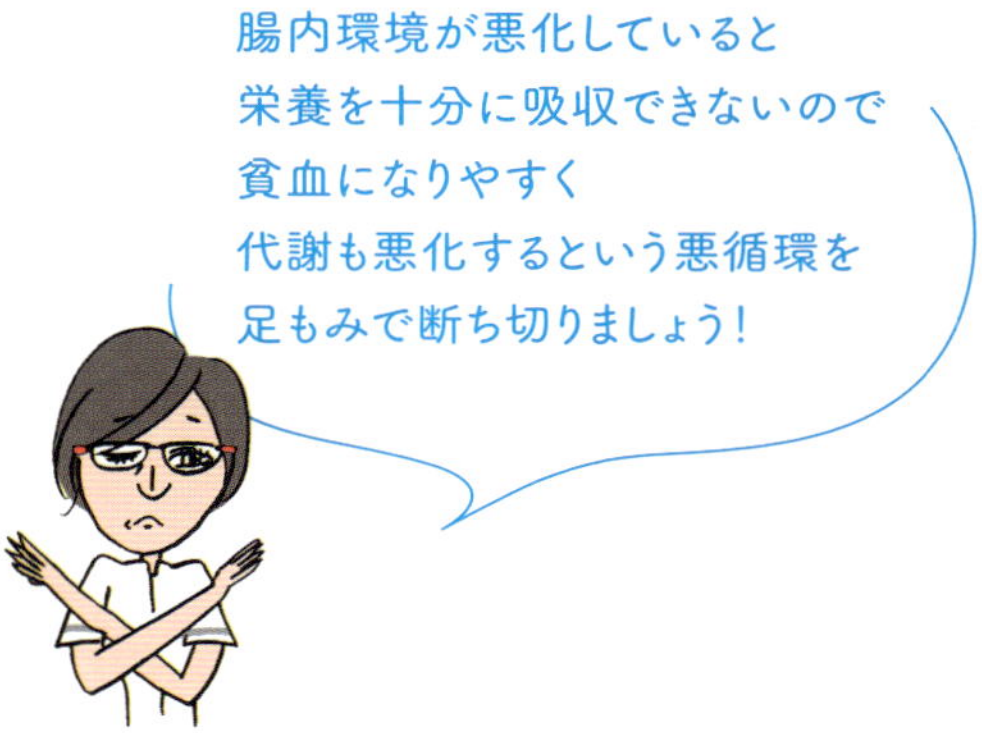
腸内環境が悪化していると
栄養を十分に吸収できないので
貧血になりやすく
代謝も悪化するという悪循環を
足もみで断ち切りましょう！

むくみ

血液やリンパの流れを改善！

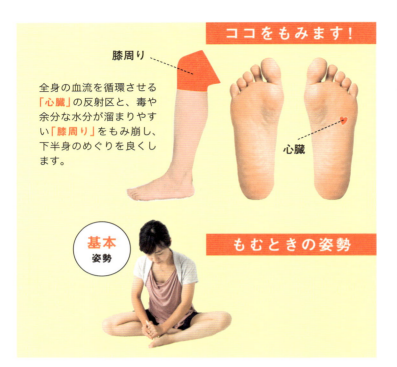

ココをもみます！

全身の血流を循環させる「心臓」の反射区と、毒や余分な水分が溜まりやすい「膝周り」をもみ崩し、下半身のめぐりを良くします。

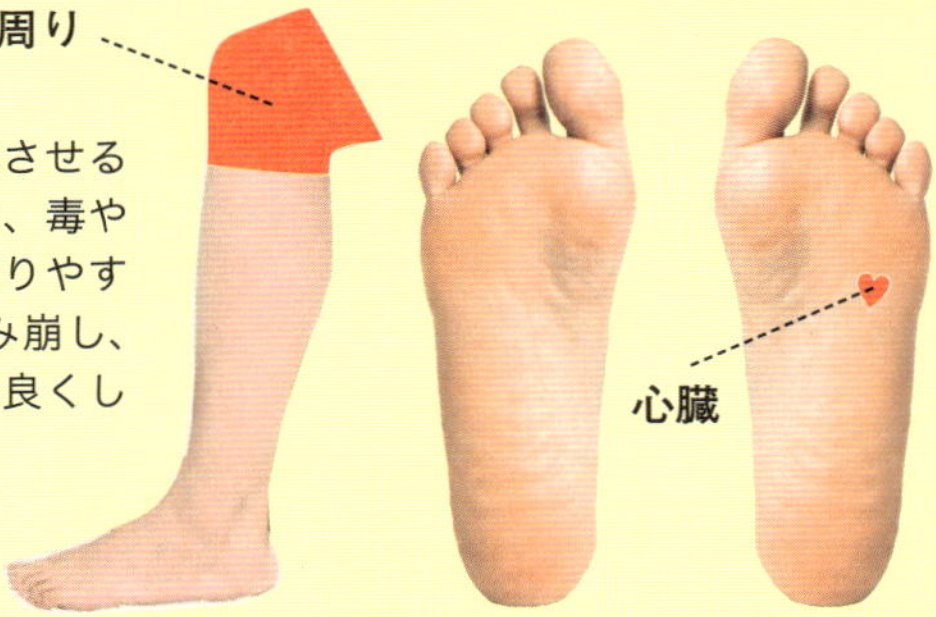

もむときの姿勢

基本
姿勢

STEP 1

もみ方

心臓をもむ

「心臓」の反射区は左足だけにあり、薬指と小指の間を下にたどっていったところに位置します。グッと突き上げるように棒をさし込んでから、下側にかき出すようにもみ崩します。

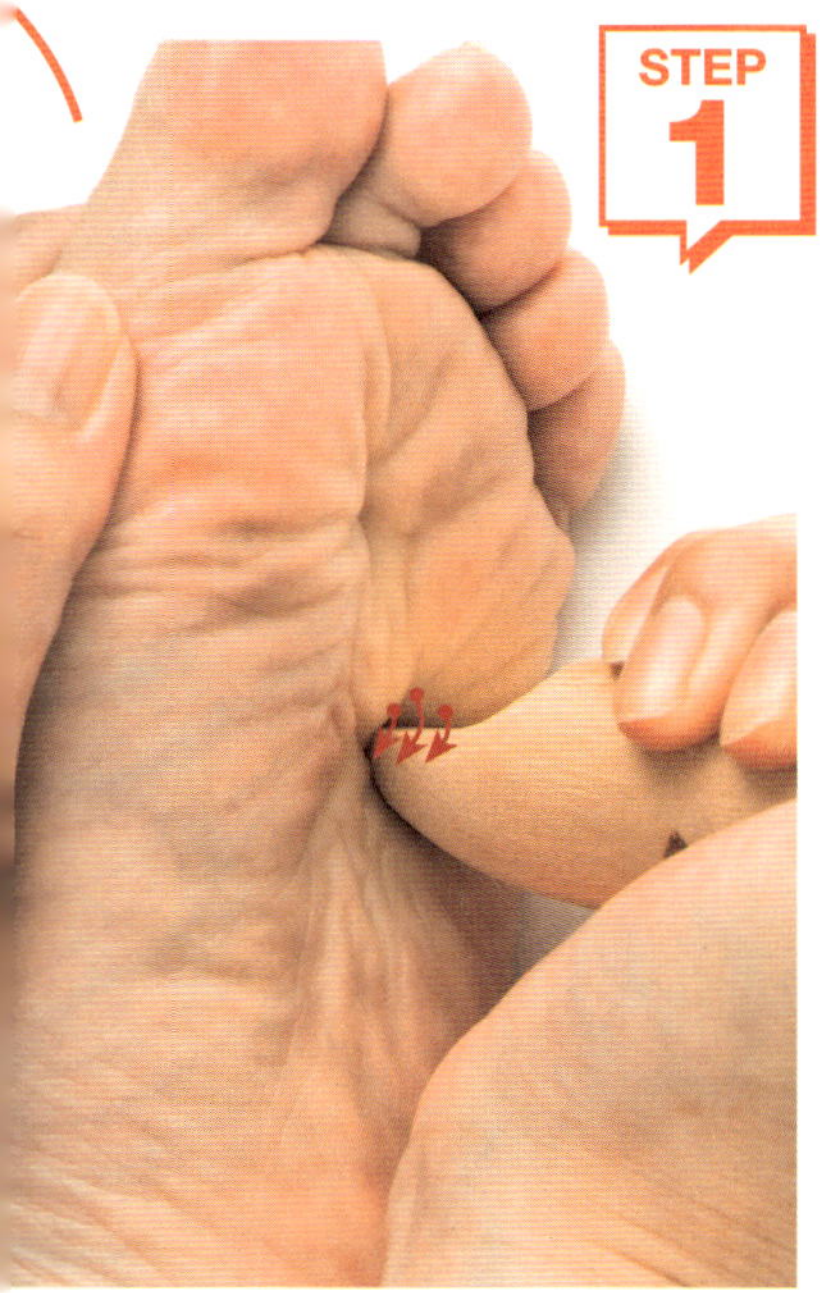

もむ順番

準備もみ

リンパ腺 3 & 基本ゾーン 5

＋

STEP 1 心臓

STEP 2 膝周り

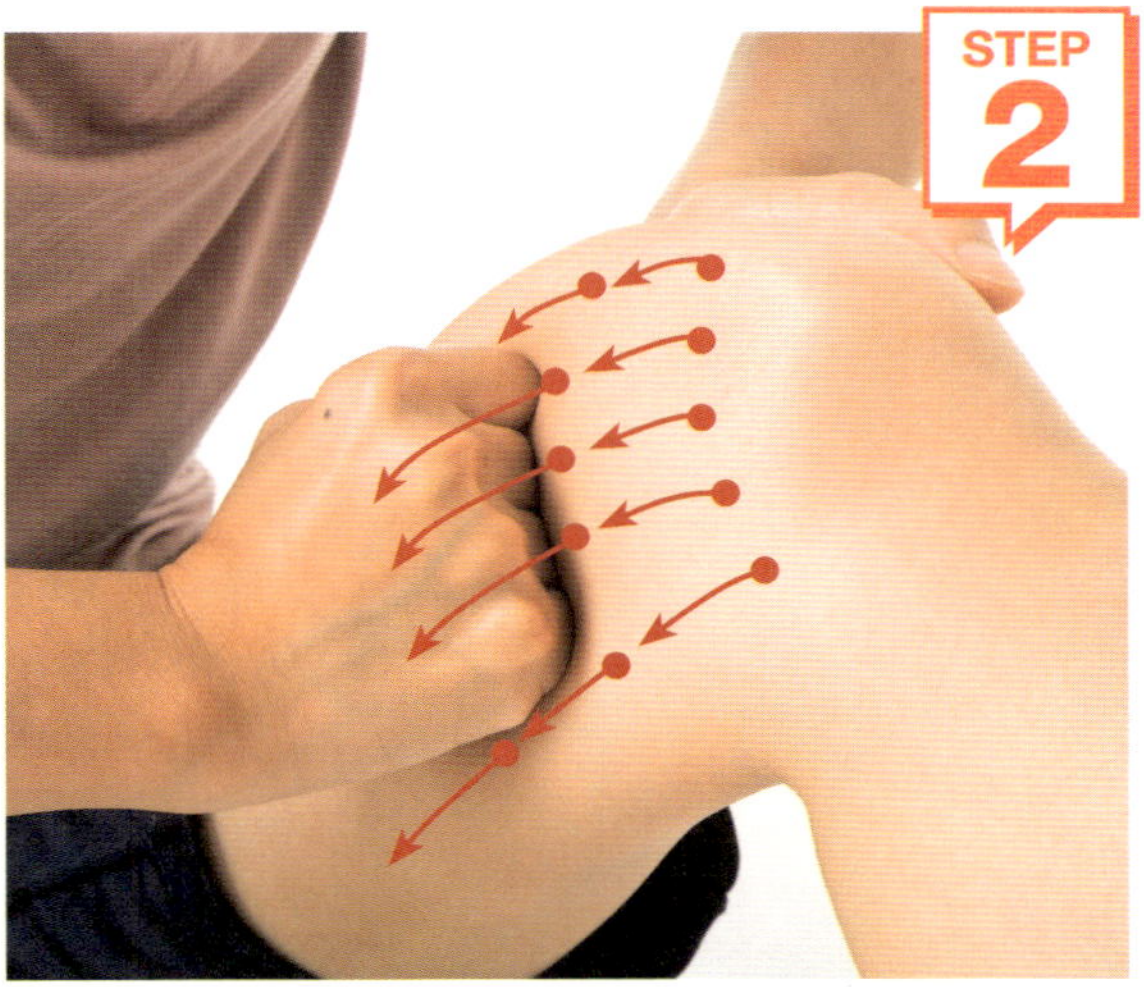

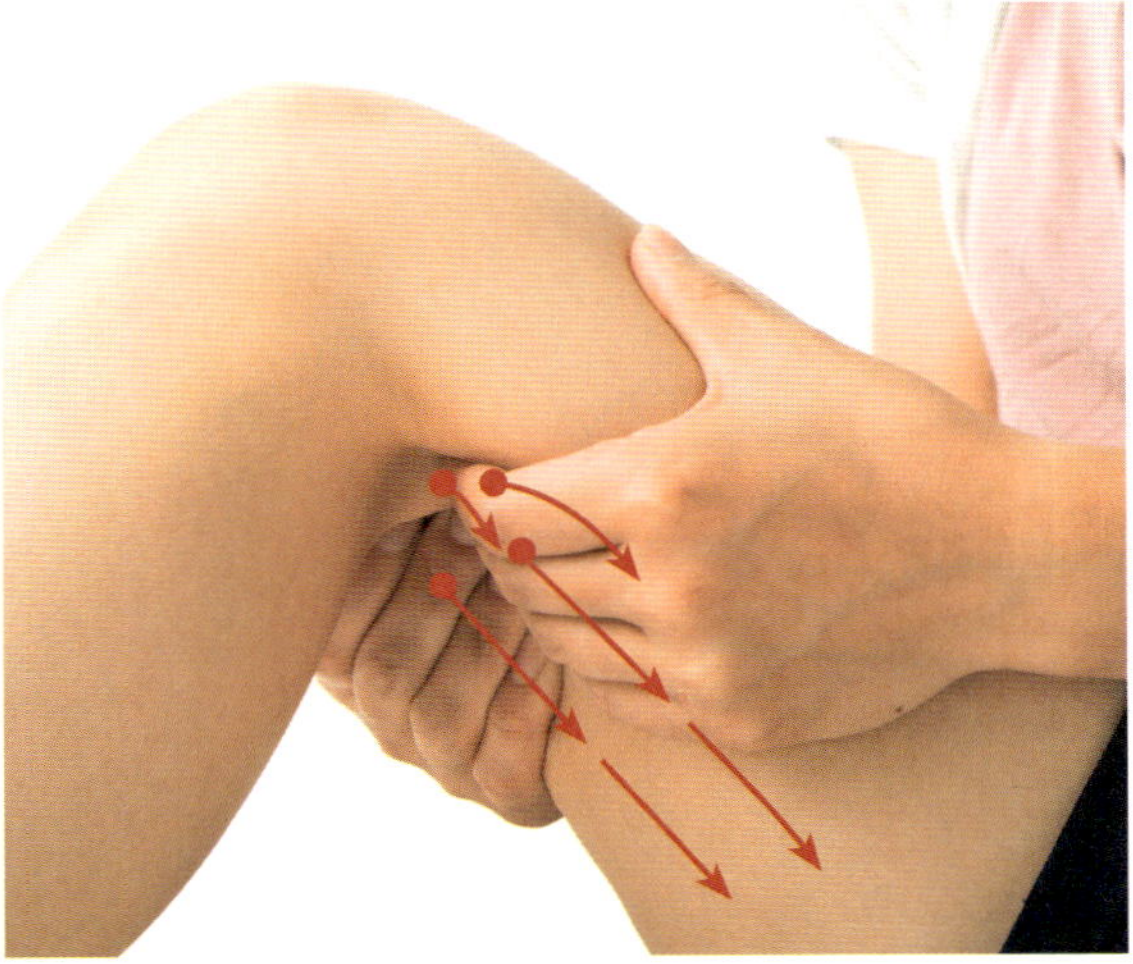

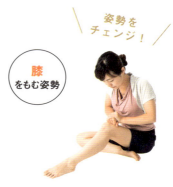

姿勢をチェンジ！

膝
をもむ姿勢

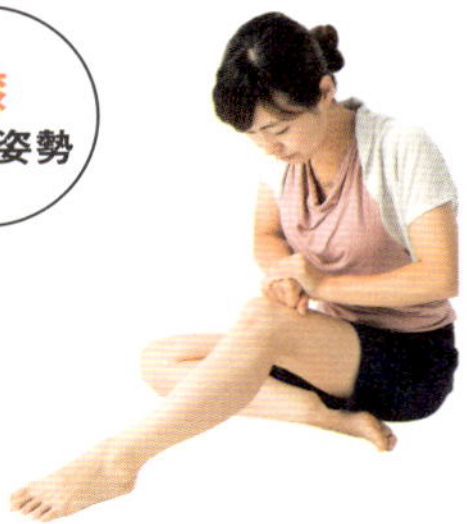

膝周りをもむ

膝の側面は、左手はパーの手で押さえ、右手をグーにして①押し当てながら②かき出します。膝裏は、両サイドの筋の内側に4本の指を入れ、毒をかき出すようなイメージで丁寧にもみ崩します。

膝周りは毒が溜まりやすく
ここが詰まっていると
むくみの原因になります！
しっかりもみ崩して
足全体の循環を良くしましょう！

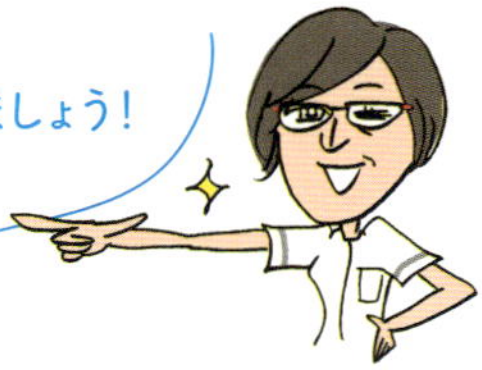

肌あれ・乾燥肌

美しく健やかな肌を目指しましょう

ココをもみます！

呼吸器が不調だと肌が乾燥しやすくなるので、乾燥が気になる場合は「肺・気管支」の反射区をもみ崩します。同時に「小腸・大腸」の反射区をよくもみ、腸内環境を整えましょう。皮膚トラブルやかゆみは、解毒作用のある肝臓が弱っていることもあるので「肝臓・胆のう」の反射区をもみ崩し、かき出しましょう。

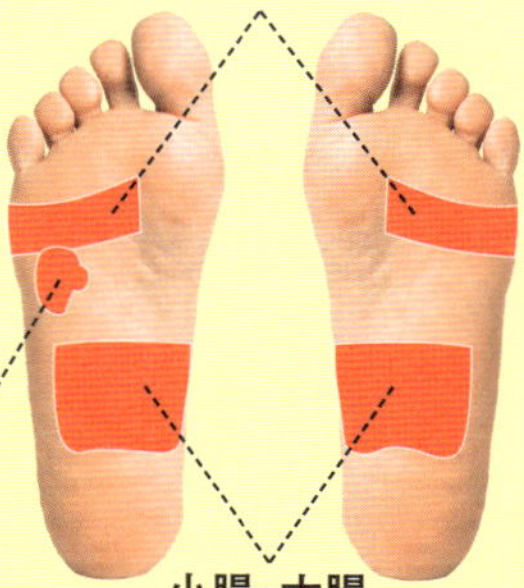

もむときの姿勢

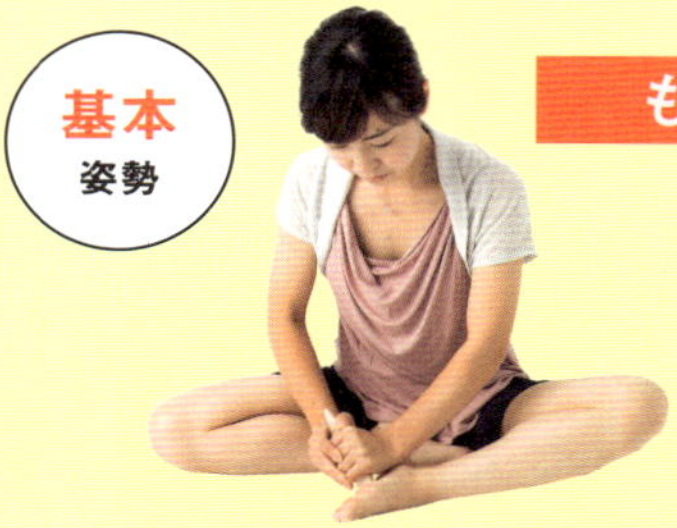

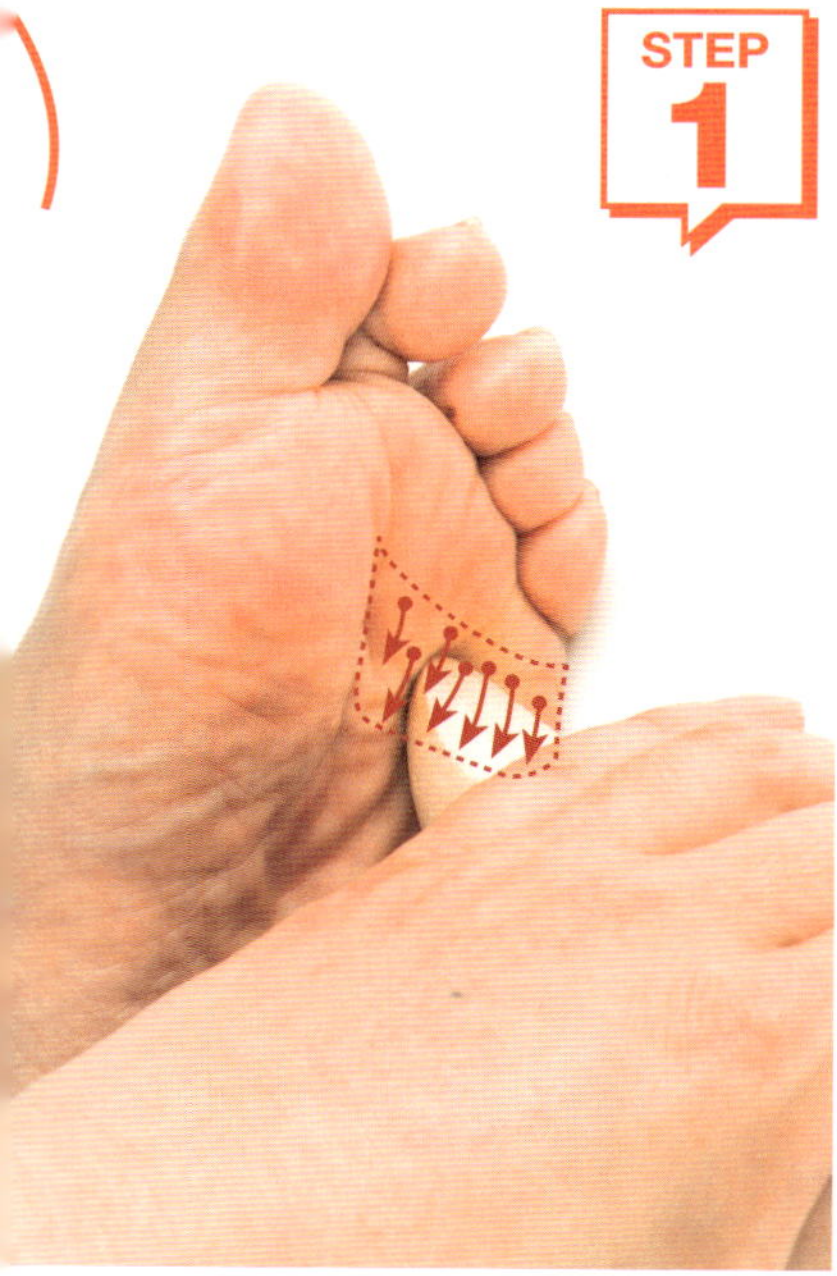

STEP 1

もみ方

肺・気管支をもむ

「肺・気管支」の反射区は、足の人さし指から小指までの指の関節部分に広がっています。骨周りについた毒をもみ崩して、かかとの方向に毒をかき出していきます。

もむ順番

準備もみ

リンパ腺 3 & 基本ゾーン 5

＋

STEP 1 肺・気管支

STEP 2 小腸・大腸

STEP 3 肝臓・胆のう

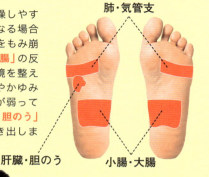

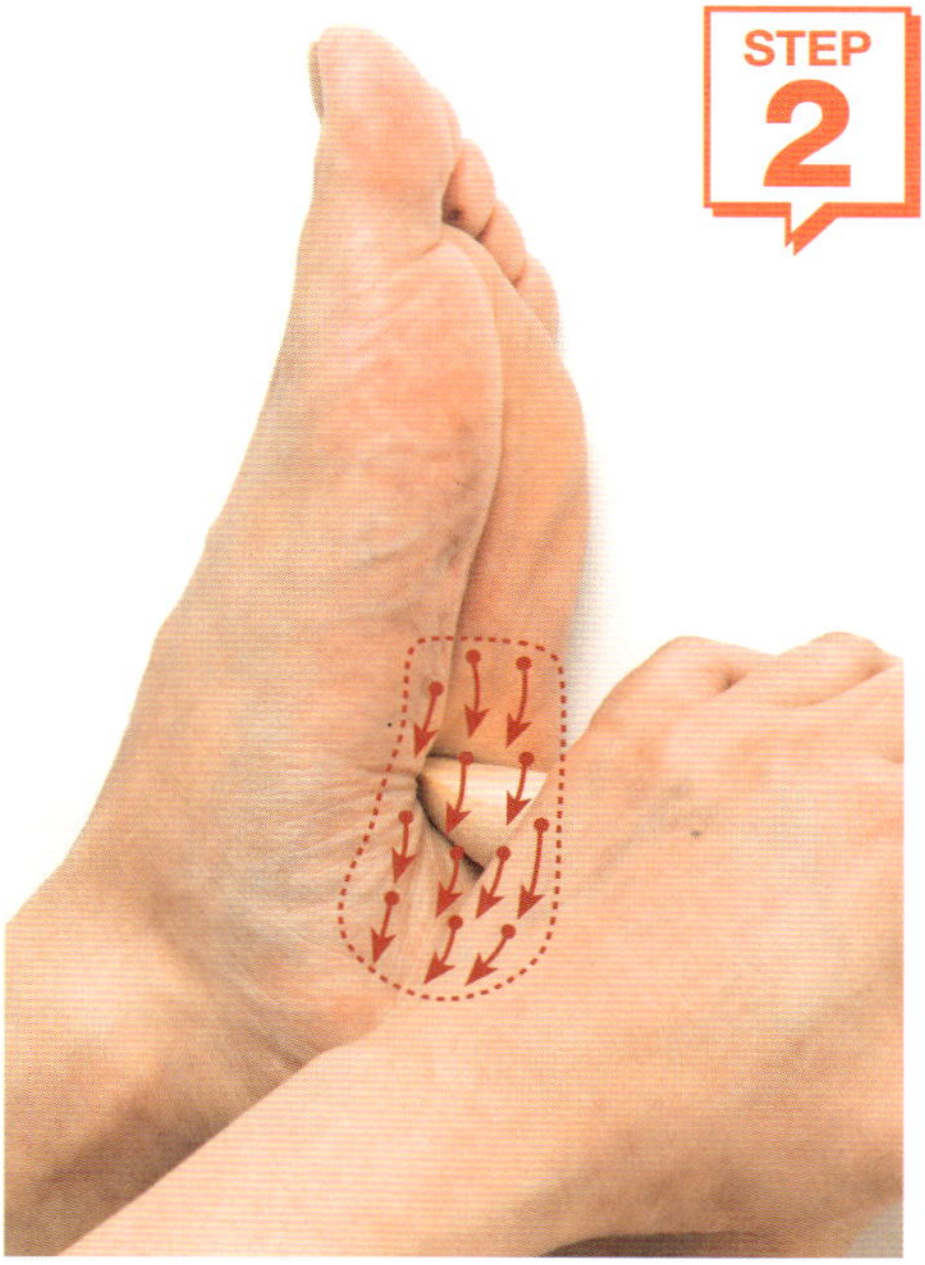

STEP 2

小腸・大腸をもむ

「小腸・大腸」の反射区は、足裏の中央から下側にある広い面です。かかと側に向かって毒をかき出すように、棒を小刻みにすき間なくもみ崩し、かき出しましょう。

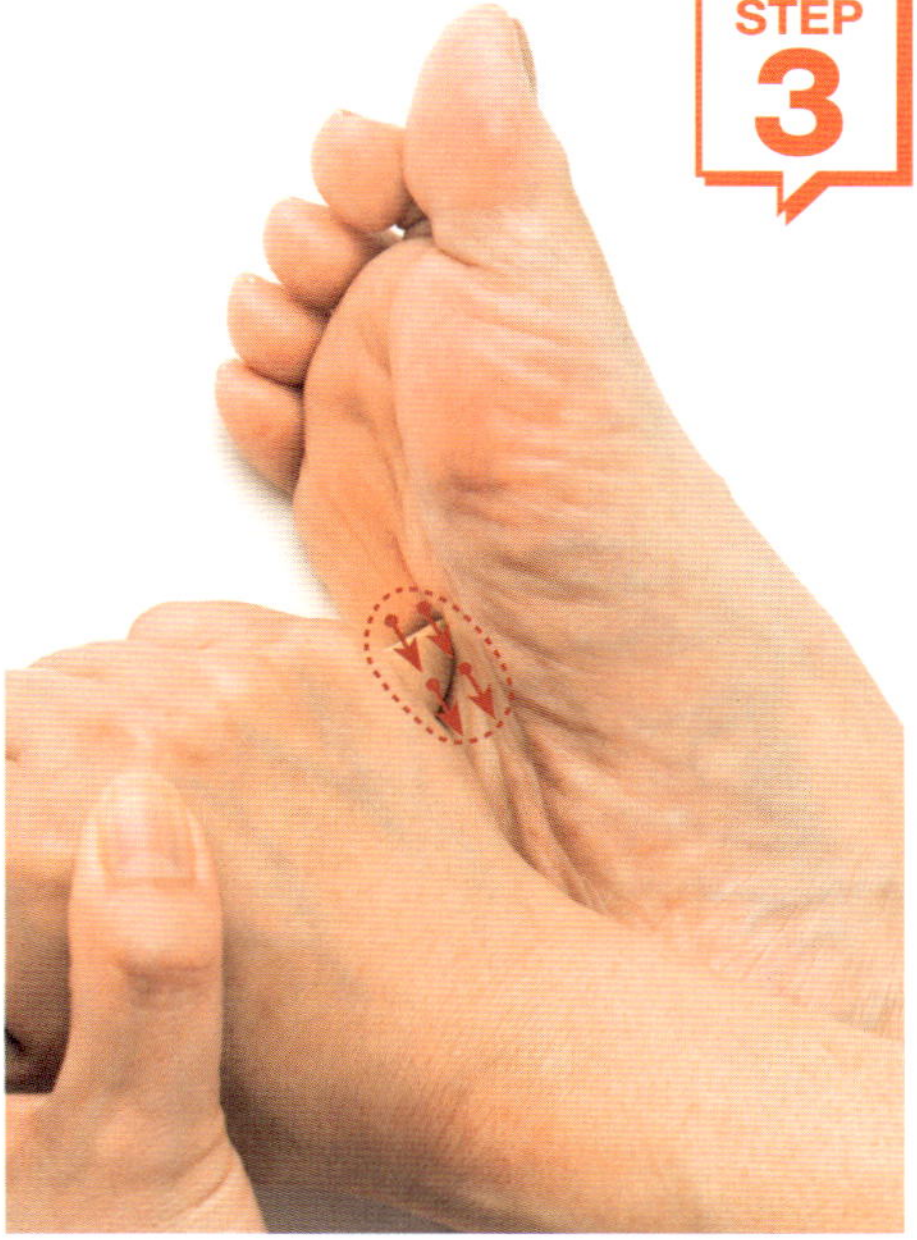

STEP 3

肝臓・胆のうをもむ

「肝臓・胆のう」の反射区は、右足の腹腔神経叢の端、小指側の深いところにあります。棒を上に向かって突きさした後、かかと側にかき出すイメージで深くもみ崩し、かき出しましょう。

足に毒が溜まっていると
肌にも乾燥や肌あれなどの
症状が現れます。
足もみで毒をかき出し
血流を良くすると
健康で美しい肌になれます！

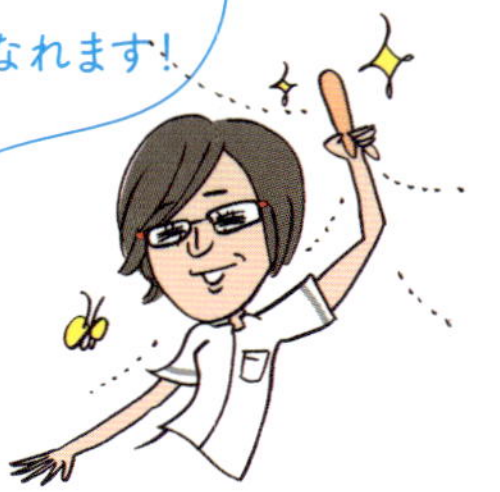

Column

生理痛や不妊、更年期…

足もみは悩める女性の味方になってくれると期待

強烈な腰痛をなんとかしたくて「足もみ」に出会う

私自身が和智先生の足もみに出会ったのは、約4年前のことです。15年前に脊椎すべり症と、それに伴う脊柱管狭窄症のために、1年以上も歩行困難になったことがありました。なんとか改善されたものの、常に腰に気を遣う生活を送ることになり、ときには脚まで響くような腰の痛みに襲われ、生活のあらゆる面で不便を感じていました。医師からは腰の手術を勧められましたが、産婦人科病院を経営している身のため、簡単には休めない状況でした。

強烈な腰痛がまたいつ襲ってくるかわからない切羽詰まった状況で、「なんとかしなくては！」と有効な治療法を探していたところ、通っていたスポーツジム経由で「ＫＭＲ式官足

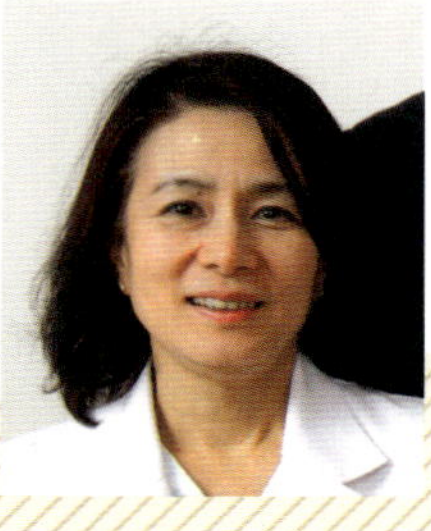

永井晶子先生

産婦人科医。1955年生まれ。永井産婦人科病院（東京都立川市）理事長。

法療法院」（以下、KMR）を知ったのです。

40分のお試しコースを受けてみて、直感的に「痛いけれど、これは、今までに通ったどの足つぼマッサージとも違う。本格的に効きそうだ」と感じた私は、すぐに次の予約を入れました。

初めての「足もみ」の翌日、俊敏に動ける自分にびっくり！

初めてレギュラーコースの施術を受けた翌日、まるで若いころのように俊敏に動けるようになっていました。次々に外来患者さんの診察をこなすことができ、こんなに素早く動けたのは久々だと自分でも驚きました。「これで腰痛が良くなるかもしれない」と期待を抱いた私は、毎週のようにKMRに通い始めました。

3カ月経ったころには、一時期は前に屈むことすら困難だったのに、前屈がしやすくなったように感じました。まるで脚まで響くようだった激しい腰痛も、痛みが臀部《でんぶ》だけに限局してきていました。

KMRに通うだけではなく、自分でも足もみを実践することが大切だと思い、自宅でもローラーを使って日常的に足もみをするようになりました。特に膝裏をもむことの大切さは実感しています。「もう動けない！」という痛みも、膝裏をぐっともみ込むことで、かなり緩和されます。

疲れが溜まっているときは、「足の指がとても硬い」と指摘されました。実際に足の指を念入りにほぐすと、体の疲れが和らぐのを感じます。

病院で腰痛に処方される薬は、血液循環を促すものですから、血液やリンパの流れを良くして老廃物を流すという「足もみ」と考え方の方向性は近いと思います。

冷えを改善する「足もみ」は婦人科症状に有効

私の経営する産婦人科病院には、思春期から成熟期の方、妊娠中の方、更年期の方、老年期の方など、幅広い層の女性がいらっしゃいます。いつも和智先生と語り合っているのですが、私の専門である産婦人科の分野でも「足もみ」を活用できたらと思っています。

たとえば、女性によくみられる生理痛は、検査をしてみても、原因がはっきりしないことがあります。原因不明の生理痛がある方の多くは、顔色が悪く、冷え性があり、子宮の後ろ側の左右の靭帯が、血行障害を起こして硬くなっている場合が多いのです。また、子宮内膜症を合併していることもよくあります。

婦人科では、ピルや黄体ホルモン剤、漢方薬、痛み止めなどを処方しますが、同時に運動や半身浴等をして、冷えの改善を勧めています。

同じように、血液循環やリンパの流れを良くする「足もみ」も、生理トラブルを改善する有効な手段になり得ると私は考えています。

不妊症の人が足もみをすると、妊娠しやすくなることもあると聞いています。これまでなかなか妊娠しなかった人が、何らかの体質改善後に、妊娠することはよくあるのです。

冷え性などが改善されるのは良い兆候だと思います。

同じように、妊娠中のつわりや、足のむくみなども「足もみ」で緩和することができるかもしれません。昔から、針治療やお灸でこれらの症状が改善されることはありますが、「足もみ」にも期待しています。

更年期症状から病気まで、幅広い世代の女性の味方に

私の病院には、更年期障害の症状を訴える人も多くいらっしゃいます。治療としては、ホルモンを補充したり、プラセンタを投与したりしていますが、「足もみ」を併用することで、より元気にすることができるかと考えています。

「足もみ」で血流が改善されることで、むくみやイライラ、不眠など、この世代に多い悩みの解消に有効である可能性があります。

KMRには、婦人科系疾患のほかにも、さまざまな病気を持ち、足もみに通われている方が多いと聞きました。がんになった方も多く来られているようです。抗がん剤治療と併用されている方も多いと聞きました。個人差はあるとは思いますが、「足もみ」によって、免疫機能が高まり、病気の治療がうまくいき、元気に生活できる人がいらっしゃるようです。全身の機能が高まり、治癒能力が高まるのかもしれません。

「足もみ」は、体のこり固まったところをほぐして、循環を良くする健康法です。人生のどのステージにいる女性にとっても、心強い味方のような存在といえるでしょう。

体験談4

妊活と乳がん。寄り添ってくれたのは足もみと院長でした

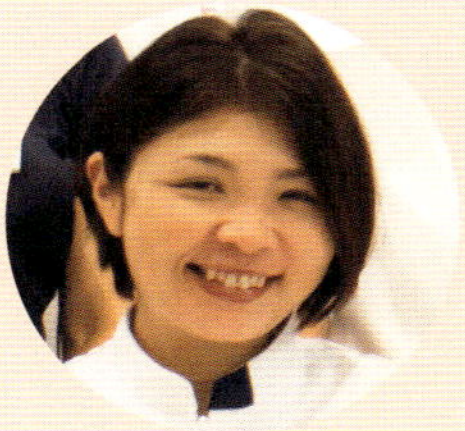

澤田直子さん(45歳)

私がKMRに勤め始めたのは今から20年前のこと。体調不良で前職を退職したときに、「足もみで元気になる!」という言葉に魅力を感じてスタッフ募集に応募。体調が悪くて仕事を辞めたなんて絶対採用してもらえないと思いましたから、履歴書には「体調良好」と書きました。

面接は何とかクリア。後日院長に足の状態をみていただくと、触ってすぐに「全然体調良好じゃないなあ」と一言。「ああどうしよう……」と思っていた私に院長は、「こんな体でよく頑張ってきたね。仕事も週に2、3日から始めたらどう?」と言ってくれました。今まで誰も理解してくれなかったつらい気持ちを一瞬でわかってもらえたのです。

それからは仕事をしながら技術を学び、自分の足もみも行い、体調は徐々に改善されていきました。40歳を超えたころ、やはり子どもがほしいと思い、さらに足もみを強化していきました。妊活は足もみと、院長も長年飲み続けている植物発酵食品〝美芽〟のみ。そして43歳を

目前にして、妊娠することができたのです！院長もとても喜んでくれて、２人で泣いたことを今でも覚えています。妊娠中は体調の上下はあったものの、ゆっくりと休ませていただいたおかげで無事に出産できました。

ところがその一年後、なんと息子の誕生日に右胸のしこりを発見。すぐに検査をすると悪性の腫瘍（トリプルネガティブ）であることが判明しました。ステージはⅡBでしたが、腫瘍の大きさは発見時１・６㎝から１カ月後には３㎝と進行が早く、このままだと転移も時間の問題と言われ、抗がん剤治療を開始しました。

思えば毎日育児に追われ、足もみを十分に出来ず、〝美芽〟も飲んでいなかったのです。病気が発覚してから足もみと〝美芽〟を再開すると、治療を始めて１カ月ほどで３㎝あった腫瘍の大きさは０・６㎝に。その後も順調に小さくなっていき、最後のＭＲＩ検査では影も形もなく消えていたのです。担当の先生は「完全奏功している、再発率もぐんと下がったよ」と言ってくれました。

病気になったのはとても悲しいことでした。子どもがまだ小さいので悩み、落ち込んだ日々も忘れません。でも今こうやって笑えるのはそばにいてくれた家族、そしていつも全力で励まし、私に寄り添ってくれた院長をはじめスタッフのみんながいてくれたおかげです。そして改めて足もみの大切さも痛感したので、これからもしっかり続けていきたいと思っています。そして現在はＫＭＲにも仕事復帰しています。

加齢とともに気になる目の症状に

老眼・かすみ目

（近視・乱視・緑内障）

ココをもみます！

目のかすみや老眼、目を酷使することから起こる眼精疲労など、目の症状全般に効果的なのが「目」の反射区です。目が見えにくいと、その分、肩こりもひどくなるので、「目」の毒を流すために、その下の「僧帽筋」をもみほぐします。同時に「大脳」の反射区も刺激すると視界がクリアになります。

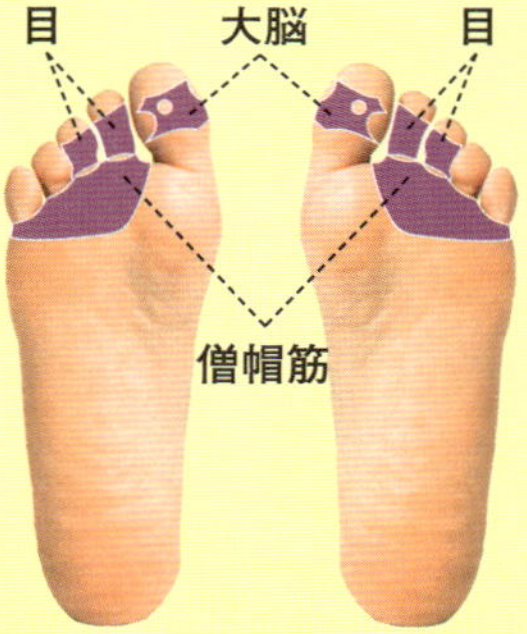

もむときの姿勢

基本
姿勢

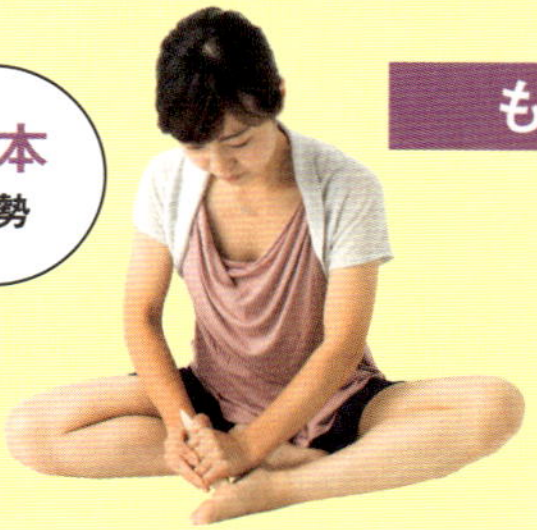

STEP 1 もみ方

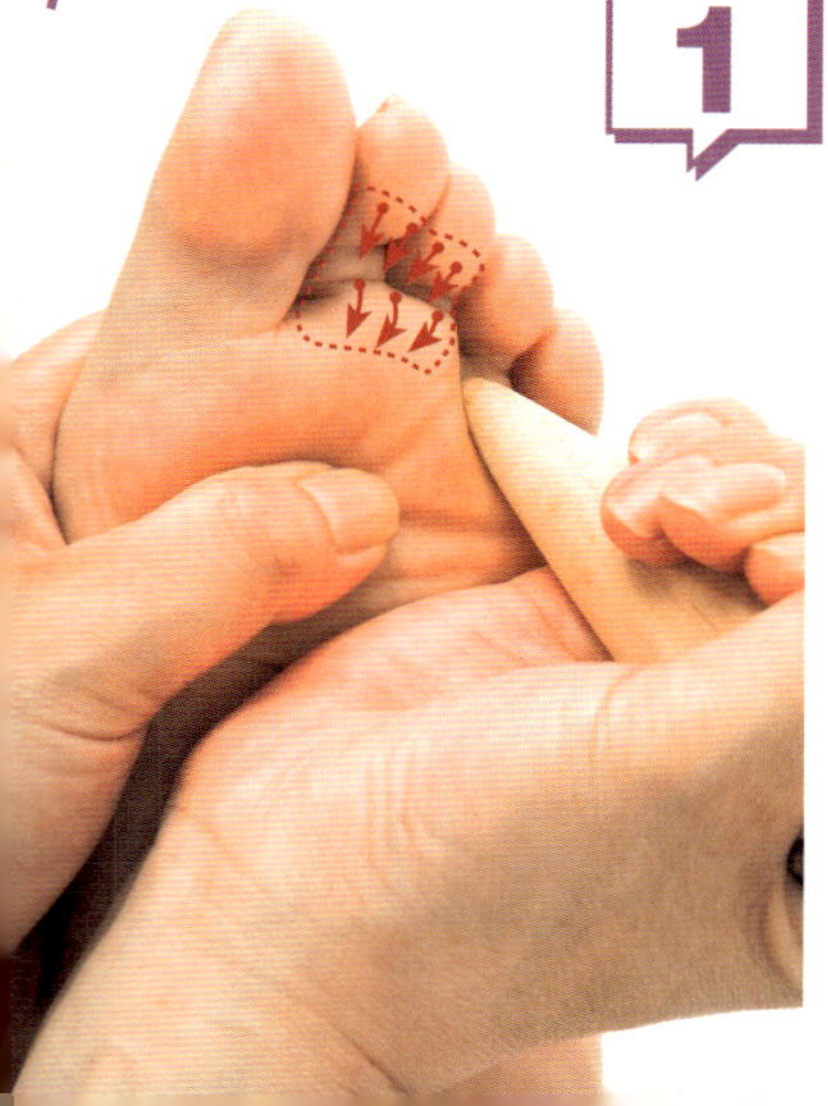

目をもむ

「目」の反射区は、人さし指と中指の付け根から第一関節にかけて位置します。棒の細い側の面を使って、関節に溜まった毒を下にしごき落とすようにもみ崩しましょう。

もむ順番

準備もみ

リンパ腺 3 & 基本ゾーン 5

＋

STEP 1 目

STEP 2 僧帽筋

STEP 3 大脳

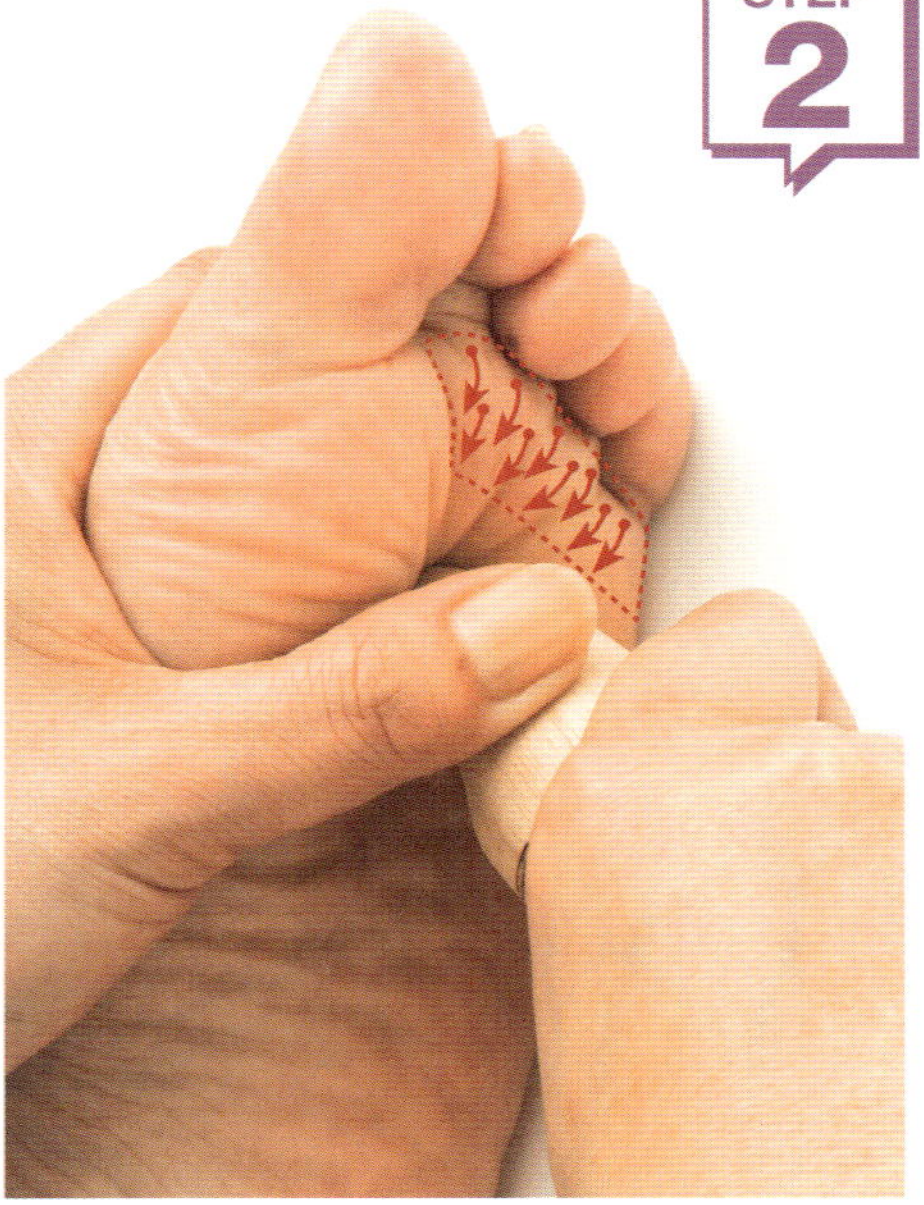

STEP 2

僧帽筋をもむ

首から肩、背中に向かって広がる筋肉が僧帽筋です。「僧帽筋」の反射区は、人さし指から小指までの指の付け根の下一帯。棒を持っていないほうの手で足を引き寄せ、指の付け根からもみ崩し、かき出します。

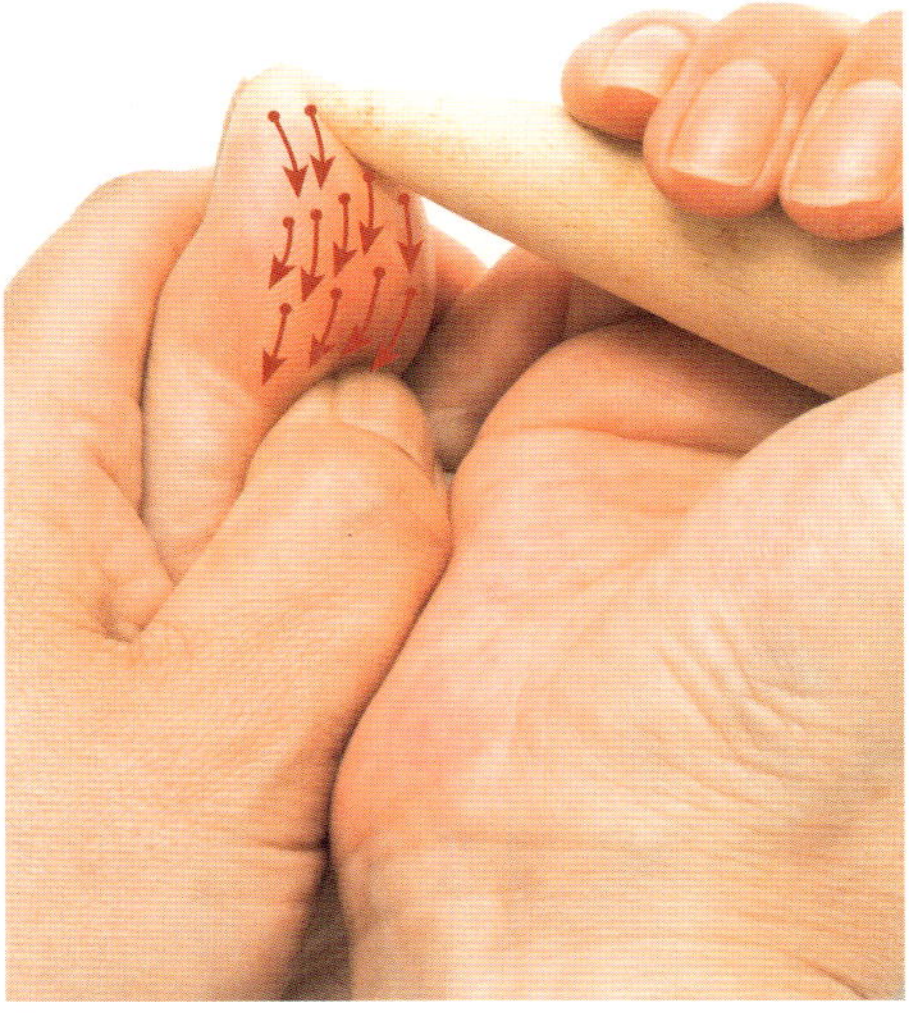

STEP 3

大脳をもむ

親指の腹全体に広がるのが「大脳」の反射区。棒を持っていないほうの手で親指を固定し、棒の細い側の面を使って、指の先端から付け根に向かって細かくもみ崩し、かき出します。

心臓からいちばん遠いのが足の指先！
ここが冷たく、硬くなって
きたら老化の始まり！
指先をしっかりもみ崩してね！

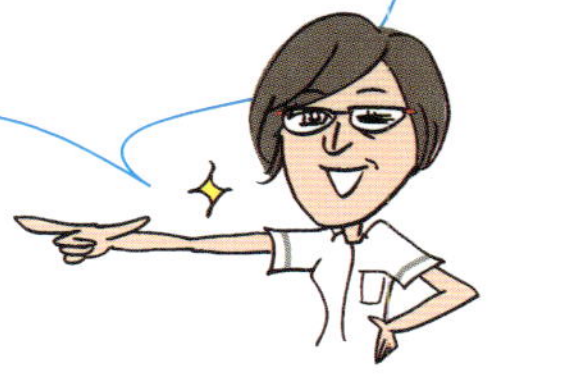

いつまでも若々しくいるために
抜け毛・白髪

ココをもみます！

甲状腺の機能が低下してくると、抜け毛や薄毛、切れ毛など髪のトラブルが起こりやすくなります。**「甲状腺」**の反射区をもみほぐして、活性化させましょう。また、髪は女性ホルモンの影響も受けやすいので、ホルモンバランスを整える**「生殖腺」**の反射区もしっかりもみ崩し、かき出しましょう。

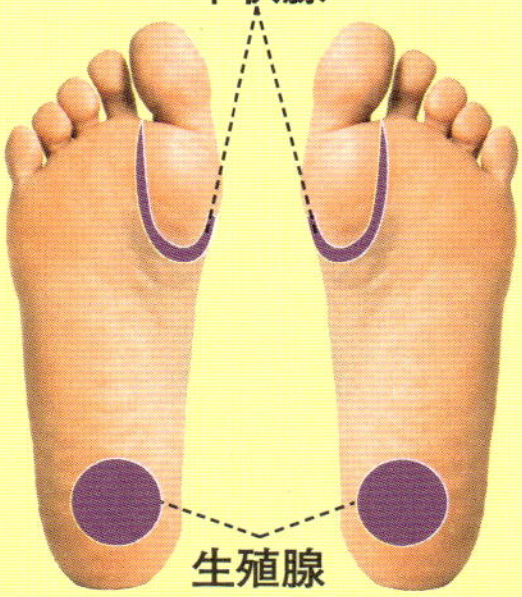

もむときの姿勢

基本
姿勢

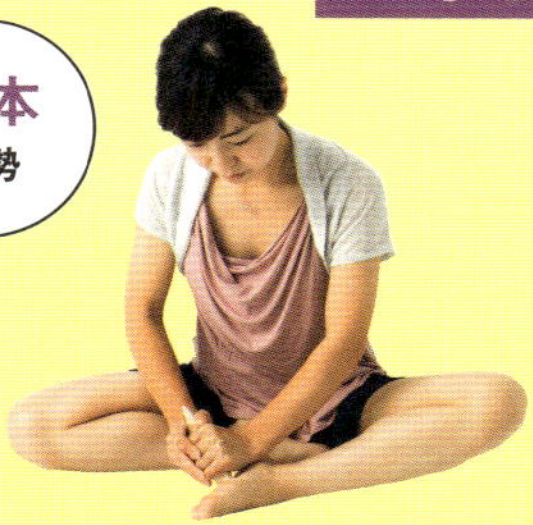

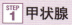

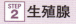

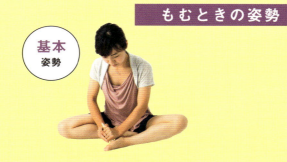

Column

年代で意味が変わる「生殖腺」

かかとにある「生殖腺」の反射区は、子どものころは成長腺であり、健やかな発育に欠かせません。成人すると生殖腺となり、ここに毒が溜まると男性では勃起障害、女性は不妊症や不感症の原因になります。年を重ねると、ここは記憶力と密接に関係してきます。年代によって働きが変わっていきますが、とても大切な反射区なのです。

もむ順番

準備もみ

リンパ腺 3 & 基本ゾーン 5

＋

STEP 1 甲状腺

STEP 2 生殖腺

もみ方

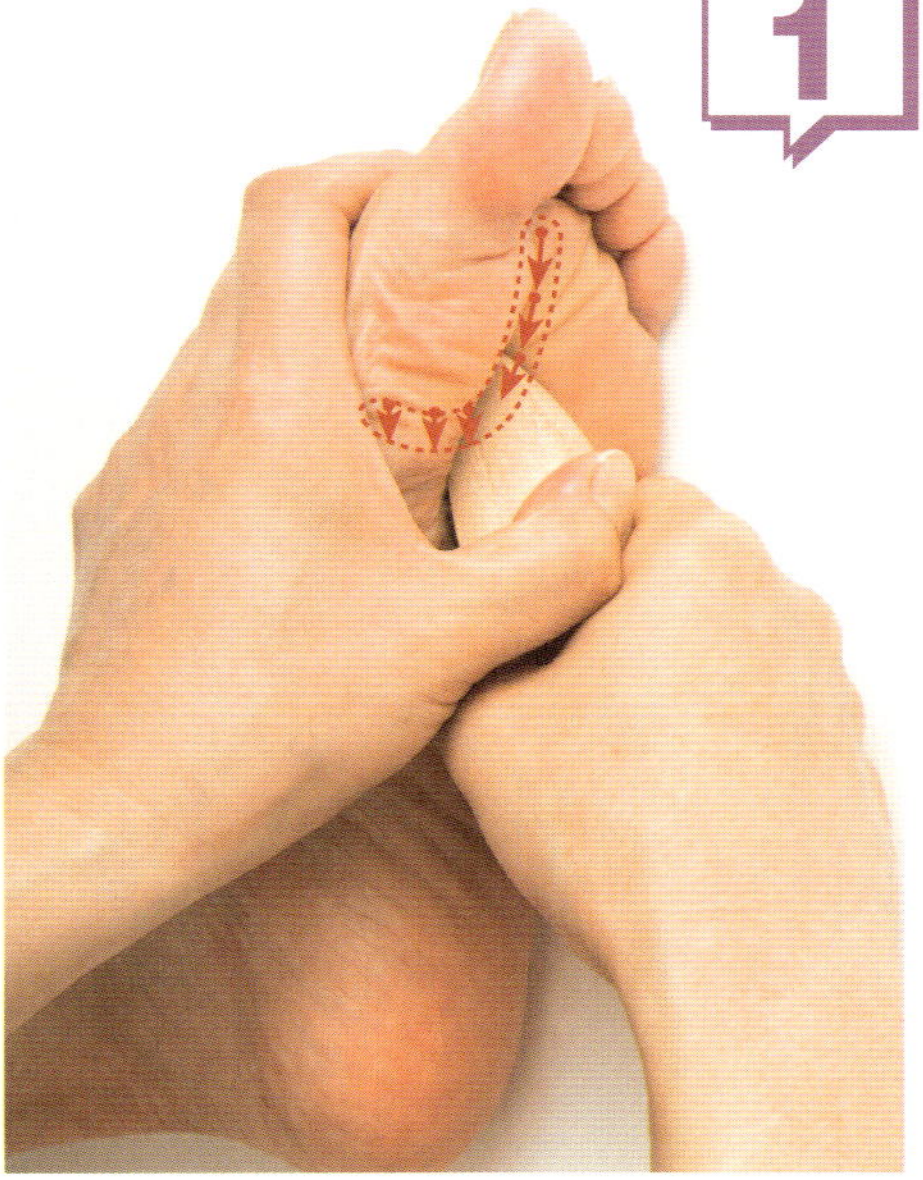

STEP 1

甲状腺をもむ

「甲状腺」の反射区は、親指と人さし指の間からJの字を描くように伸びています。母指球にこびりついた毒をはがしていくイメージで、かかとの方向に小刻みにかき出します。

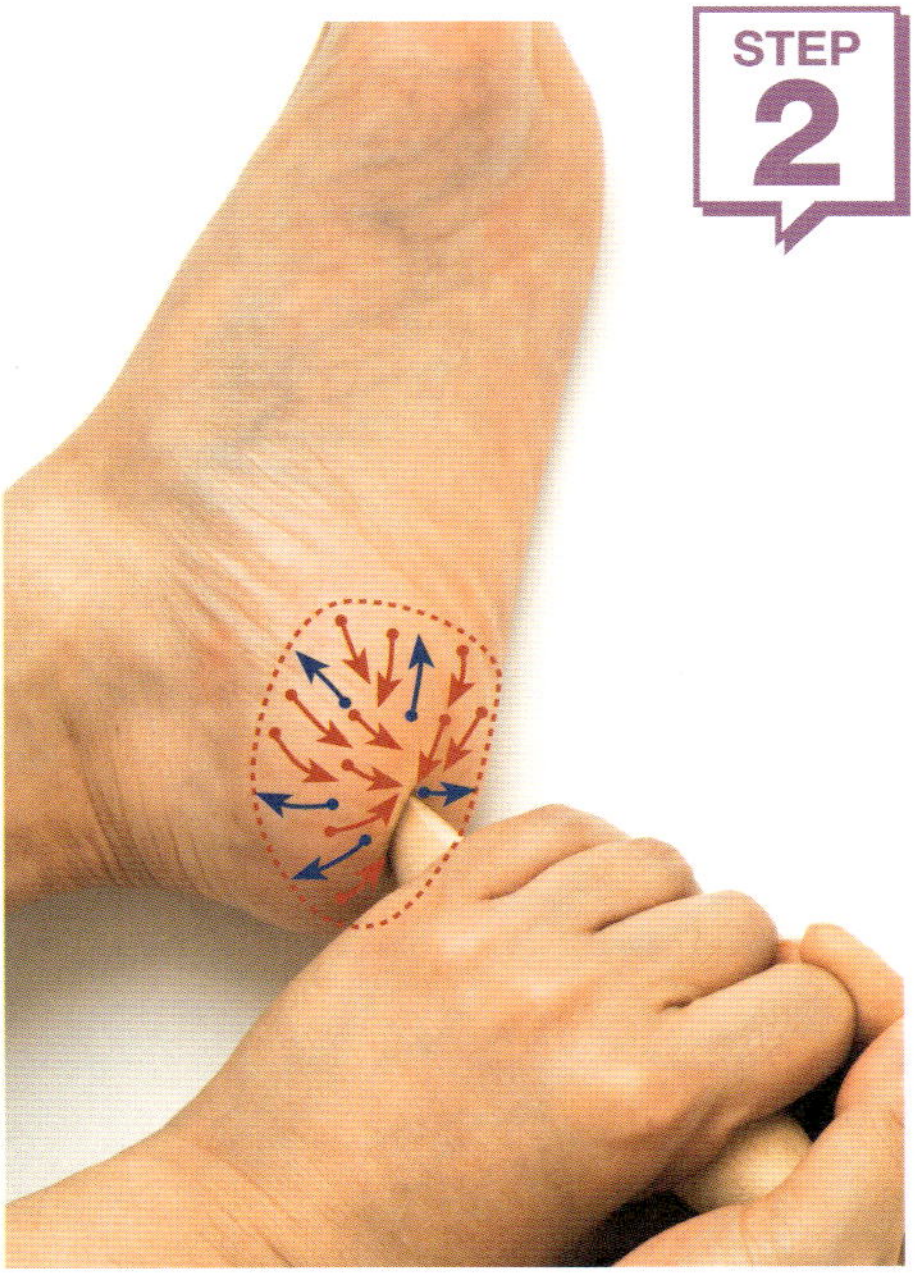

STEP 2

生殖腺をもむ

「生殖腺」の反射区に毒が溜まっていると、生理痛や不妊症、不感症の原因に。かかとを一回り小さくつくり替えるつもりで、骨から毒をはがすようなイメージでもみ崩しましょう。もみ方は自由ですが、しっかりもみ崩してよりコンパクトなかかとを目指しましょう。

→の方向でも
←の方向でもOK

深刻な病気につながる前に改善したい

脂質異常症・動脈硬化

もむ順番

準備もみ

リンパ腺 3 & 基本ゾーン 5

＋

STEP 1 副腎 心臓

STEP 2 甲状腺

STEP 3 アキレス腱周り くるぶし周り

ココをもみます!

血中コレステロールの増加で負担がかかりやすい「**副腎**」や「**心臓**」の反射区をもみ崩します。甲状腺機能が低下すると、動脈硬化が進行しやすいので、「**甲状腺**」も刺激。リンパの流れを良くするアキレス腱周りも念入りに。

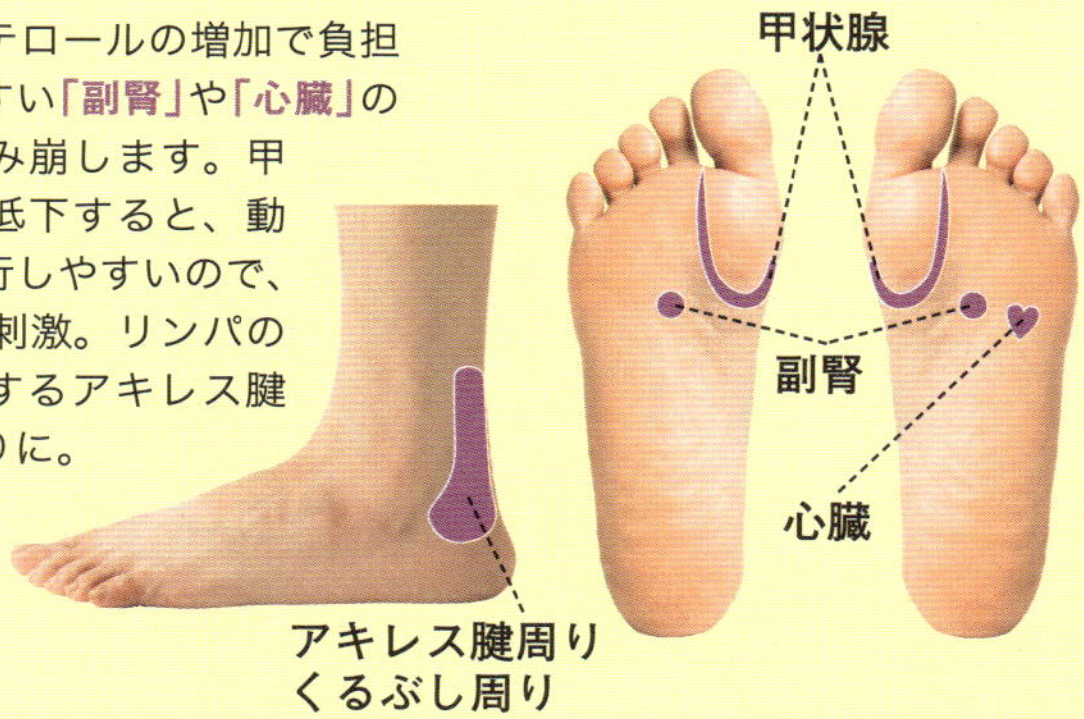

もむときの姿勢

基本
姿勢

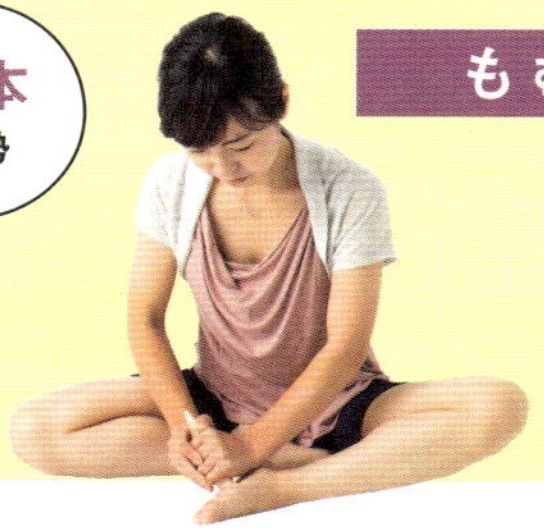

STEP 1

もみ方

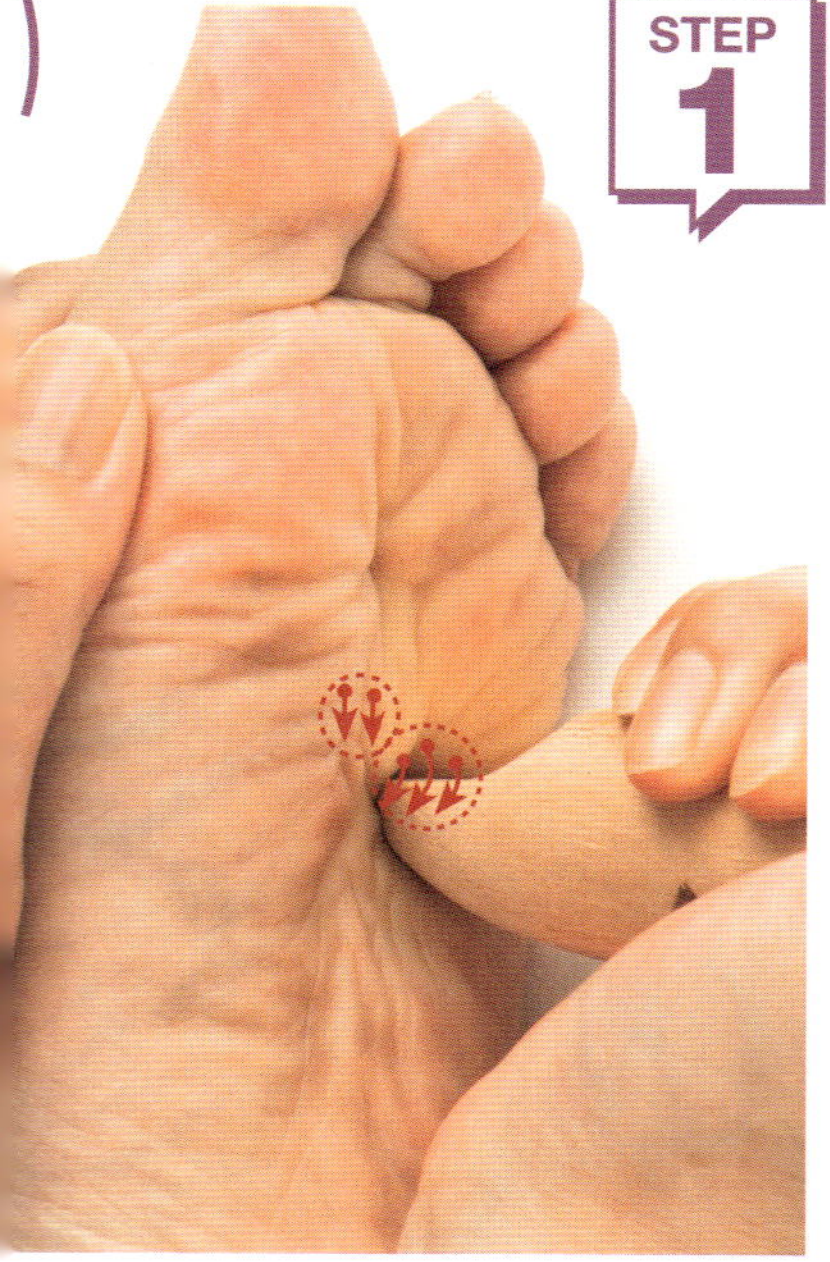

副腎をもむ

心臓をもむ

人さし指と中指の骨の間を下へたどったところにある「**副腎**」の反射区は、棒を深くさし込んで刺激を与えましょう。左足の薬指と小指の間を下にたどったところの「**心臓**」の反射区はグッと突き上げるように棒をさし込み、かき出しましょう!

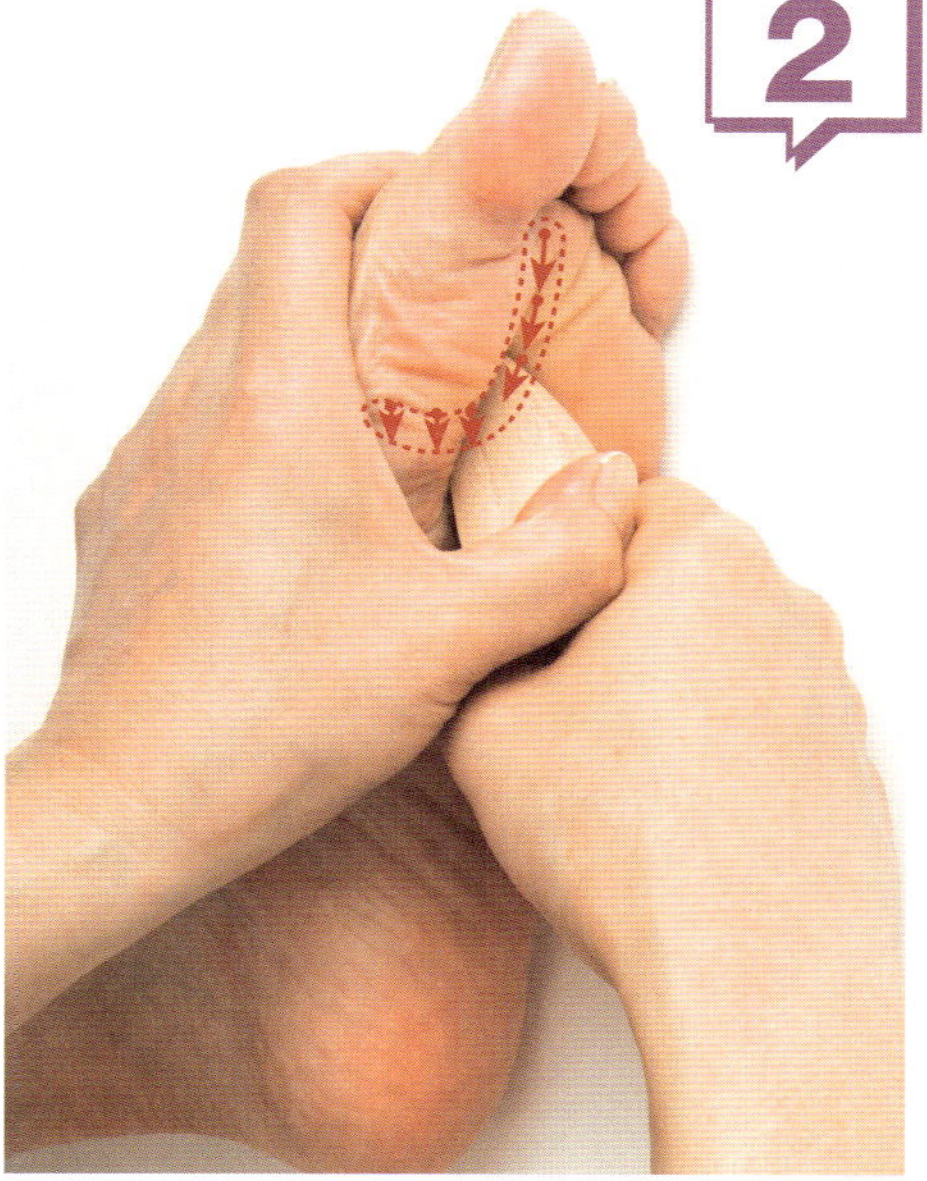

STEP 2

甲状腺をもむ

「甲状腺」の反射区は、親指と人さし指の間からJの字を描くように伸びています。母指球にこびりついた毒をはがしていくイメージで、かかとの方向に小刻みにかき出します。

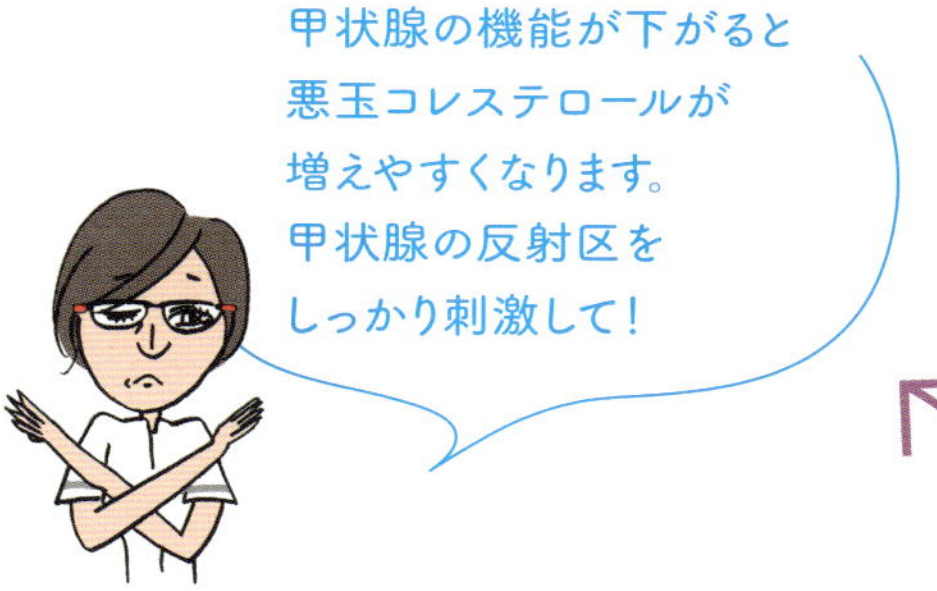
甲状腺の機能が下がると
悪玉コレステロールが
増えやすくなります。
甲状腺の反射区を
しっかり刺激して！

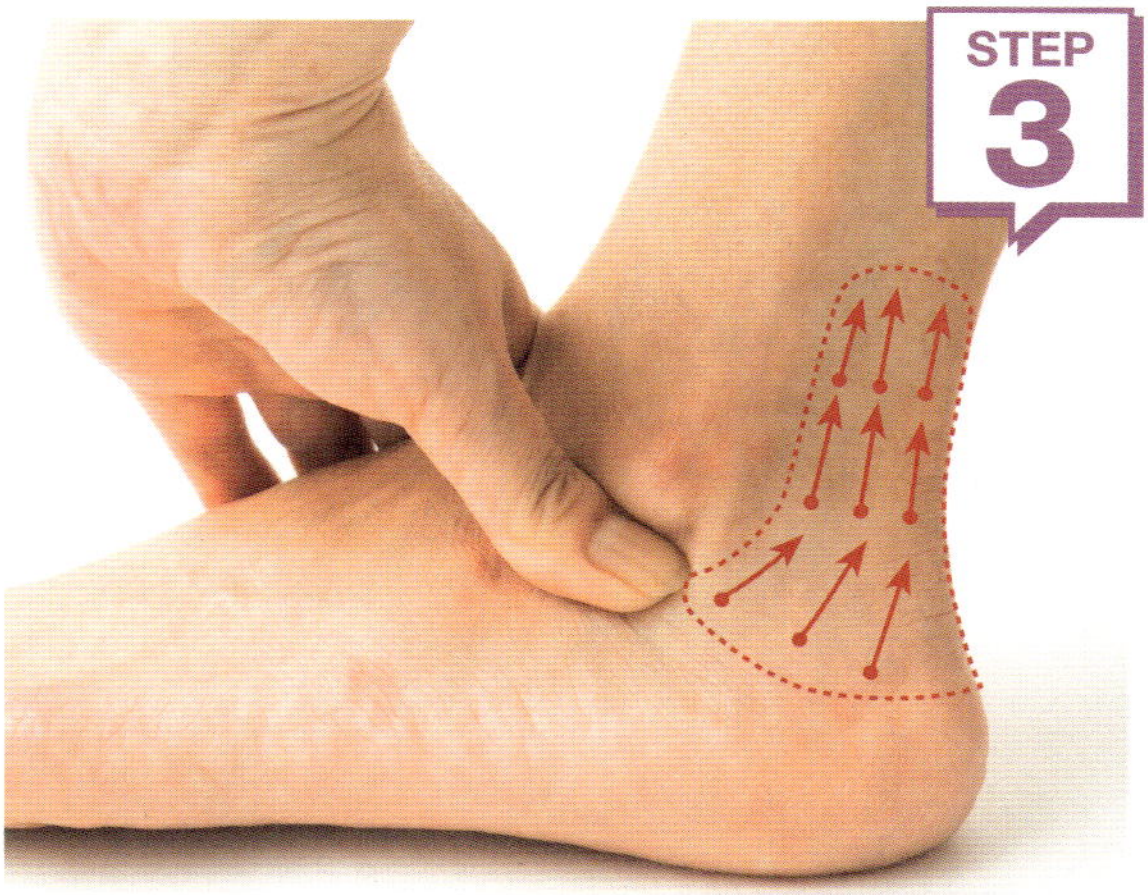

STEP 3

アキレス腱周りをもむ

くるぶし周りをもむ

アキレス腱やくるぶしの周りに毒がたくさんついて、硬くなってしまうとリンパの流れが悪くなり、コレステロールが蓄積されやすくなります。よくもみほぐしてリンパの流れを改善しましょう。

他人に言えない尿の悩みを解消

尿もれ・膀胱炎

ココをもみます！

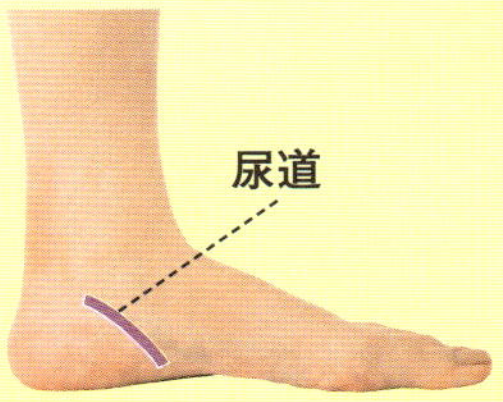

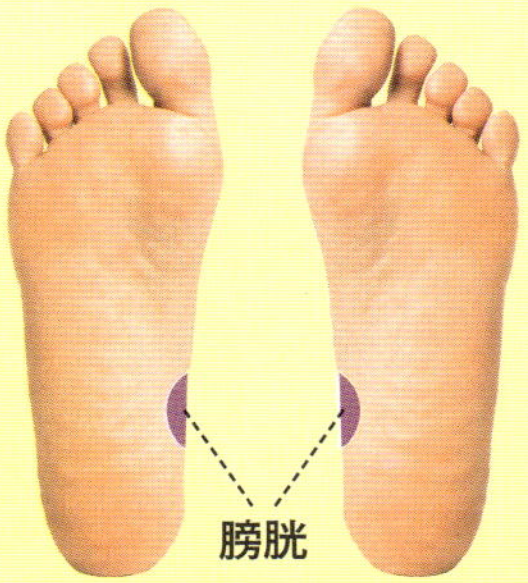

「膀胱」や「尿道」の反射区に毒が溜まると、尿がスムーズに排泄されずトラブルが起こります。「膀胱」は基本ゾーンでももんでいますが、さらに念入りに。

もむときの姿勢

基本
姿勢

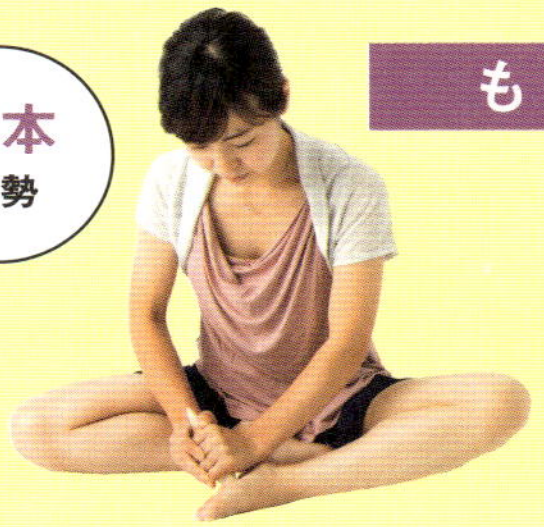

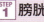

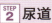

Column

＼ あわてないで！ ／

「好転反応」は体からのサイン

体の悪かった私が足もみを始めたころ、微熱が１カ月以上続き、私には合わないのかと悩んだこともありましたが、後から「好転反応」だとわかりました。毒が排出され始めたサインだったのです。個人差がありますが、下記のような反応が出る場合もあります。安心して足をもみ続けてください。

好転反応の例

- 尿の色が濃くなった
- 尿の臭いが強くなった
- 体が熱っぽい
- 体がだるい
- もんだ場所が内出血
- もみ崩した反射区が腫れた

もむ順番

準備もみ

リンパ腺 3 & 基本ゾーン 5

＋

STEP 1 膀胱

STEP 2 尿道

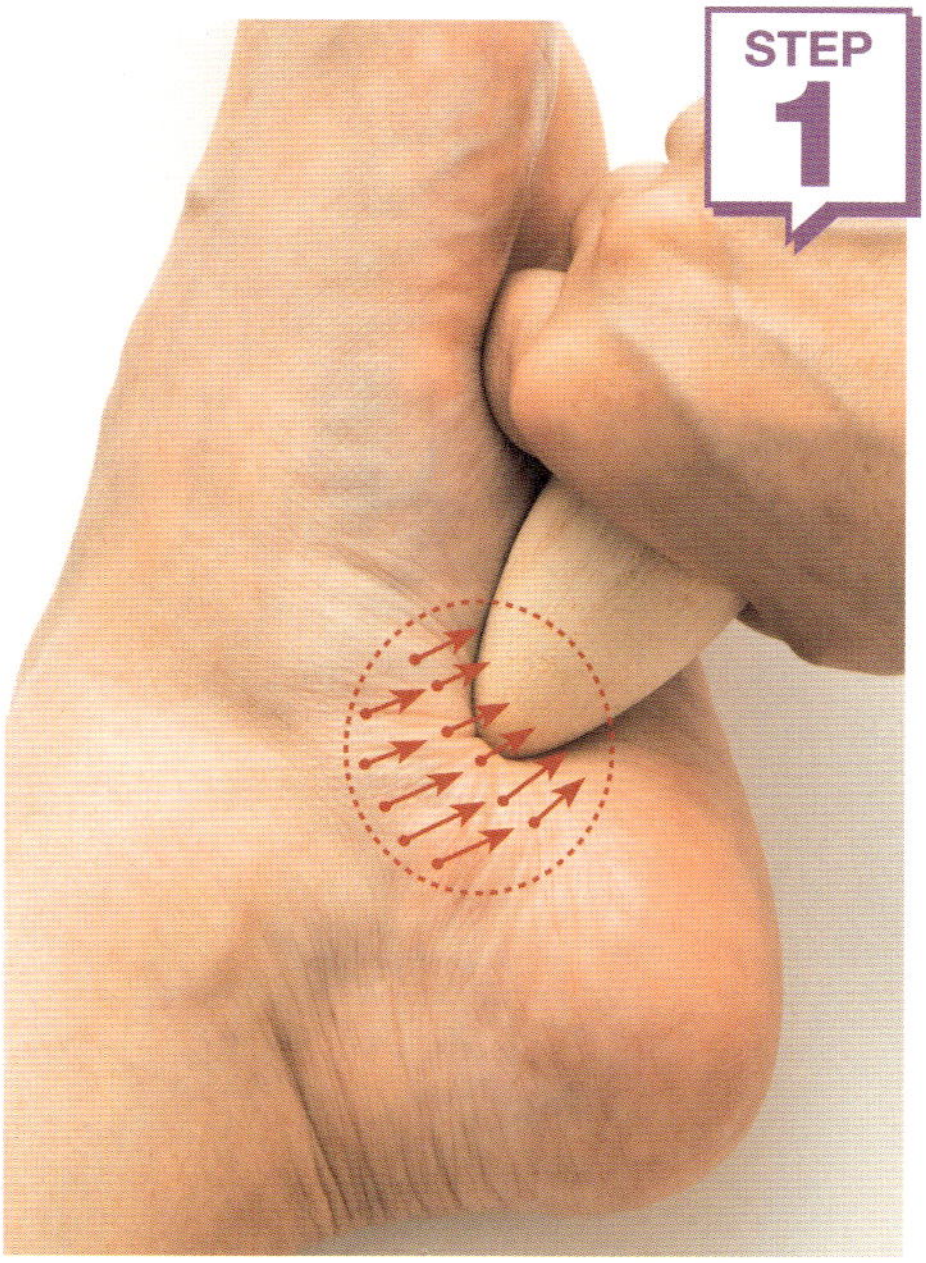

STEP 1

もみ方

膀胱をもむ

かかとの側面にある「膀胱」の反射区を、側面から足裏に向かって毒をもみ崩し、かき出しましょう。

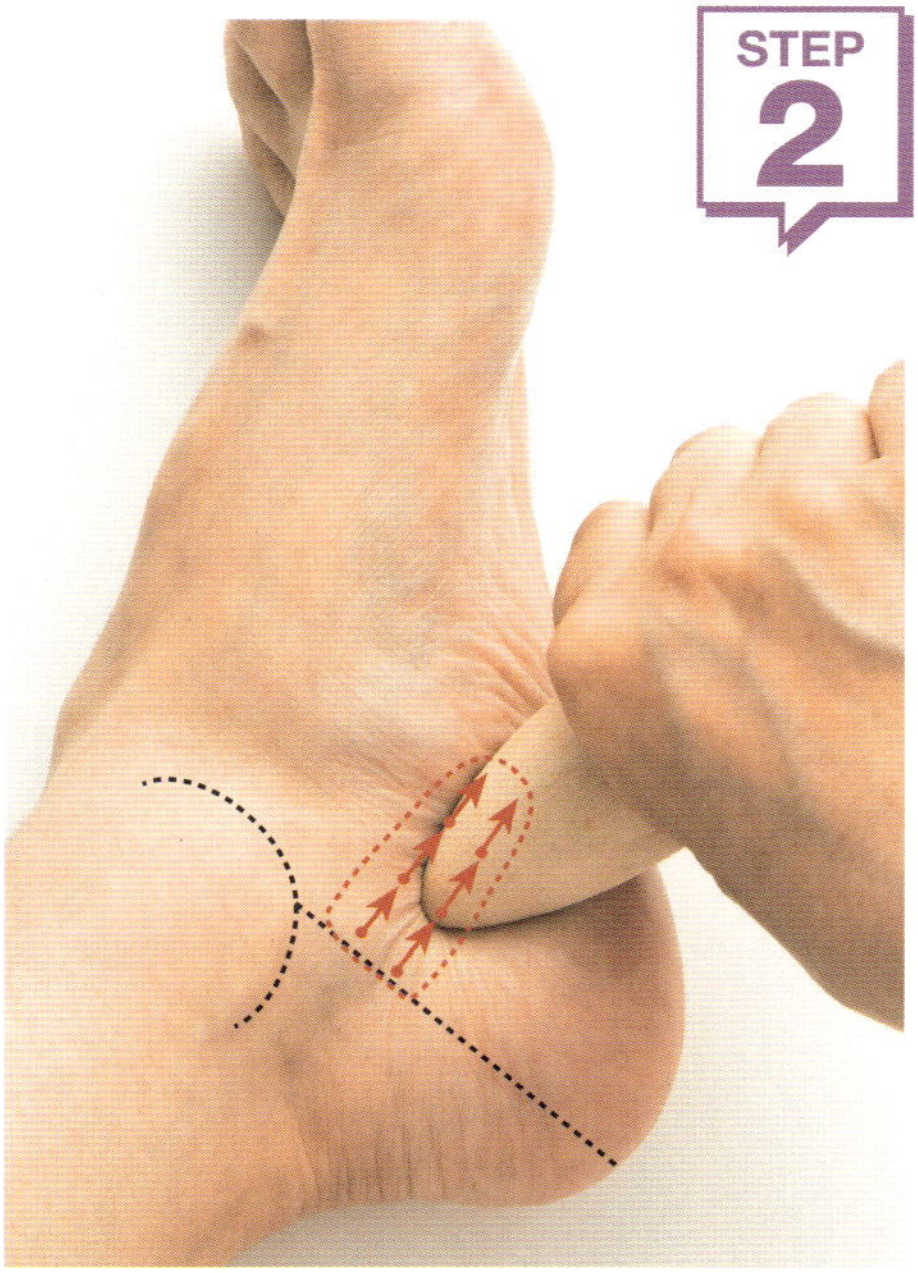

STEP 2

尿道をもむ

「膀胱」の反射区のすぐとなり、かかとと内くるぶしを結んだ線のちょうど中間あたりを通るのが「尿道」の反射区です。「膀胱」の反射区に向かって、かき出しましょう。

足もみで排泄機能を上げて
尿がスムーズに
出ていくようになれば
尿トラブルも改善します！

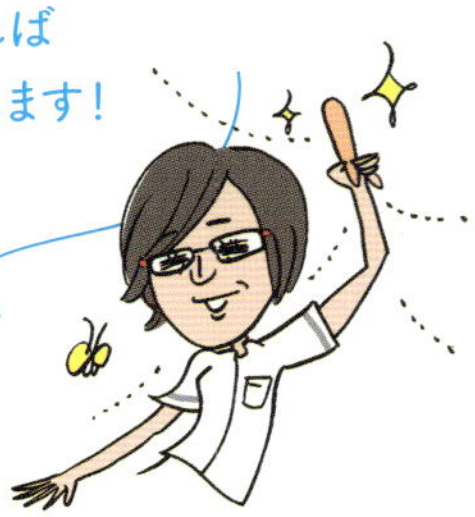

寒い季節にいっそうつらくなる 関節痛

ココをもみます！

カルシウムの新陳代謝を活発にする「**副甲状腺**」の反射区をもみ崩します。土踏まずのアーチに位置する「**胸椎・腰椎・仙骨**」、かかと周りの「**尾骨**」、くるぶし周りの「**股関節**」をもみ崩すことで関節の痛みを緩和できます。

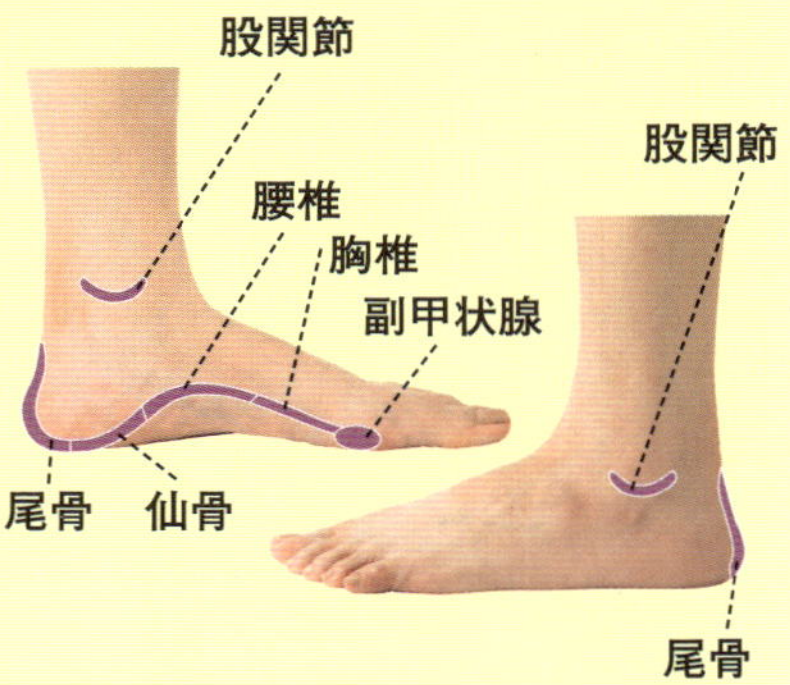

もむときの姿勢

基本
姿勢

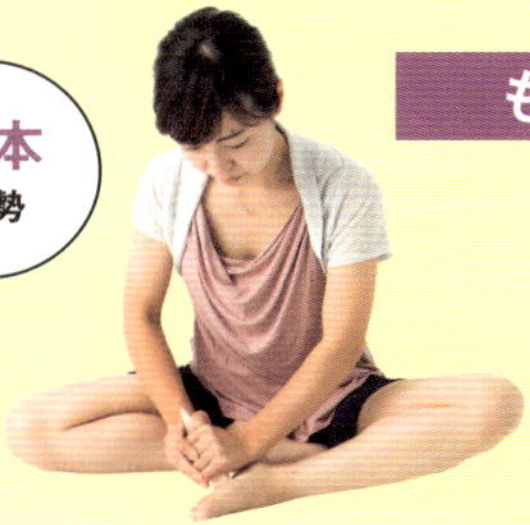

STEP 1 もみ方

副甲状腺をもむ

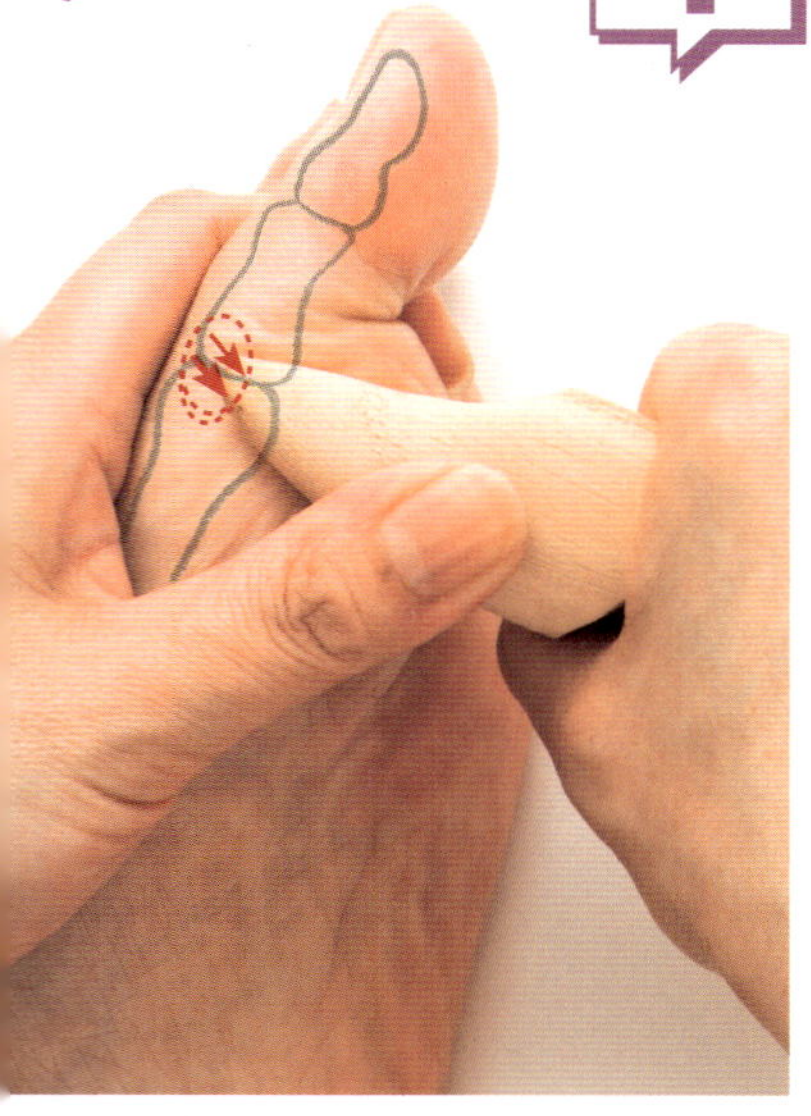

カルシウムの代謝を司り、骨を丈夫にする「**副甲状腺**」の反射区は、親指の付け根の外側の下にあります。棒を持っていないほうの指を棒の先端に添え、足の裏に向かって落とすようにもみ崩します。

もむ順番

準備もみ

リンパ腺 3 & 基本ゾーン 5

＋

STEP 1 副甲状腺

STEP 2 胸椎・腰椎・仙骨

STEP 3 尾骨・股関節

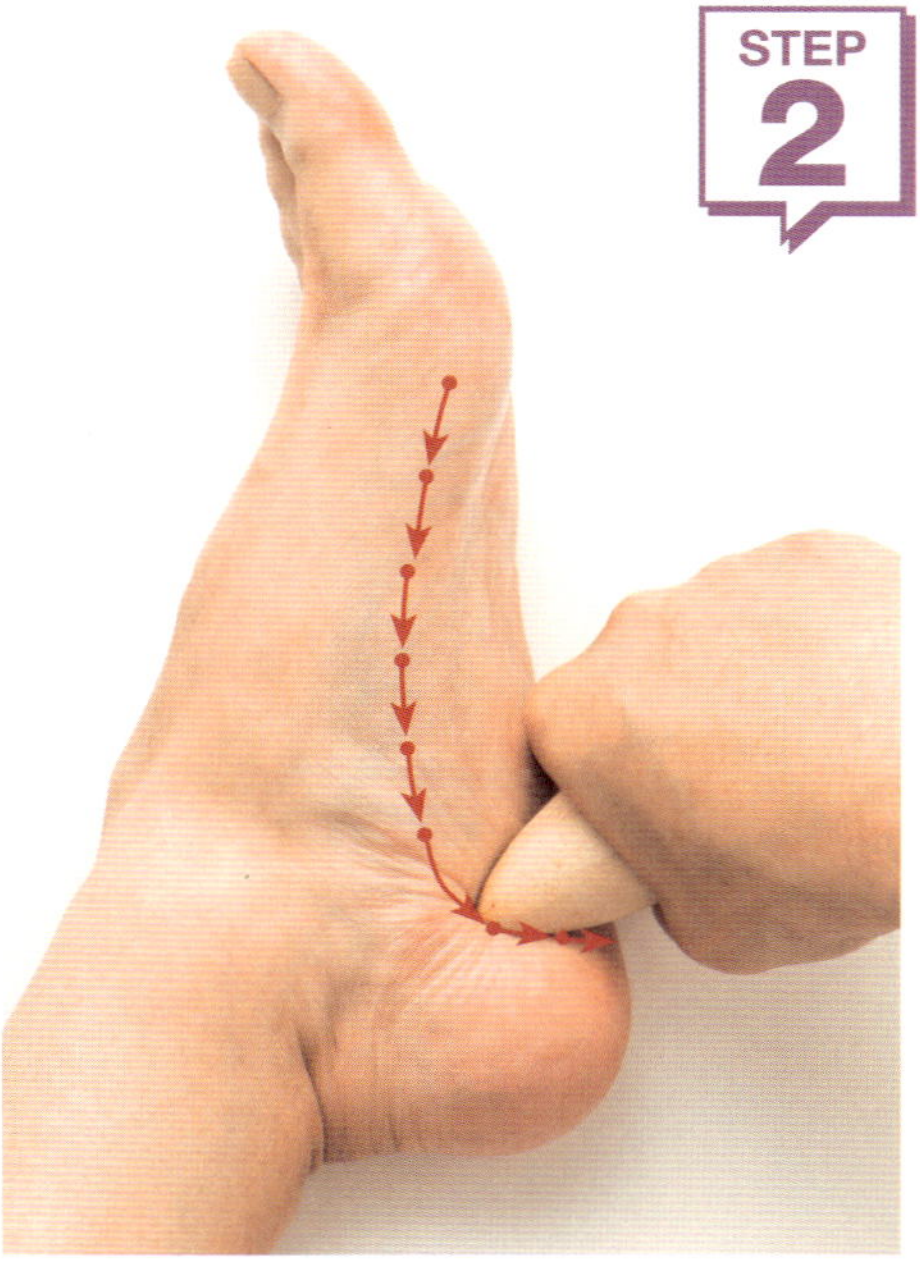

STEP 2

胸椎・腰椎・仙骨をもむ

土踏まずのアーチに沿って、母指球の下からかかとの方向に、矢印に沿ってもみ崩し、かき出します。親指からかかとの方向へ、土踏まずのアーチがしっかり見えるようになるまで、溜まった毒をかき出しましょう。

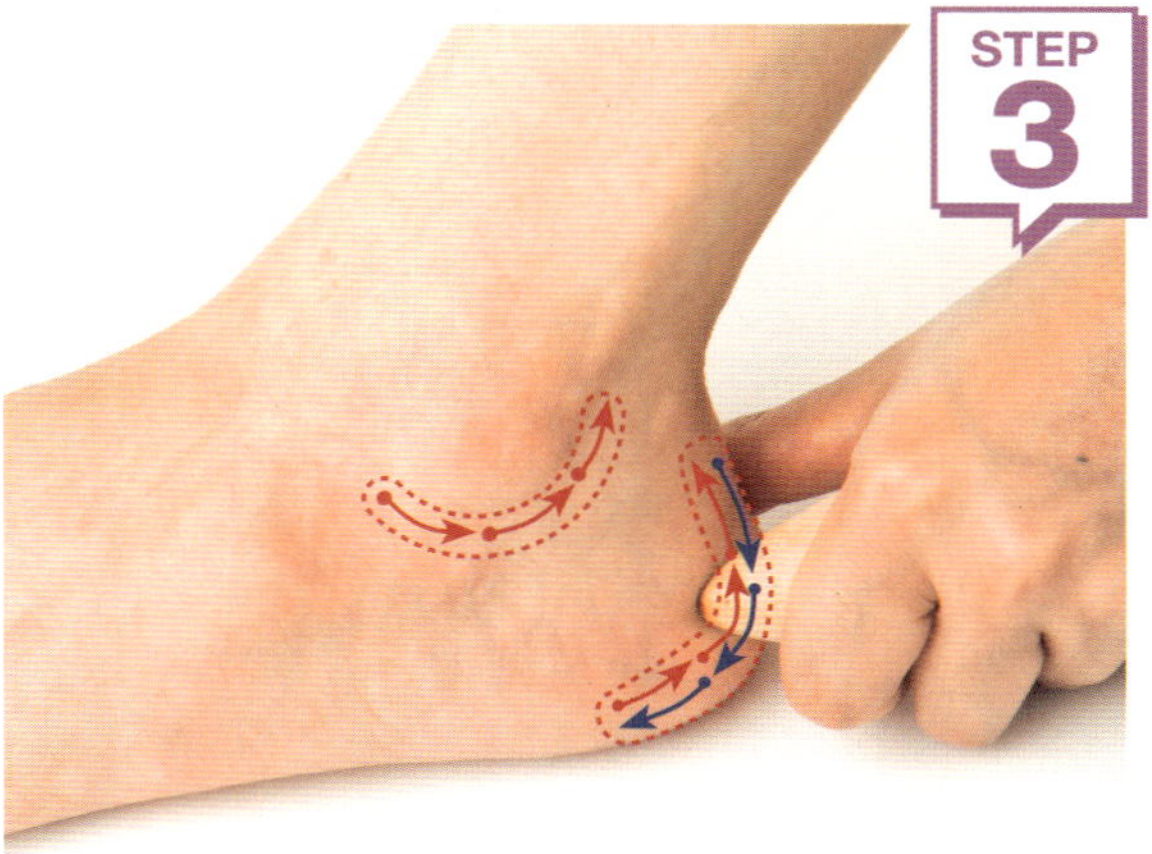

STEP 3

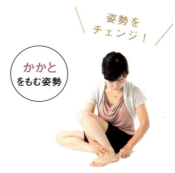

の方向でも
の方向でもOK

姿勢をチェンジ！

かかとをもむ姿勢

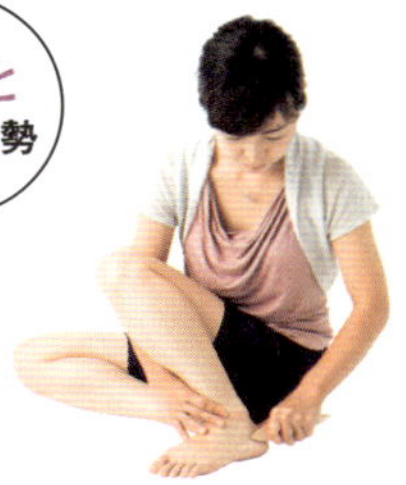

尾骨・股関節をもむ

かかとに位置する「尾骨」の反射区、くるぶしの回りにある「股関節」の反射区は、足の内側と外側の両方にあります。アキレス腱やくるぶしがくっきり出るようにもみ崩します。基本的に下から上にもみ崩しますが、やりにくければ、上から下へでもOK。

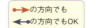

女性に多い骨粗しょう症を予防

骨を強くする

ココをもみます！

副甲状腺から分泌されるホルモンには、骨代謝をコントロールする役割があります。副甲状腺が不調を起こしたり、分泌が過剰になると骨粗しょう症を起こしやすくなりますので**「副甲状腺」**の反射区を刺激して安定させ、いつでも強い骨をつくれるようにしましょう。

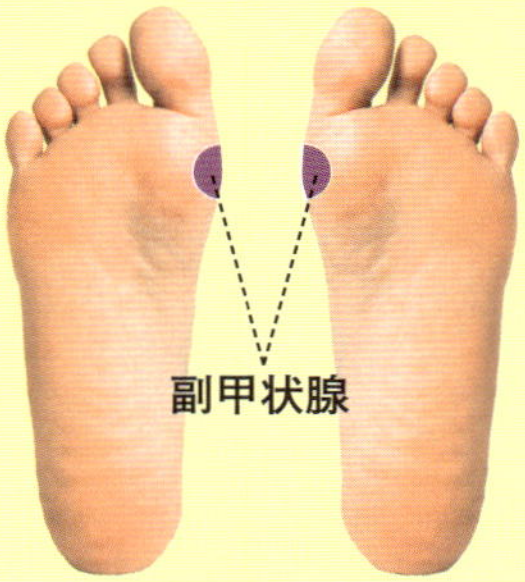

もむときの姿勢

基本
姿勢

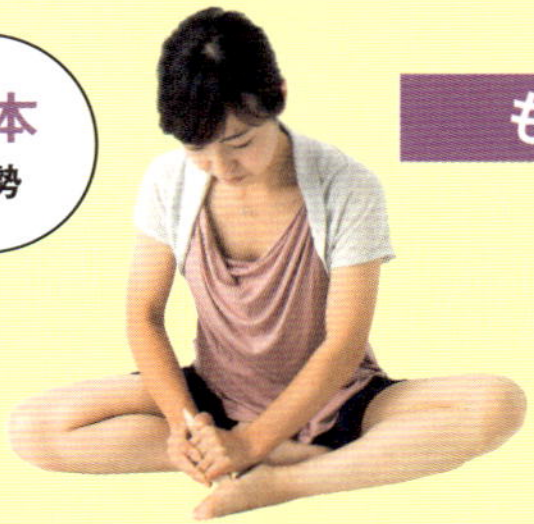

もみ方

副甲状腺をもむ

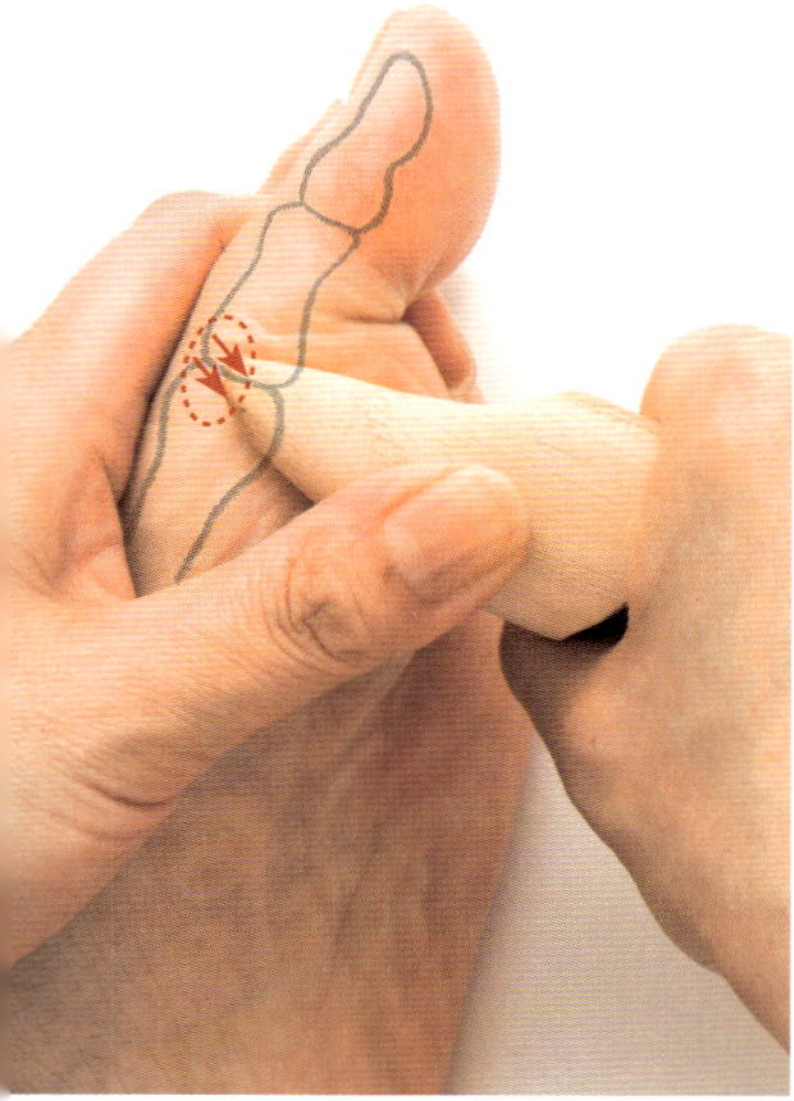

カルシウムの代謝を司り、骨を丈夫にする**「副甲状腺」**の反射区は、親指の付け根の外側の下にあります。棒を持っていないほうの指を棒の先端に添え、足の裏に向かって落とすようにもみ崩し、かき出します。

もむ順番

準備もみ

リンパ腺 3 & 基本ゾーン 5

＋

副甲状腺

代謝をアップさせて、やせやすい体に

肥満・ダイエット

ココをもみます！

太りやすい人は新陳代謝が悪くなっていることが多いです。代謝を高める「甲状腺」の反射区をよくもみ崩しましょう。甲状腺ホルモンが不足すると抜け毛やむくみ、便秘、皮膚の老化なども起こりやすいので、気になる人は、「甲状腺」をしっかりもみ崩しましょう。

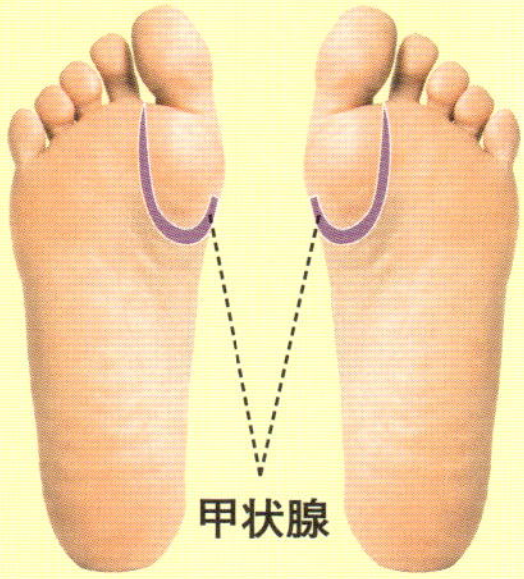

もむときの姿勢

基本
姿勢

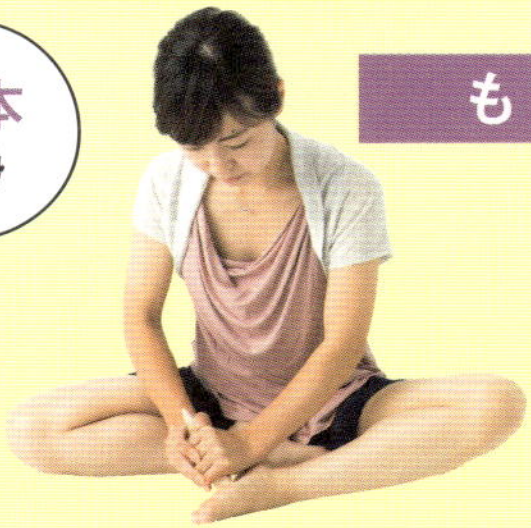

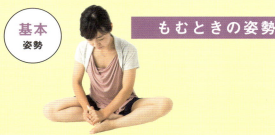

もみ方

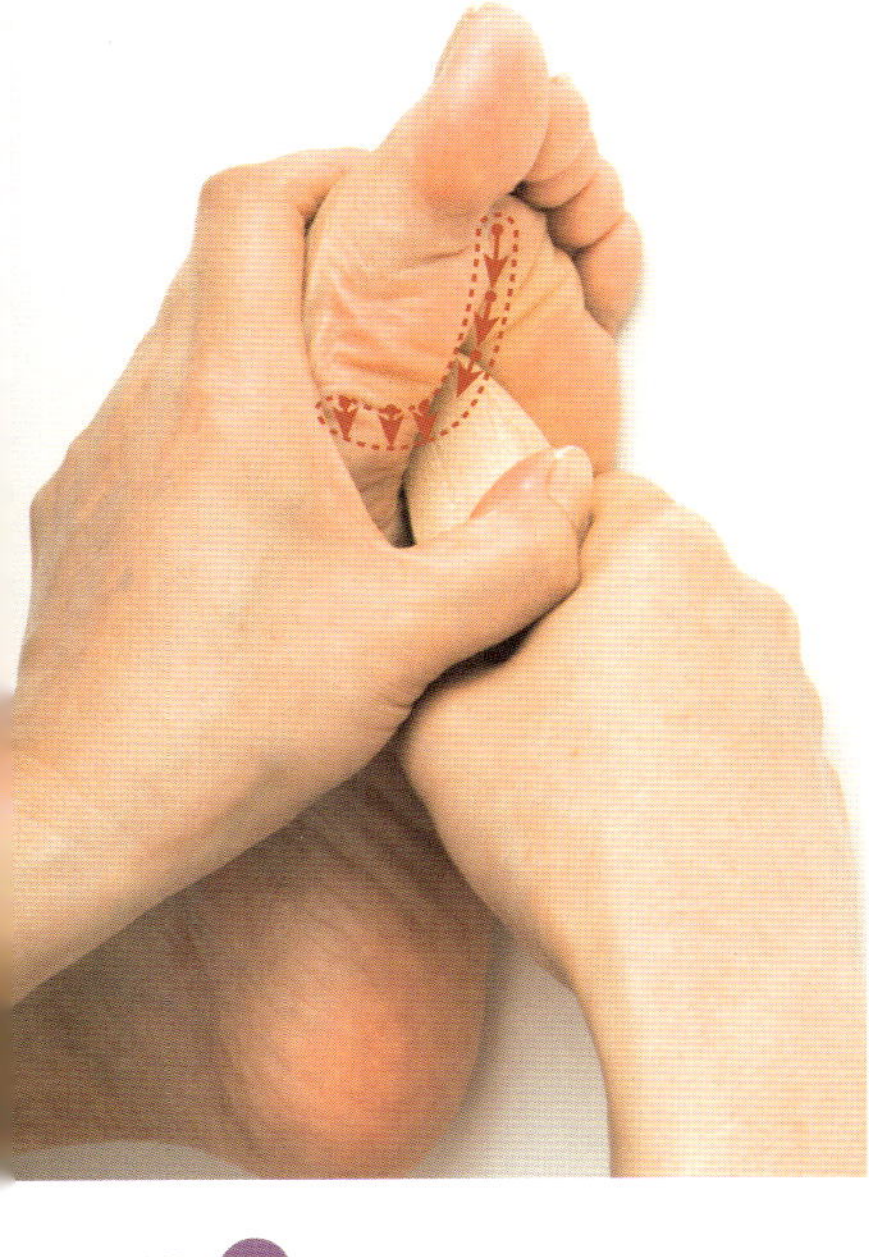

甲状腺をもむ

「甲状腺」の反射区は、親指と人さし指の間からJの字を描くように伸びています。母指球にこびりついた毒をはがしていくイメージで、かかとの方向に小刻みにかき出します。

もむ順番

準備もみ

リンパ腺 3 ＆ 基本ゾーン 5

＋

甲状腺

突然、倒れないために 血管を強くする

老化した赤血球を壊し、血液の質を良くして血管を丈夫にする「脾臓」の反射区を丁寧にもみ崩し、かき出します。また、脳の血管が破れて出血する、脳出血やくも膜下出血などの脳血管疾患を予防するために、ふだんから親指にある「大脳」の反射区をよくもみほぐす習慣をつけておくとよいでしょう。

ココをもみます！

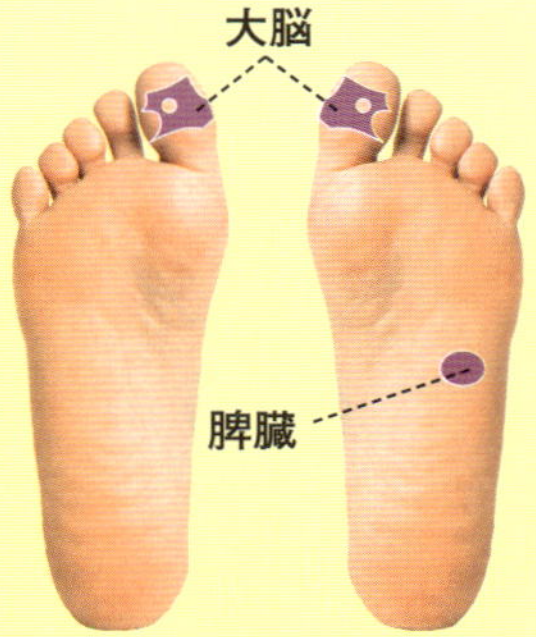

もむときの姿勢

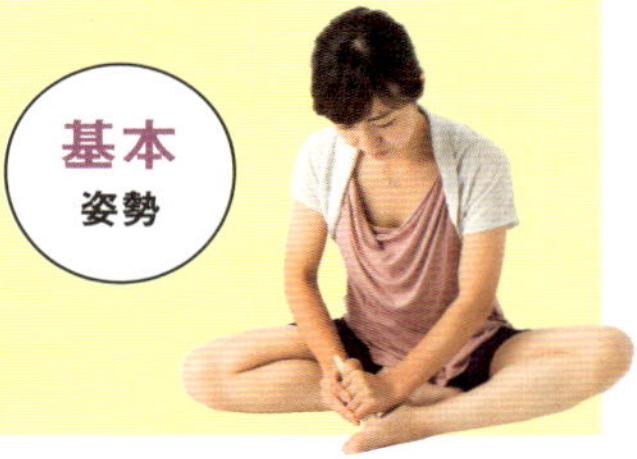

もみ方

STEP 1

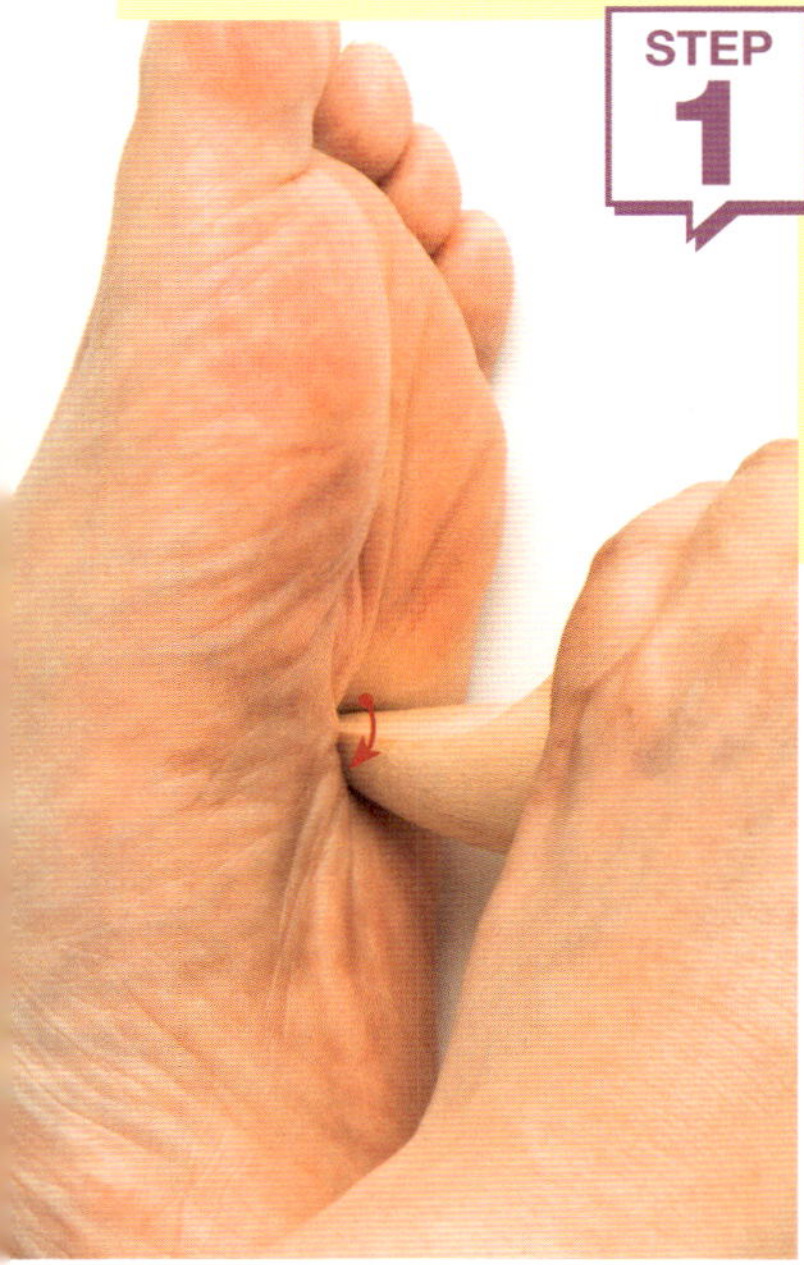

脾臓をもむ

左足にある「脾臓」の反射区は、かかとの方向に向かって下に掘り出すようにもみ崩し、かき出しましょう。

STEP 2

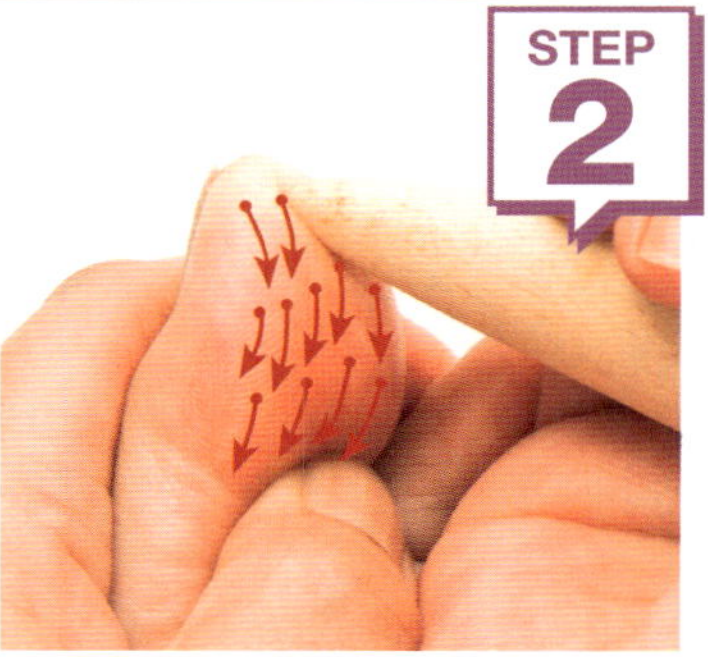

大脳をもむ

片方の手で足の甲と親指を固定し、棒の細い側の面を使って「大脳」の反射区を指の先端から付け根に向かって細かくもみ崩します。

もむ順番

準備もみ

リンパ腺 3 & 基本ゾーン 5

＋

STEP 1 脾臓

STEP 2 大脳

のどの痛みやかすれ声に

のどを強くする

ココをもみます！

体調を崩すとすぐのどが痛くなる人、声が枯れやすい人、声がガサガサになりやすい人は、足の甲にある**「声帯・のど・気管」**の反射区をよくもみ崩します。親指と人さし指の腱がしっかり見えるようになるまでもみ崩しましょう（P17③参照）。

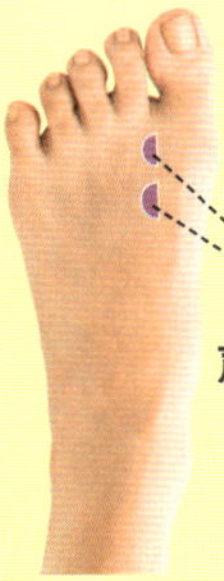

もむときの姿勢

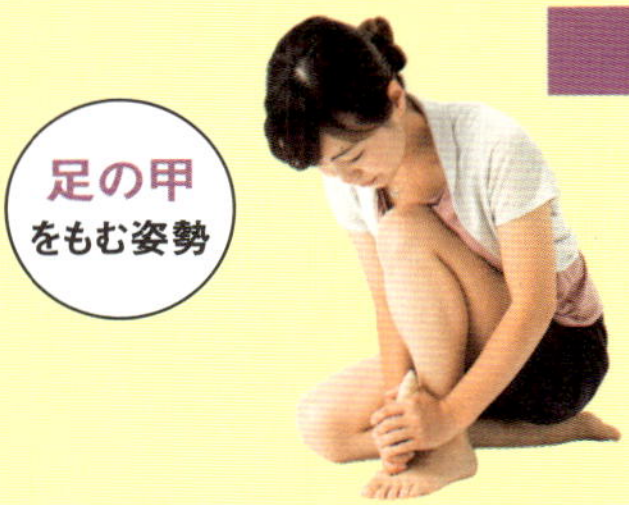

もみ方

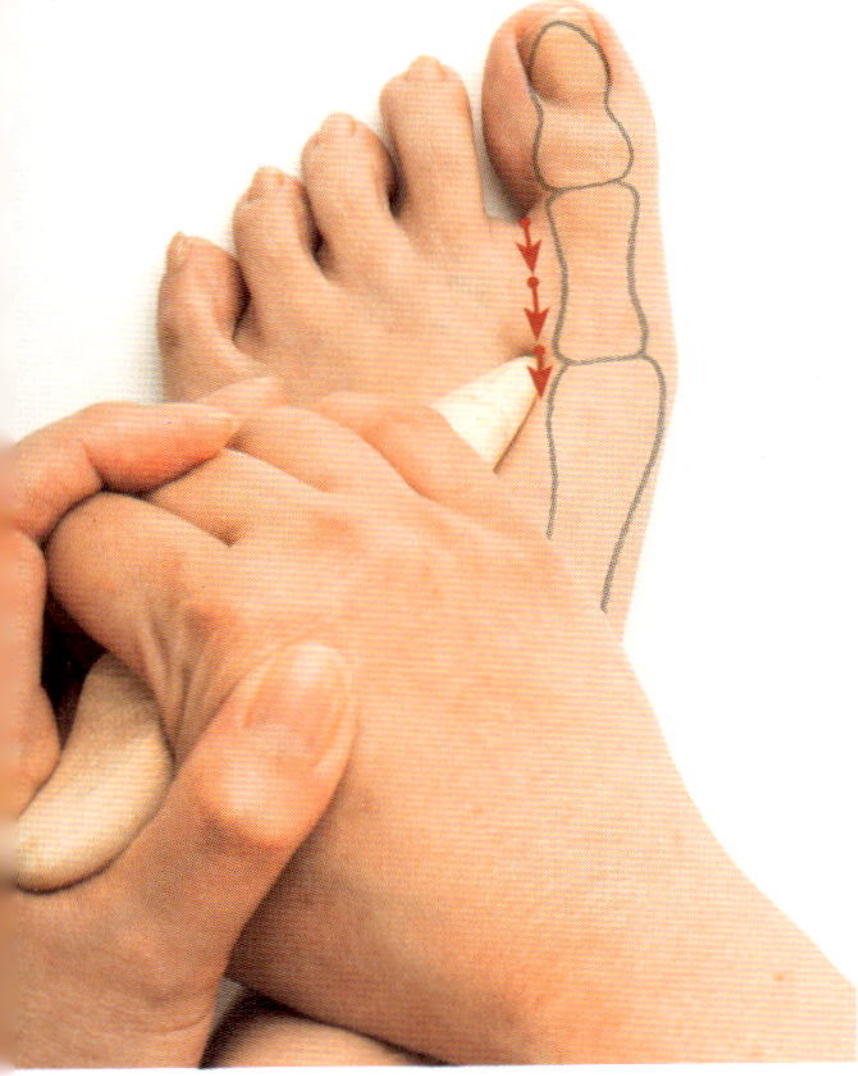

声帯・のど・気管をもむ

足の甲の親指と人さし指の間に**「胸部リンパ腺」**の反射区があり、この反射区内の、親指に沿った2カ所に位置するのが**「声帯・のど・気管」**の反射区です。2カ所に限らず、親指の骨を意識しながら、足首側に向かって掘るようにもみ崩していきましょう。

もむ順番

準備もみ

リンパ腺 3 & 基本ゾーン 5
＋
声帯・のど・気管

認知症予防

65歳以上の10人に1人がかかるといわれる

「前頭洞」「大脳」の反射区に毒が溜まると記憶力が低下しやすいので、指に溜まった毒をしっかりもみ崩します。「脳下垂体」をもんでホルモンバランスを整えることで、脳の働きも活性化します。かかとにある「生殖腺」も認知症予防には欠かせない反射区です。

ココをもみます！

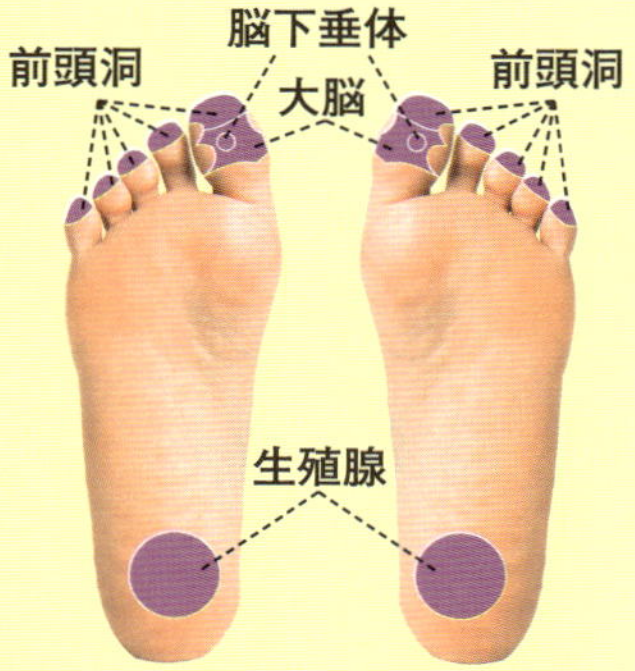

もむときの姿勢

基本
姿勢

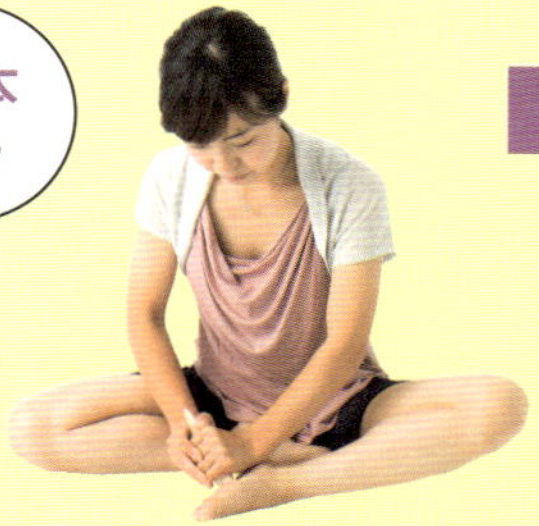

STEP 1

もみ方

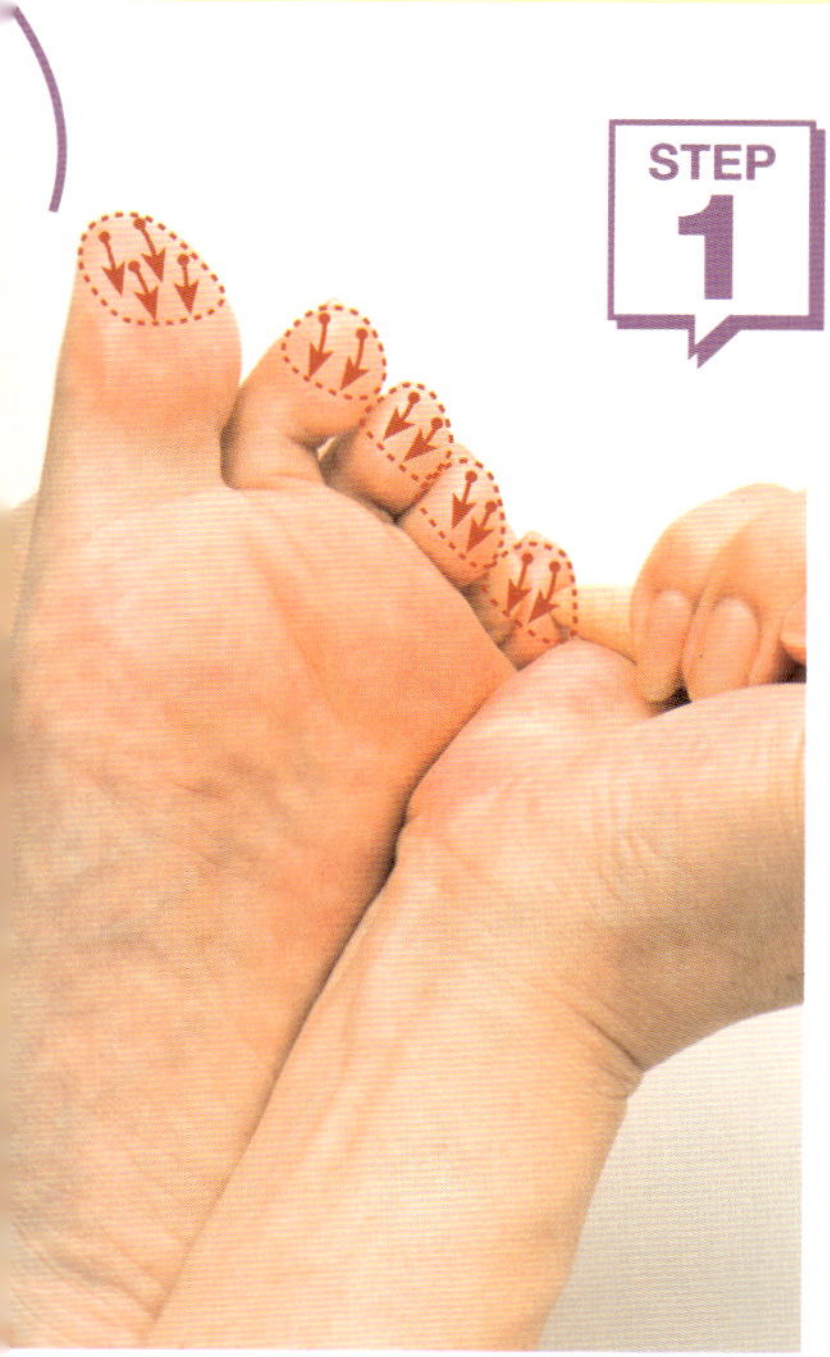

前頭洞をもむ

「前頭洞」の反射区は5本の指の先端に位置し、右の前頭洞は左足、左の前頭洞は右足にあります。爪のきわから指の腹に向かって、棒の細い側の面を細かく押し込んで、もみ崩し、かき出します。

もむ順番

準備もみ

リンパ腺 3 & 基本ゾーン 5

＋

STEP 1 前頭洞

STEP 2 脳下垂体・大脳

STEP 3 生殖腺

STEP 2 脳下垂体・大脳をもむ

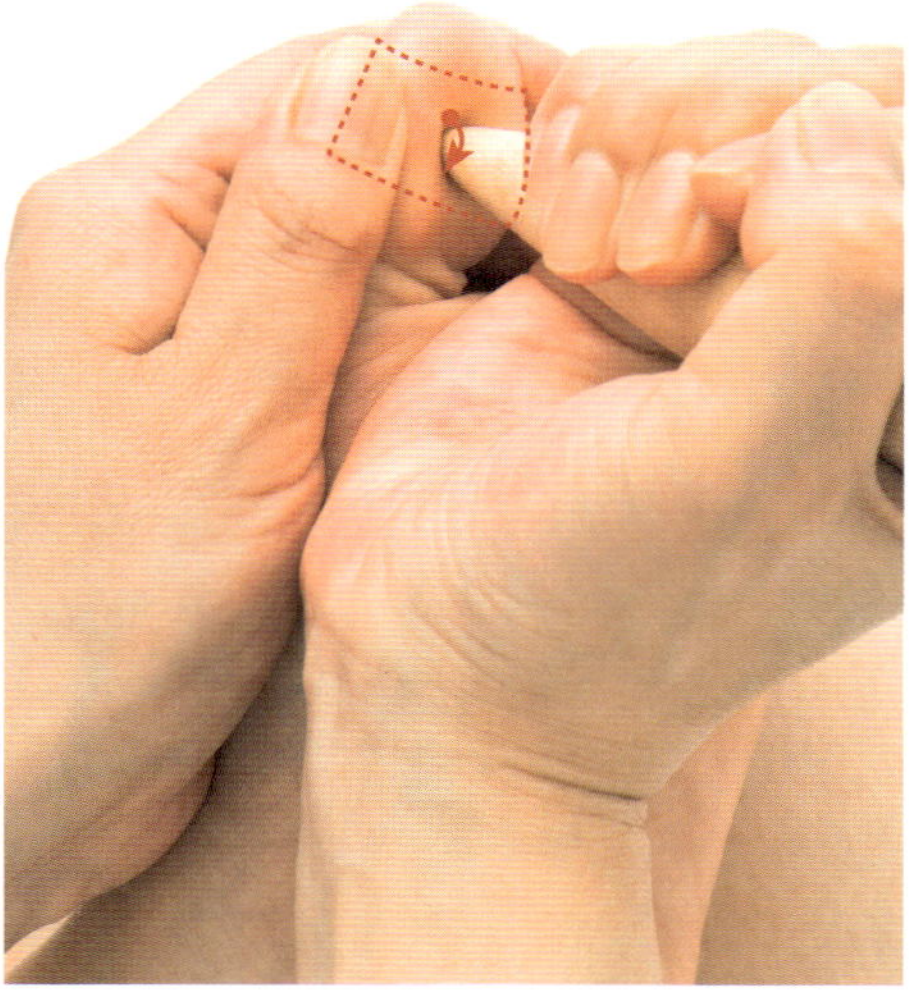

親指の中央にある「脳下垂体」の反射区に棒の細い側の面を当て、もう一方の手で親指を動かないように支えながら、念入りにもみ崩します。続いて、親指の腹全体（「大脳」の反射区）を指先から指の付け根に向かってもみ崩し、かき出します。

STEP 3 生殖腺をもむ

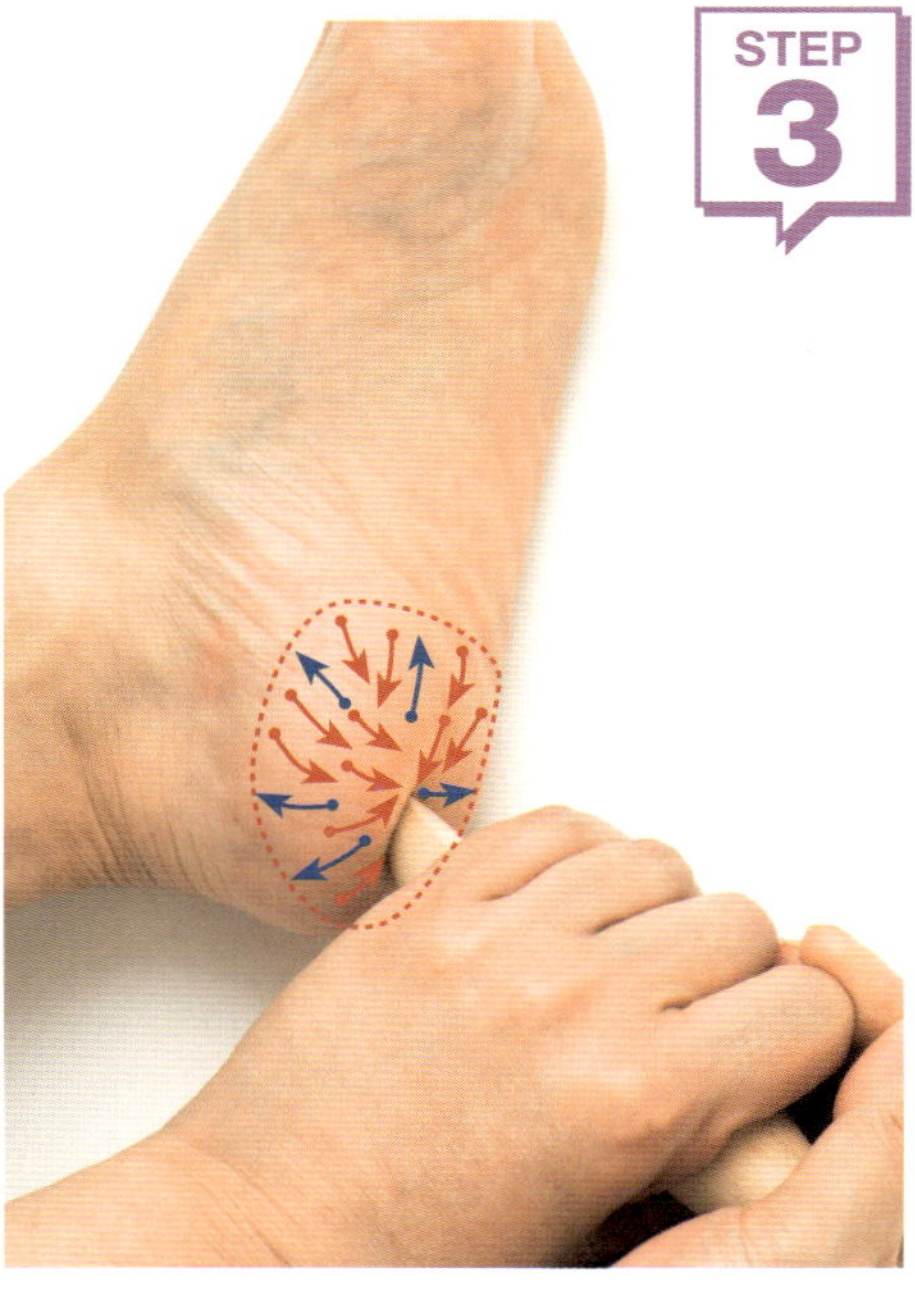

「大脳」の反射区に毒が溜まると「生殖腺」にも溜まりやすくなり、記憶力が低下します。かかとを一回り小さくするつもりで骨から毒をはがすようにもみ崩しましょう。

●→の方向でも
←●の方向でもOK

忘れっぽくなったり
記憶力の低下を感じたら
ここで紹介している
反射区をよーくもんで、
軟らかくしましょうね！

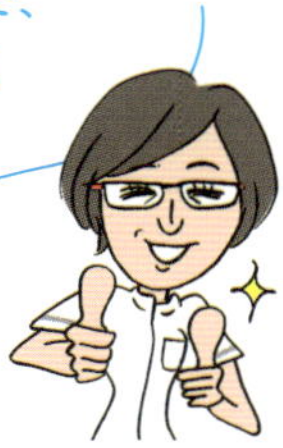

がんの予防・改善に、足もみで「闘える体」をつくろう

当院に来られるがんの方たちは、放射線治療や抗がん剤など、病院での治療と並行して足もみを実践されています。特に、乳がんの方が多いですね。

足もみは自分でもできます。仕事や子育て、介護などと両立させながら自宅で闘病中のときも、病院に入院しているときでも、食後と点滴中以外ならいつでもできます。

準備もみで体温を上げて免疫力を上げる

まずは準備もみで、足の付け根から太もも、膝、ふくらはぎ、足首と、下半身全体をしっかりもんで体を温めましょう。がんの予防や改善で重要なことは、免疫力を高めることです。そのためには、準備もみで血流を改善して体温をアップすることが重要です。

リンパの反射区を重点的にもみほぐす

次に「上半身リンパ腺」「下半身リンパ腺」「胸部リンパ腺」のリンパ腺3を重点的にもみほぐしてください。当院に来られるがんの方たちも、リンパの反射区がパンパンに膨らんでいることが多

く、皆さん痛がります。その後、「基本ゾーン5」をもんで、毒を流す出口と道筋を整えていきます。

とにかく痛い反射区を丁寧にもむ

リンパ腺3と基本ゾーン5をもんだ後は、足全体をもんでみて、とにかく痛い反射区をもみほぐします。硬い部分、痛い部分は毒が溜まり、機能が低下している証拠。毒をかき出し、軟らかくなるまでもみ崩しましょう。

私たちも、がんの方の足をもむときは「必ず良くなりますように」と、祈るような気持ちで、リンパ腺3の反射区や硬くなった反射区をもみほぐしています。

足もみで、がんと闘える体を一緒につくっていきましょう！

足もみKMRのがんの通院者数

乳がん	**101**名
肺がん	**28**名
子宮がん	**25**名
胃がん	**20**名
前立腺がん	**8**名
大腸がん	**19**名
甲状腺がん	**7**名
卵巣がん	**14**名
舌がん	**4**名
食道がん	**7**名
肝臓がん	**9**名
膵臓がん	**1**名
直腸がん	**1**名
膀胱がん	**1**名
悪性リンパ腫	**8**名
血液のがん	**3**名
胸腺がん	**2**名
骨がん	**1**名
その他	**24**名
累計	**283**名

※2018年7月現在

乳がん

日本女性に最も多いがん

ココをもみます！

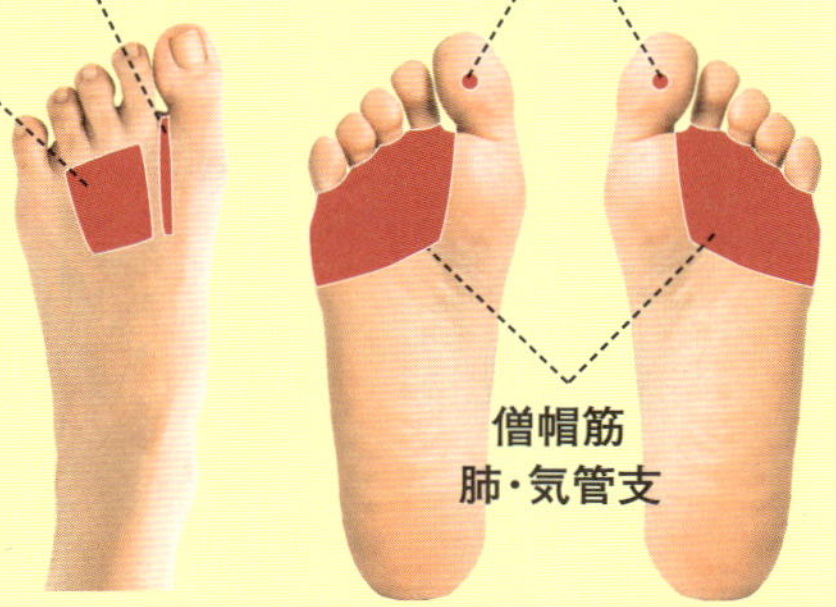

乳がんの予防や改善に有効な**「胸部リンパ腺」**や**「胸（乳房）」**、内分泌機能を高める**「脳下垂体」**、さらに**「僧帽筋」**や**「肺・気管支」**など胸周りの反射区も刺激し、毒をかき出します。

もむときの姿勢

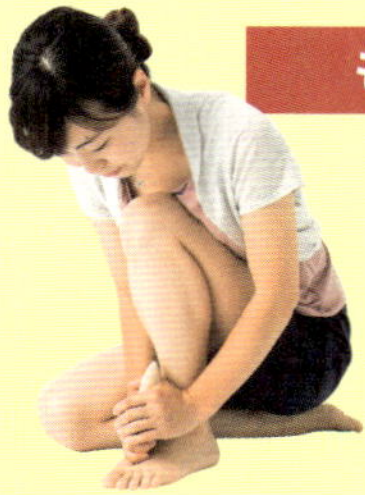

足の甲
をもむ姿勢

STEP 1 もみ方

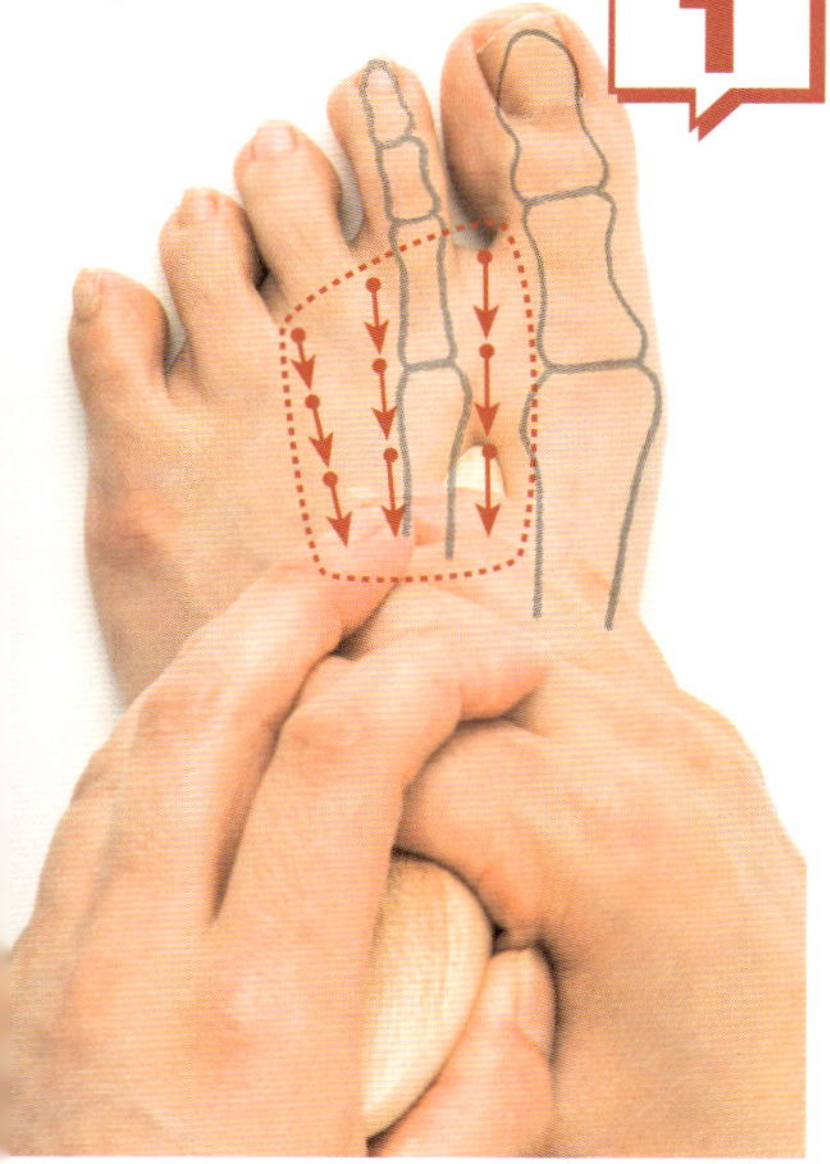

胸部リンパ腺をもむ

胸（乳房）をもむ

親指と人さし指の骨の間にある**「胸部リンパ腺」**に棒をグッとさし込み、指の付け根の第二関節から、第三関節の手前までかき出していきます。**「胸（乳房）」**は人さし指と中指、中指と薬指の骨の間にあります。**「胸部リンパ腺」**と同様にかき出します。

もむ順番

準備もみ

リンパ腺 3 & 基本ゾーン 5

＋

STEP 1 胸部リンパ腺
胸(乳房)

STEP 2 脳下垂体

STEP 3 僧帽筋
肺・気管支

STEP 2

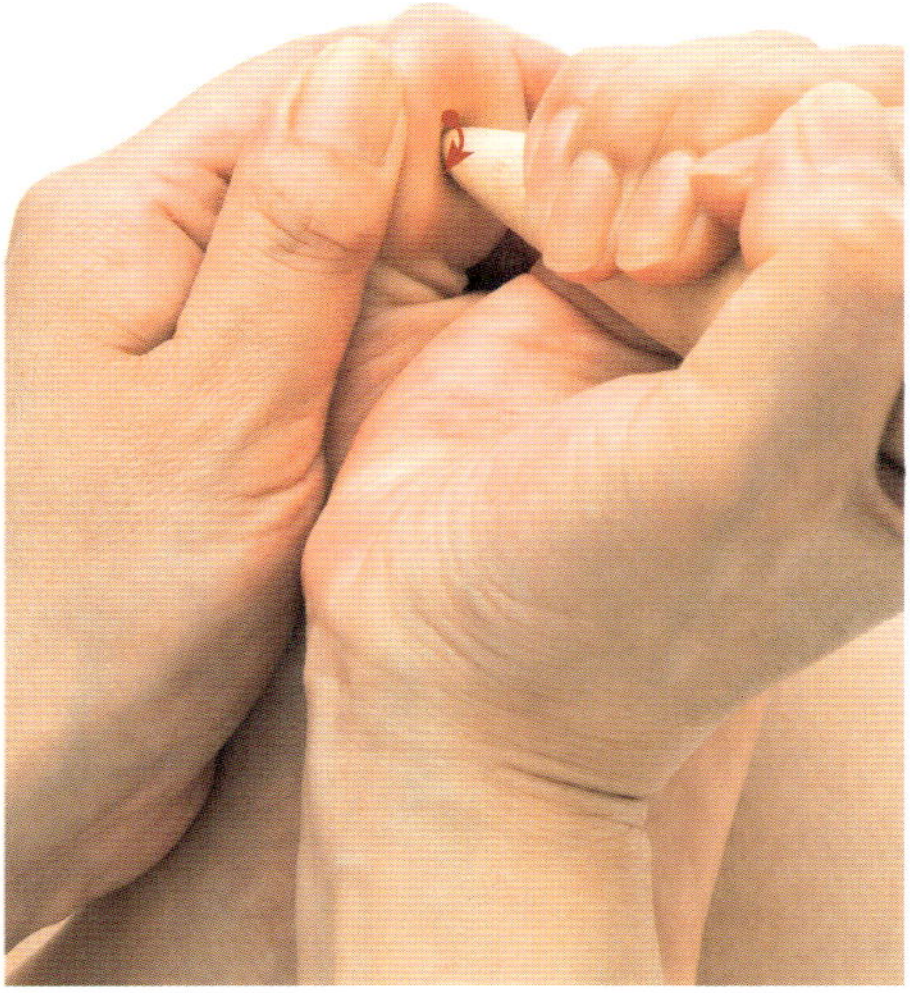

姿勢をチェンジ！

親指
をもむ姿勢

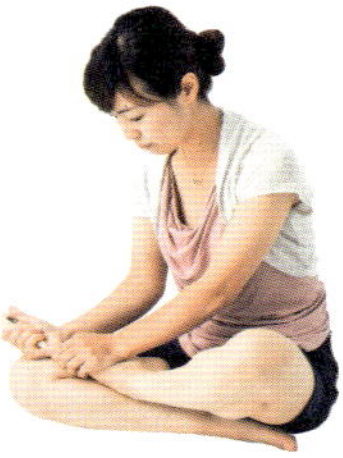

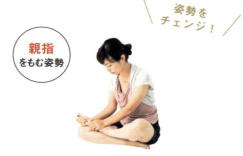

脳下垂体をもむ

親指の中央に位置するのが**「脳下垂体」**の反射区です。棒の細い側の面を当て、もう一方の手で親指を動かないようにしっかり支えながら、念入りにかき出します。

STEP 3

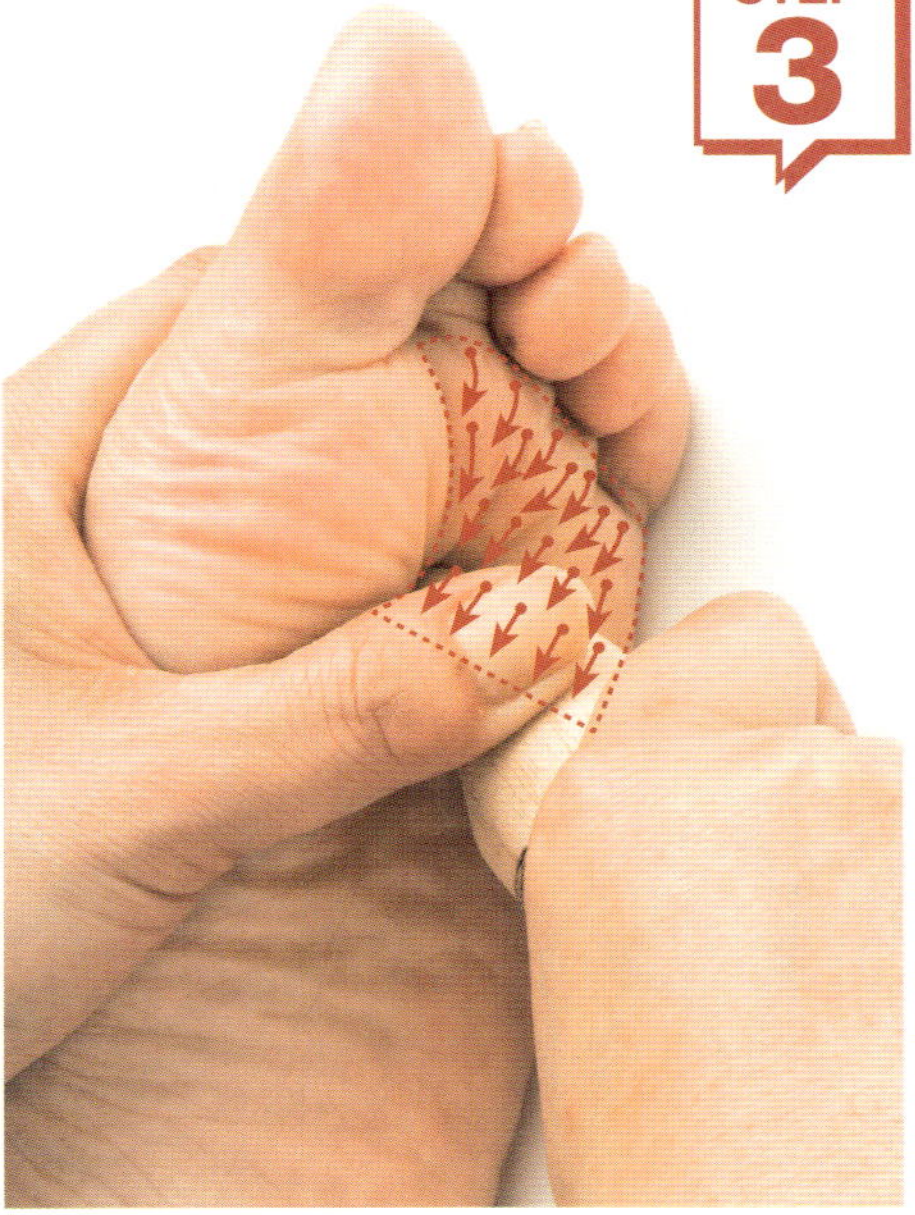

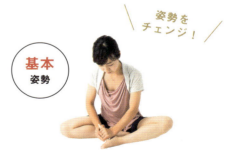

姿勢をチェンジ！

基本
姿勢

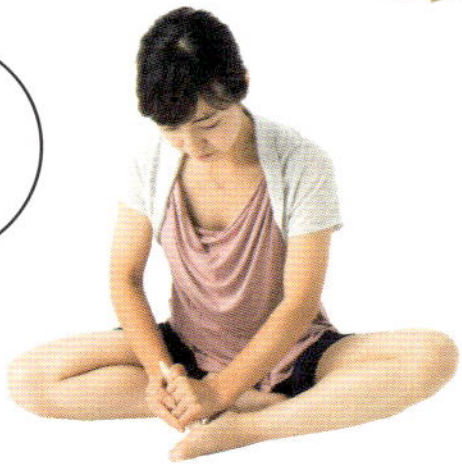

僧帽筋をもむ

肺・気管支をもむ

「僧帽筋」の反射区は、人さし指から小指までの足の付け根の下一帯。**「肺・気管支」**は、人さし指から小指までの指の関節部分に広がっています。指の付け根のきわからしっかりとかき出していきましょう。

消化器系の反射区全般をもみ崩す

胃がん・食道がん

ココをもみます！

「準備もみ」と「基本もみ」を十分に行った後に、**「食道」**の反射区と、すぐ下の**「胃」**の反射区を丁寧にもみ崩します。この部分が軟らかくなり、もんでも痛くなくなるまでもむことが大切です。この反射区は、胃炎や胃潰瘍、消化不良などの消化器の症状にも効果的です。

※免疫力を高める**「小腸・大腸」**(P129) も合わせてもみ崩すとさらに効果がUP!

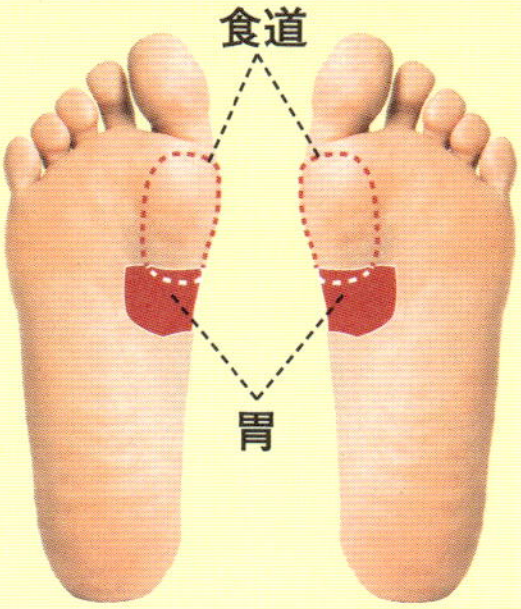

もむときの姿勢

基本
姿勢

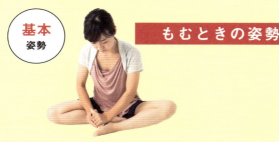

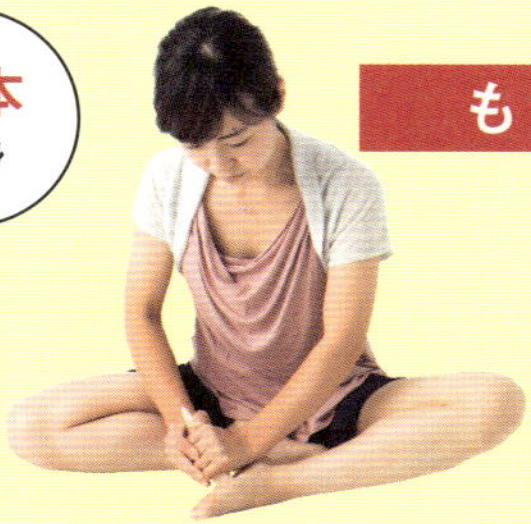

もみ方

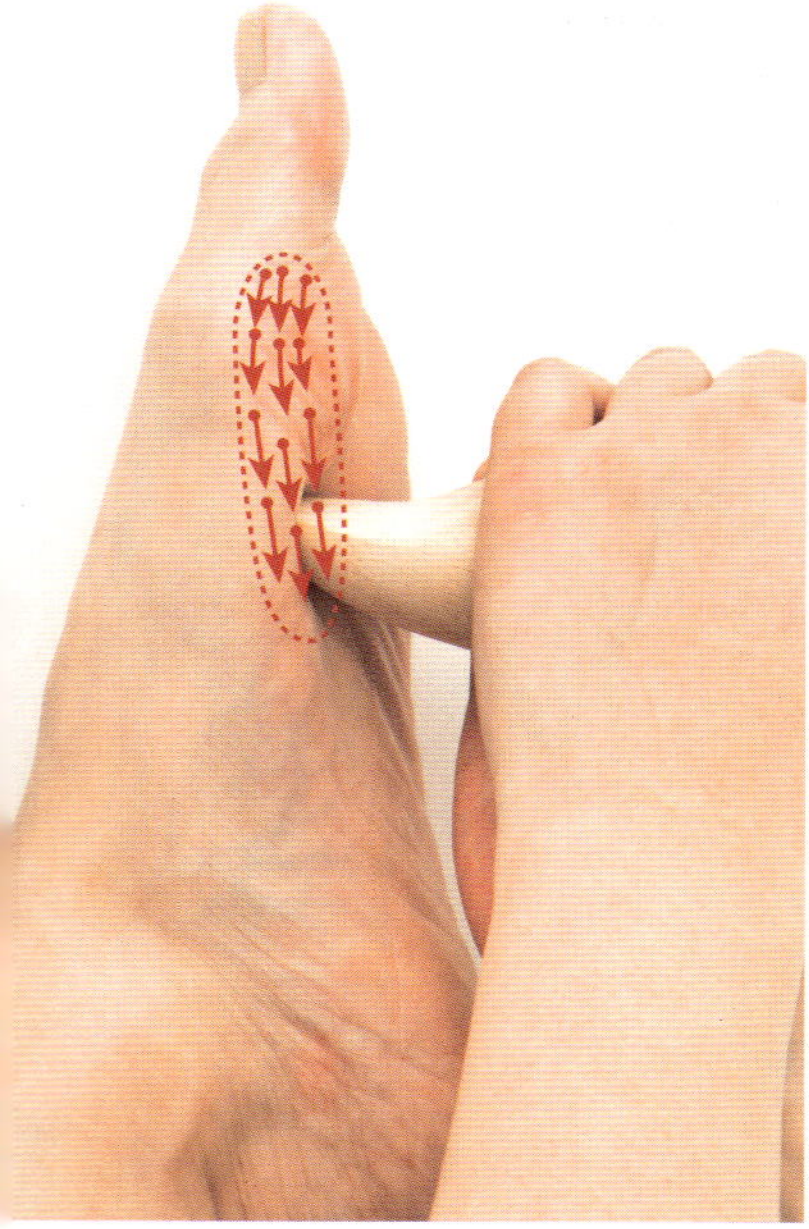

食道・胃をもむ

親指の下の母《ぼ》指《し》球《きゅう》の一帯が**「食道」**の反射区です。母指球の下のきわが**「胃」**の反射区です。親指の付け根側からかかとに向かって、毒をかき出していきます。

もむ順番

準備もみ

リンパ腺 3 & 基本ゾーン 5

＋

食道・胃

近年、増加傾向にあるがん

腎臓がん

ココをもみます！

「準備もみ」と「基本もみ」を十分に行った後に、**「腎臓」**の反射区を丁寧にもみ崩します。基本もみにも登場する腎臓は、血液のろ過や尿の排泄、血圧コントロールなどに関わる重要な臓器なので重点的にもみ崩し、かき出します。膀胱炎や尿もれなどの尿トラブルにも効果的です。

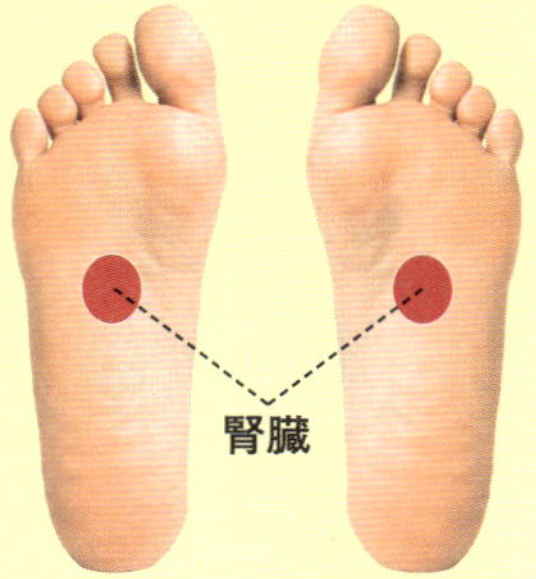

もむときの姿勢

基本
姿勢

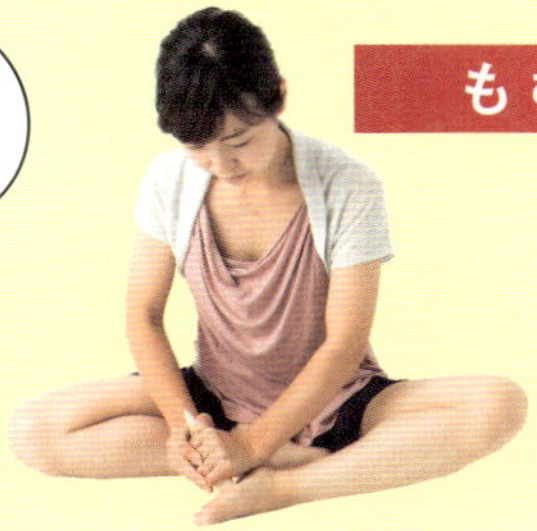

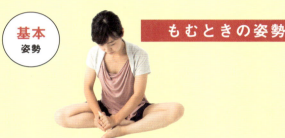

もみ方

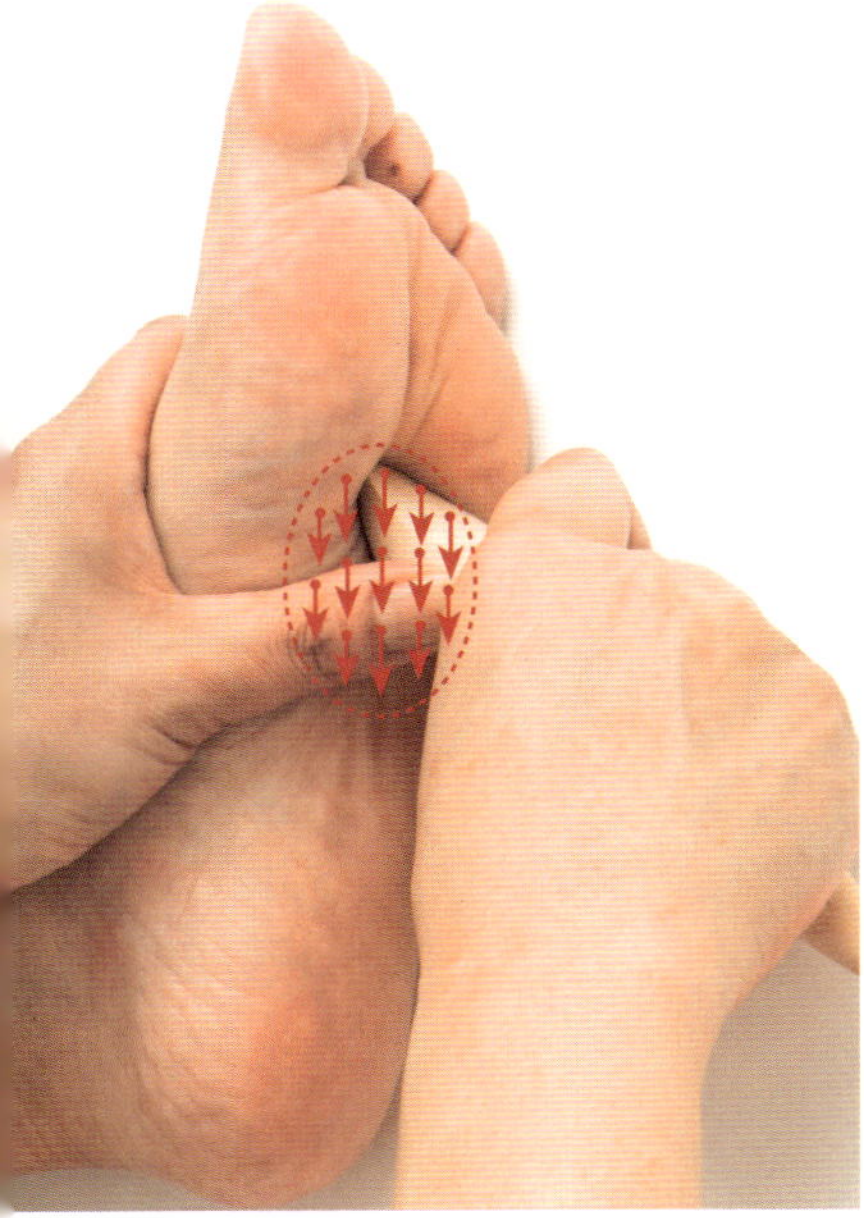

腎臓をもむ

「腎臓」の反射区は足裏のほぼ中央にあります。かかとの方向に向かって棒で掘ってかき出し、棒をずらしてまた掘ってかき出す、というイメージでもみ崩しましょう。

もむ順番

準備もみ

リンパ腺 3 ＆ 基本ゾーン 5
＋
腎臓

肺がん

呼吸器系の反射区を重点的にもむ

ココをもみます！

「準備もみ」と「基本もみ」を十分に行った後に、**「肺・気管支」**の反射区を徹底的にもみほぐします。同時に、足の甲にある**「胸（乳房）」**（P124）の反射区も一緒にもみ崩しておくといいでしょう。この反射区は、ぜんそくや気管支炎、咳など、呼吸器のトラブルにも効果的です。

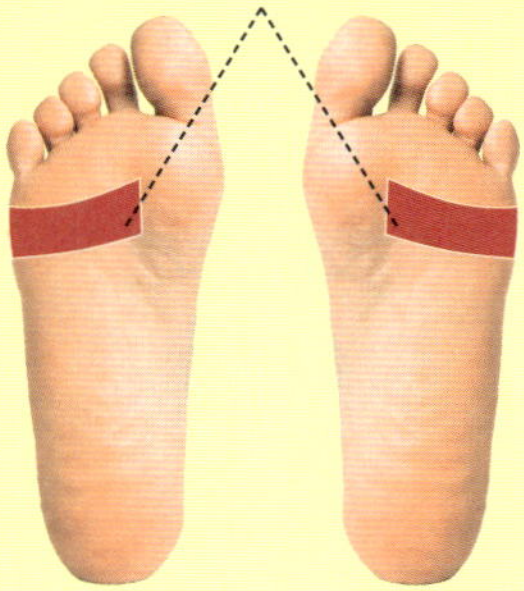

もむときの姿勢

基本
姿勢

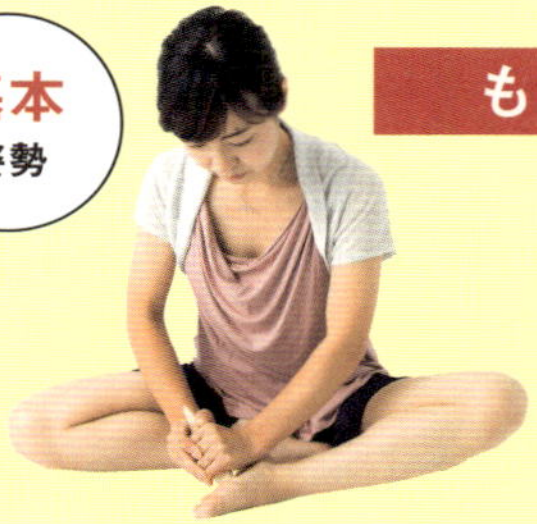

もみ方

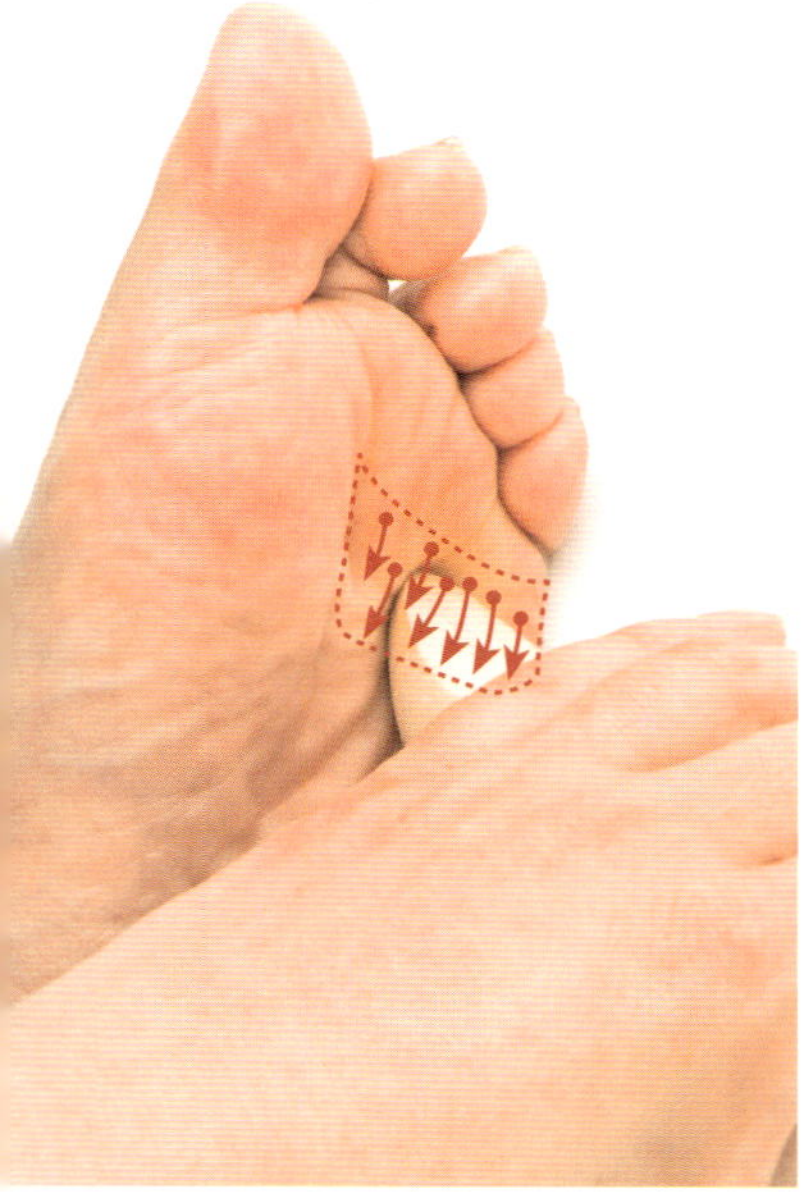

肺・気管支をもむ

「肺・気管支」の反射区は、足の人さし指から小指までの指の関節部分に広がっています。かかとの方向に毒を流していきます。

もむ順番

準備もみ

リンパ腺 3 & 基本ゾーン 5

＋

肺・気管支

気づかないうちに進行しやすい 大腸がん

ココをもみます！

「準備もみ」と「基本もみ」を十分に行った後に、**「小腸・大腸」**の反射区を徹底的にもみほぐします。がんに対峙する免疫細胞のほとんどが腸に集中しているといわれるので、がん予防の意味でも、ここをしっかりもんでおきましょう。便秘や腸ポリープにも効果的です。

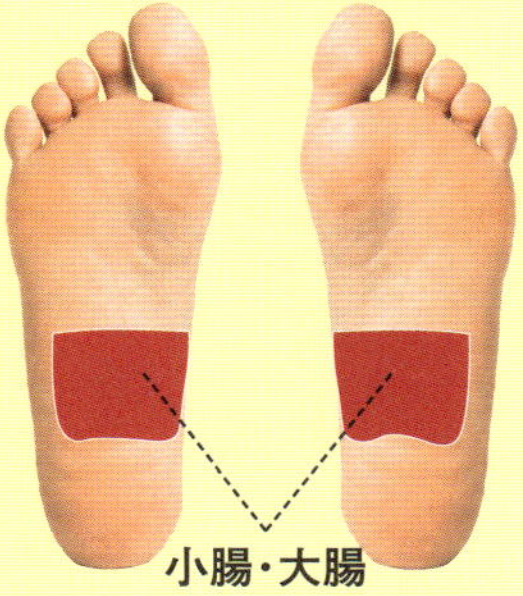

もむときの姿勢

基本
姿勢

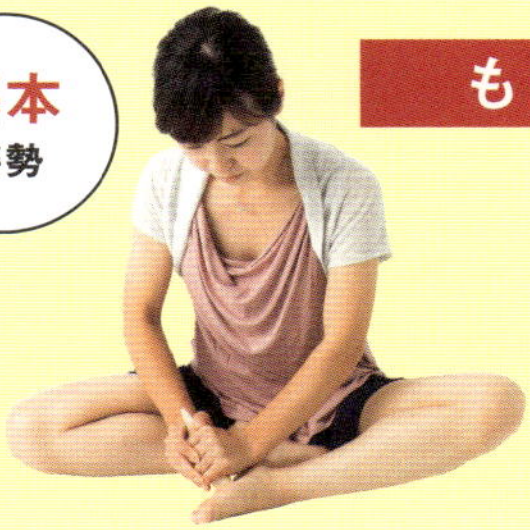

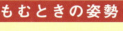

もみ方

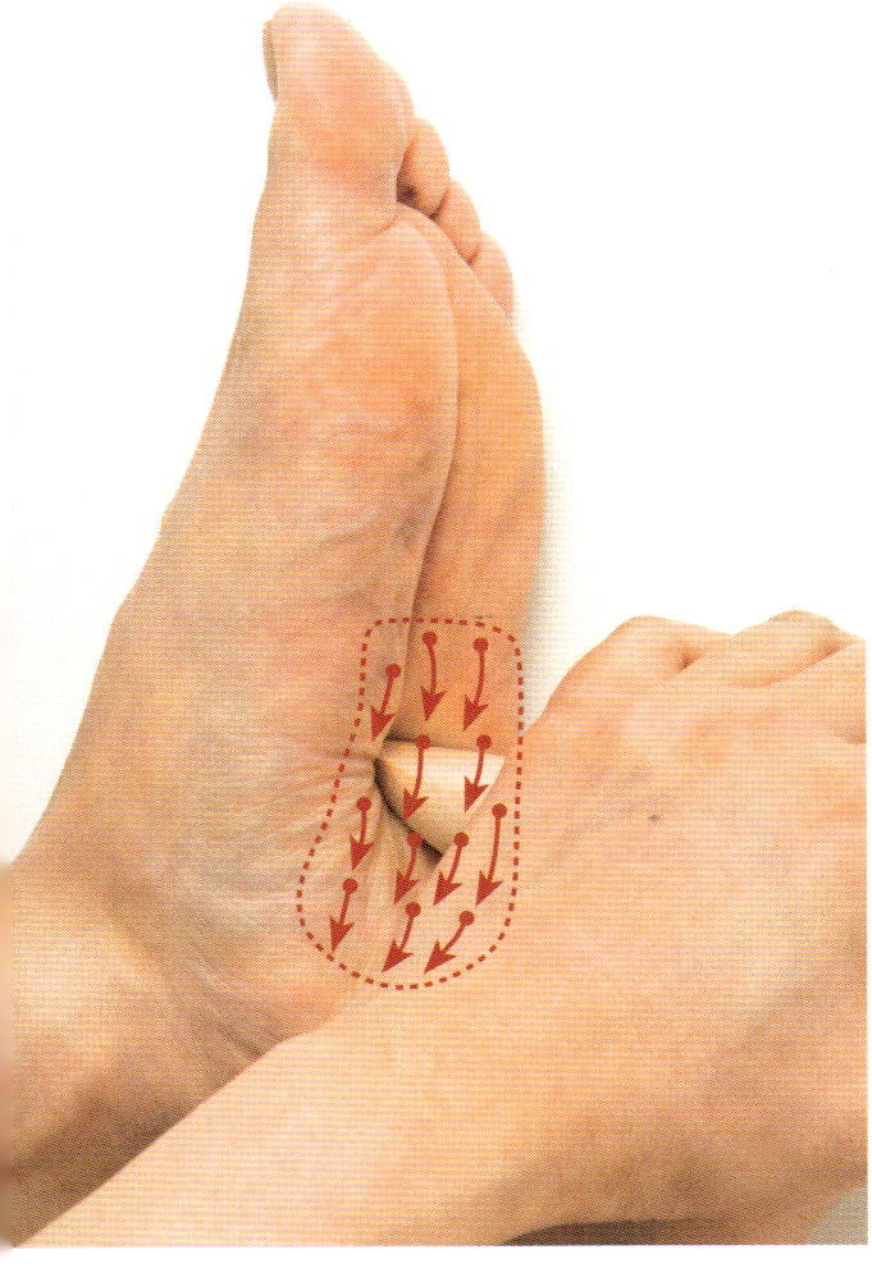

小腸・大腸をもむ

「小腸・大腸」の反射区は、足裏の中央から下側にある広い面です。かかとに向かって毒をかき出すように、棒を小刻みに動かしながら、すき間なくもみ崩し、かき出しましょう。

もむ順番

準備もみ

リンパ腺 3 & 基本ゾーン 5
＋
小腸・大腸

更年期以降の女性に多い

子宮がん

ココをもみます！

「準備もみ」と「基本もみ」を十分に行った後に、**「子宮」**の反射区を徹底的にもみ崩します。併せて、かかとや足首周りに集中している**「卵巣・輸卵管」「腓骨筋」「生殖腺」**(P80～81）などの婦人科系の反射区も丁寧にもみ崩しましょう。生理痛や生理不順、子宮や卵巣の疾患にも効果的です。

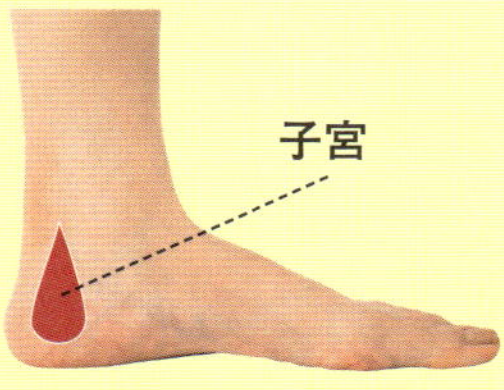

もむときの姿勢

基本
姿勢

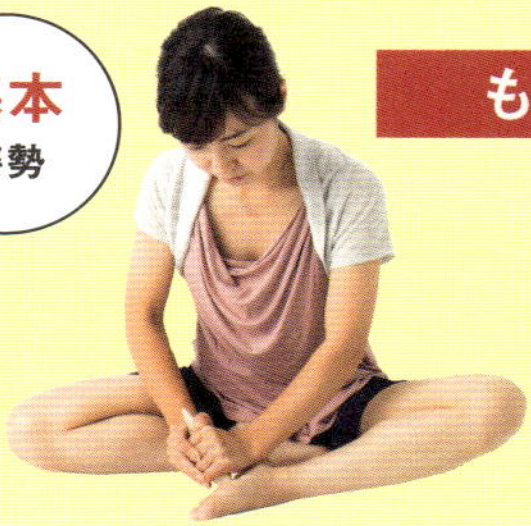

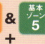

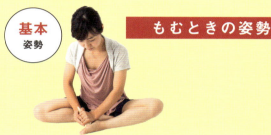

もみ方

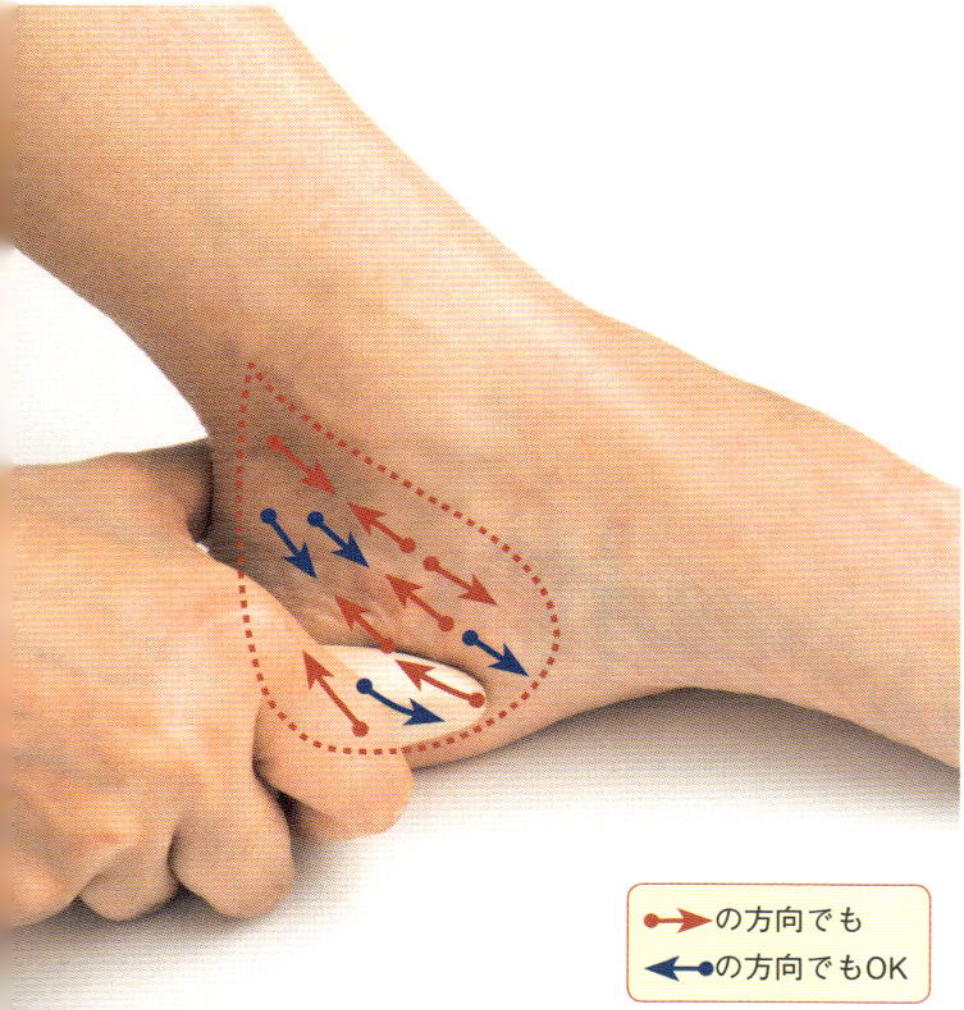

子宮をもむ

「子宮」の反射区は、かかとの内側にあります。棒を持った手の親指でアキレス腱をつかみ、かかとの骨から毒をはがすようなイメージで基本的には下から上にもみ崩します（もみにくければ、上から下へでもOK）。

もむ順番

準備もみ

リンパ腺 3 & 基本ゾーン 5

＋

子宮

免疫力を上げて副作用に負けない体に

抗がん剤の副作用緩和

ココをもみます！

リンパ腺3

①上半身リンパ腺
↓
②下半身リンパ腺
↓
③胸部リンパ腺

＋

基本ゾーン5

①膀胱
↓
②尿道
↓
③腎臓＋④腹腔神経叢
↓
⑤輸尿管
↓
最後にもう一度
①膀胱＋②尿道

現在がん治療中の方は、抗がん剤や放射線治療などを受ける前後に、「準備もみ」をして、「基本もみ」のリンパ腺3＋基本ゾーン5を徹底的にもみ崩しましょう。血流を良くし、免疫力を上げて吐き気や食欲不振、だるさなど、つらい副作用を和らげる作用があります。もみ方はP42からを参照。

Column

＼ 抗がん剤による脱毛に ／

髪が再生する「みかん酒」

抗がん剤の副作用で脱毛がある方に、育毛液としてとても好評です。作り方はとても簡単です。みかんの皮（へたを除く）だけを、清潔なびんに入れ、日本酒（安価なものでOK）を注いで2週間ほど寝かせます。その上澄みをスプレー容器に入れて、頭皮にスプレーするだけ。おすすめです！　質の良い髪になったと大変喜ばれています。

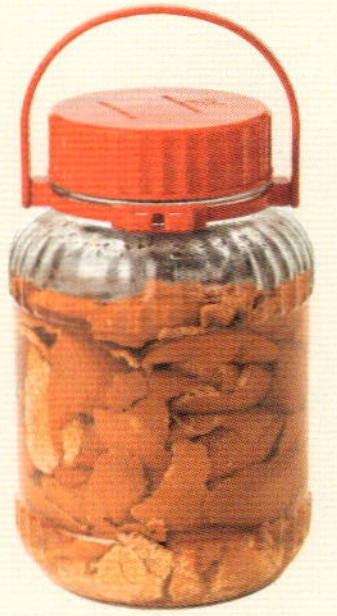

原液では刺激が強いと感じた場合は、水で薄めてから使用しましょう。

体験談 5

先生の〝良くなるよ〟という言葉が私の希望になりました

2016年12月24日、私は胃がんの告知を受けました。夏から気になる症状はあったのですが、当時私は看護学校での実習中で忙しかったため、検査を後回しにしていたのです。

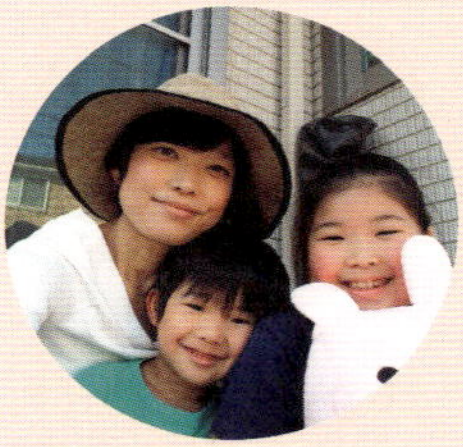
齋藤美菜子さん（42歳）

大学病院で胃カメラとCT造影検査を行い、すぐに治験の治療を受けることを勧められました。審査腹腔鏡という検査で腹腔内に腹膜播《ふくまくは》種《しゅ》がなければ治験を受けられるのですが、私の腹腔内には米粒大の播種が4〜5個も。検査後の説明で「手術はできない」と言われ、その時点でステージ4と診断されました。家族は、「腹膜播種は抗がん剤が効きにくいので、治療を行っても余命は半年から1年」と説明を受けていたそうです。

私は自分の病気について調べ、その中でスキルス胃がん腹膜播種の症状が1年で落ち着いたという人のブログを発見。その人が参考にしていた『がんが消えた奇跡のスムージーと毎日つづけたこと』（林・恵子著／宝島社刊）という本を読むと、頻繁に足つぼマッサージに通っている記録があったのです。もしかしたら足つぼマッサージがいいのではないかと思い、早速足もみKMRを予約しました。

初めて施術をしていただくときは、院長先生による足のチェックがあります。そこでこの病気になってから初めて「しっかり足もみをして老廃物を流せば、病気も良くなるよ」と言ってもらえたのです。病院の先生に「絶対に最後には死ぬ、長生きできない」と心が折れることばかり言われてきた私に、一筋の光が見えたのです。

それからできるだけ足もみKMRに通い、家でも足もみを行いました。とても痛かったけど、施術後は体が軽くなり、調子も良くなりました。院長先生に勧められた植物発酵食品〝美芽〟も飲みました。そのほか、抗がん剤やがん細胞に負けないよう、食事療法や高濃度ビタミンC療法なども行いました。そのおかげで、抗がん剤治療を6クール行った後の審査腹腔鏡検査では腹膜播種が消えていて、手術が可能に。術後の経過も良く、手術から9日で退院することができました。

見えるがんはなくなりましたが、まだ腫瘍マーカーが少し高いので予断は許さない状態です。抗がん剤治療を継続し、足もみKMRにも毎週通いながら、現在は看護師として働いています。院長先生をはじめ、スタッフの方たちがとても温かく、精神的にもとても支えられました。感謝の気持ちでいっぱいです。まだまだ再発のリスクはありますが、子どもたちが大人になるまで元気に生きていたいです。

糖尿病

合併症が怖い生活習慣病

ココをもみます！

糖尿病の人は、**「すい臓」**の反射区が膨らんでいます。すい臓は血糖値をコントロールするホルモンを分泌するので念入りにかき出しましょう。同時に**「胃」「十二指腸」**の反射区ももみ崩していきましょう。

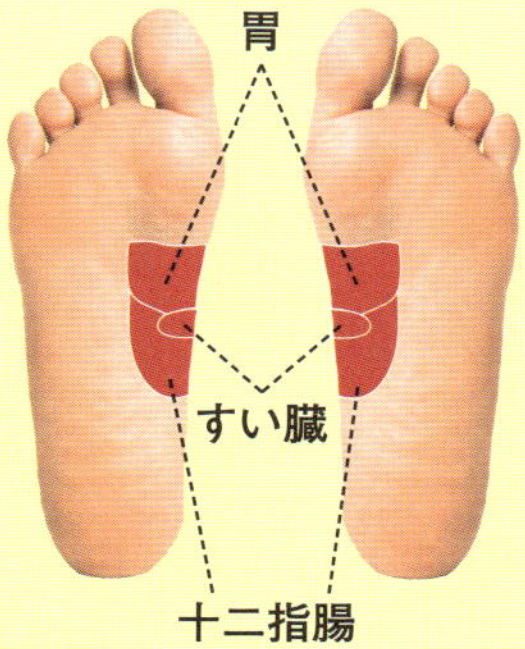

もむときの姿勢

基本
姿勢

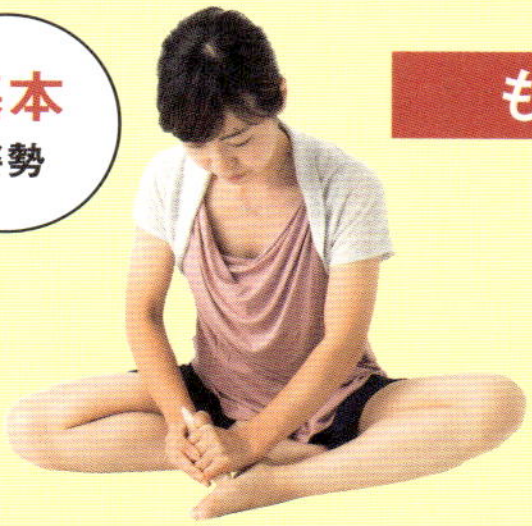

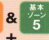

STEP 1

もみ方

胃をもむ

「胃」の反射区は土踏まずの一番上の端（母指球の下のきわ）に位置します。親指の付け根側から、かかと側に向かって、小刻みに掘り込むように、毒をかき出していきます。

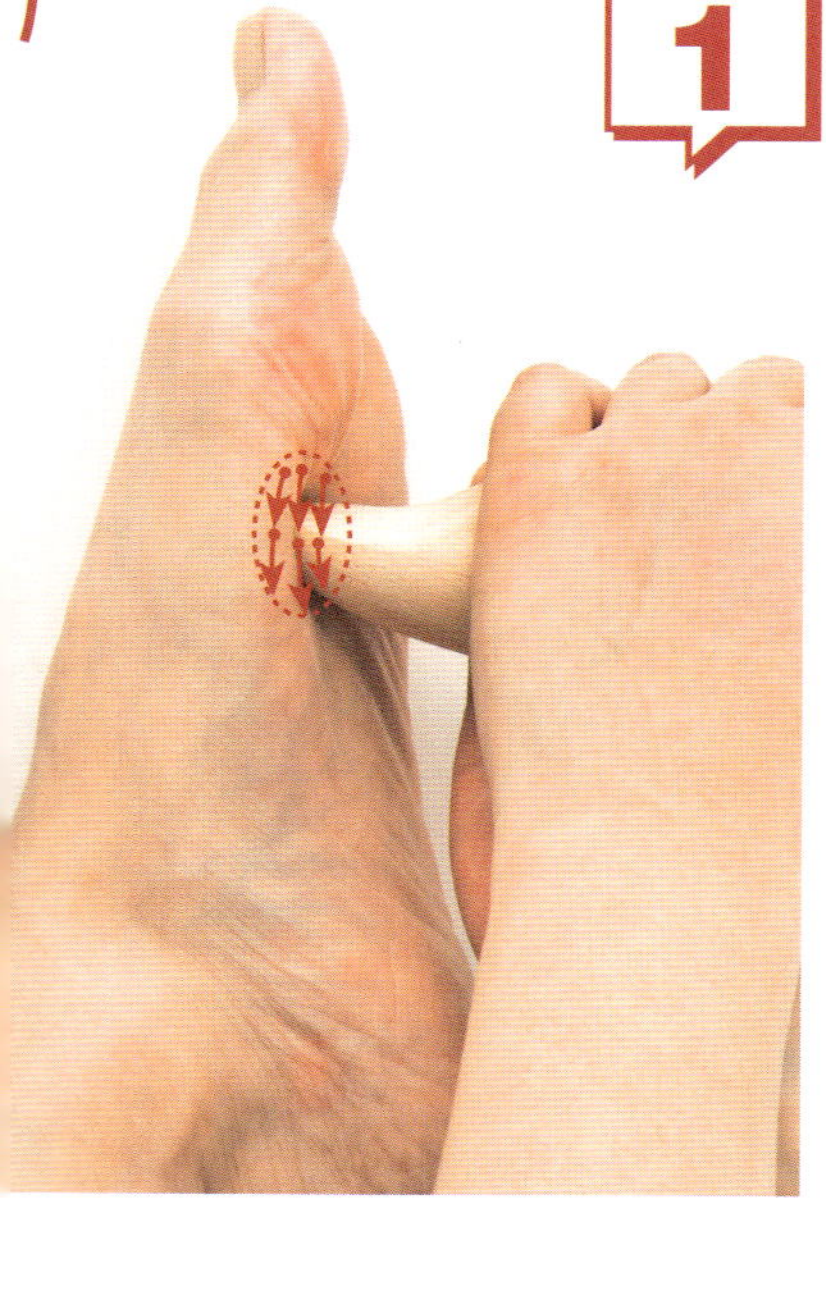

もむ順番

準備もみ

リンパ腺 3 & 基本ゾーン 5

＋

STEP 1 胃

STEP 2 すい臓

STEP 3 十二指腸

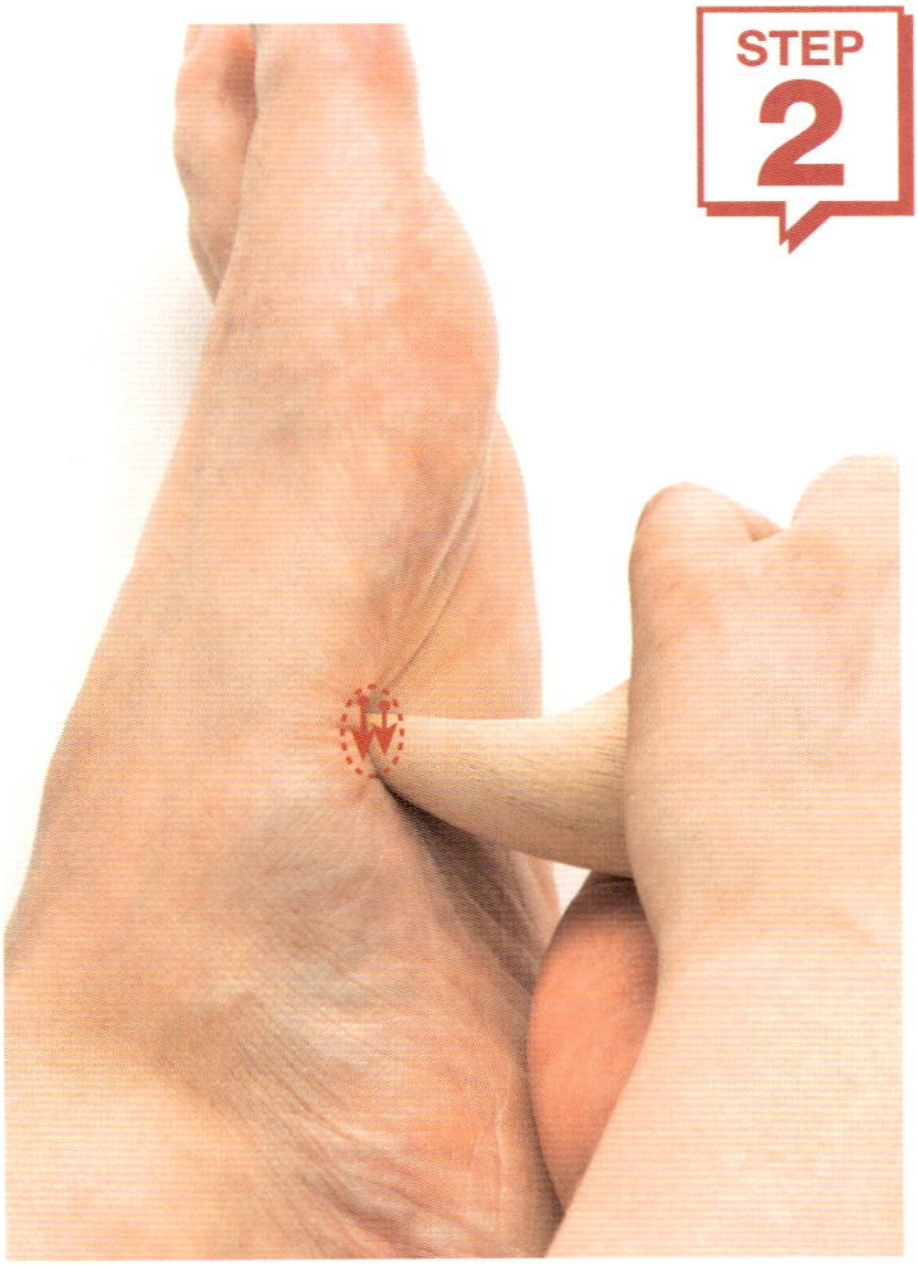

STEP 2 すい臓をもむ

「胃」の反射区のすぐ下に、「すい臓」の反射区があります。ここが膨らんだり痛い人は、糖尿病予備軍。そして、疲れが取れない人。すい臓は、糖質の代謝を上げる働きがあるので、かかと側に向かって徹底的に毒をかき出しましょう。

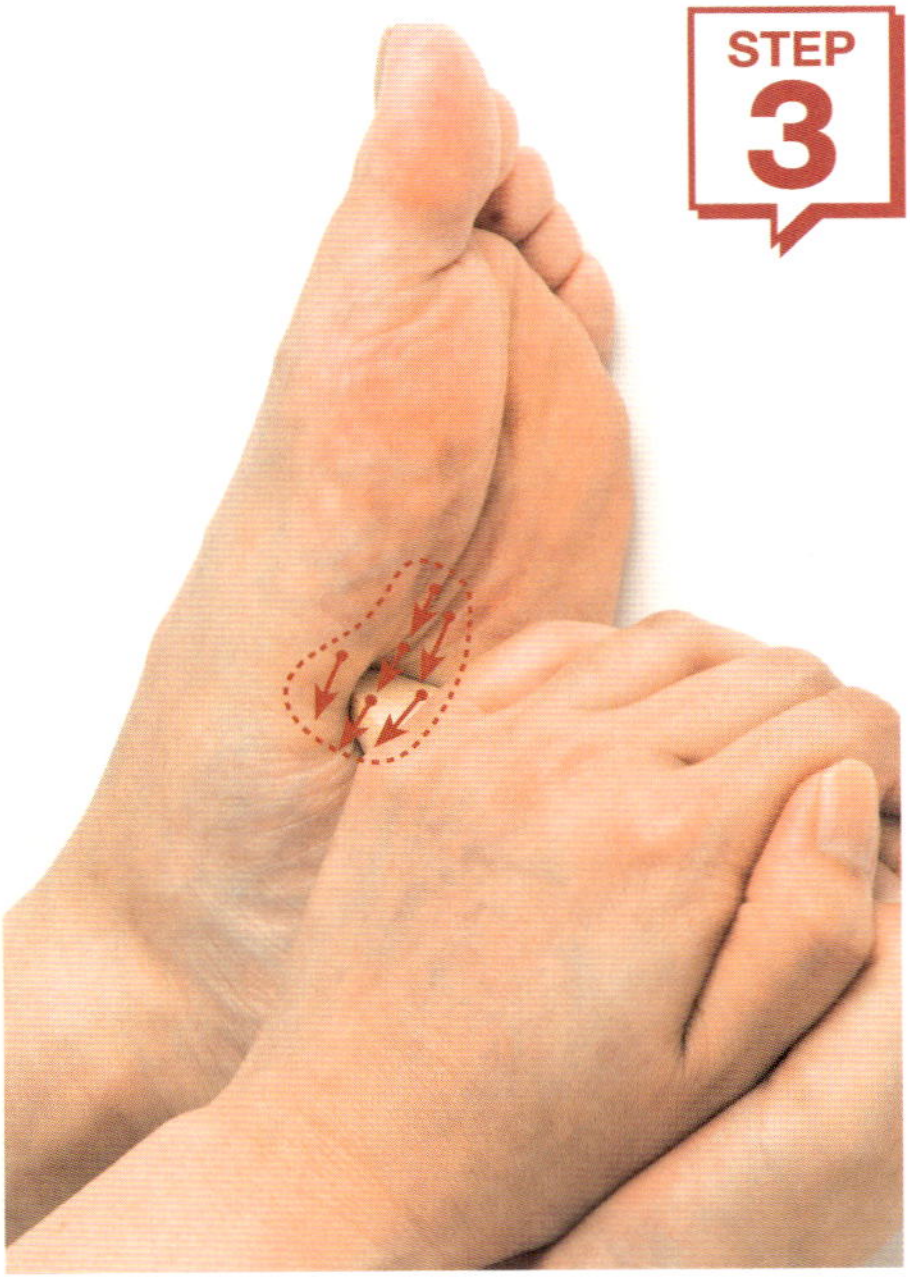

STEP 3 十二指腸をもむ

「十二指腸」の反射区は、「すい臓」の反射区の下半分を囲むように位置します。土踏まずに溜まった毒を残さずかき出すつもりで、しっかりもみ崩しましょう。

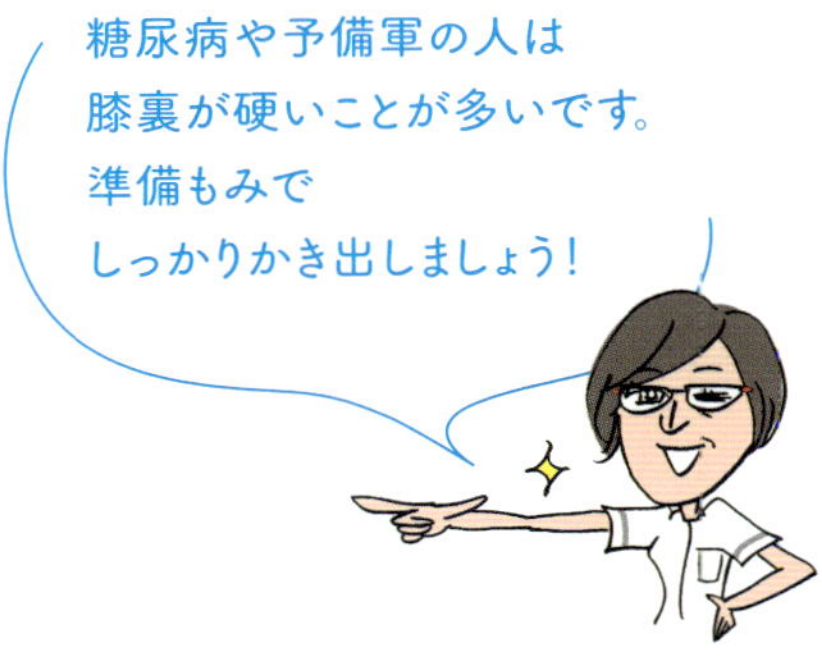
糖尿病や予備軍の人は
膝裏が硬いことが多いです。
準備もみで
しっかりかき出しましょう！

重大な病気につながるリスクも

高血圧・低血圧

ココをもみます！

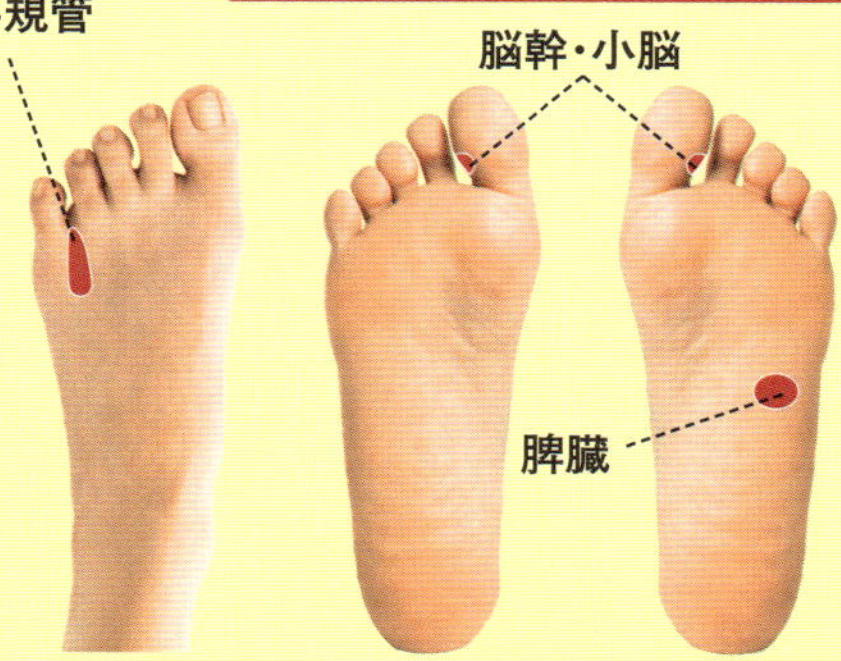

高血圧はもちろん、フワフワするめまいを予防する**「脳幹・小脳」**、立ちくらみ予防のための**「三半規管」**、老化した赤血球を壊し、取り除く**「脾臓」**をしっかり崩しましょう。

※足の小指も血圧に関連しています。痛くなくなるまで、もみ崩すといいでしょう。

もむときの姿勢

基本
姿勢

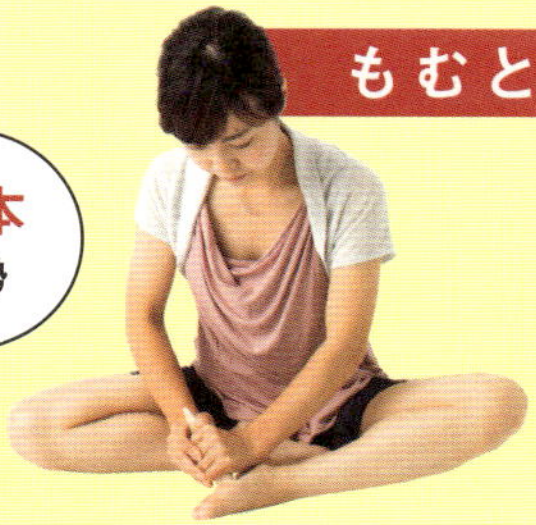

STEP 1

もみ方

脳幹・小脳をもむ

「脳幹・小脳」は親指（内側）の付け根の少し上に位置します。棒の細い側の面を反射区に当て、もう片方の手で足の甲と親指をつかんで固定しながら、上から下へと崩していきます。

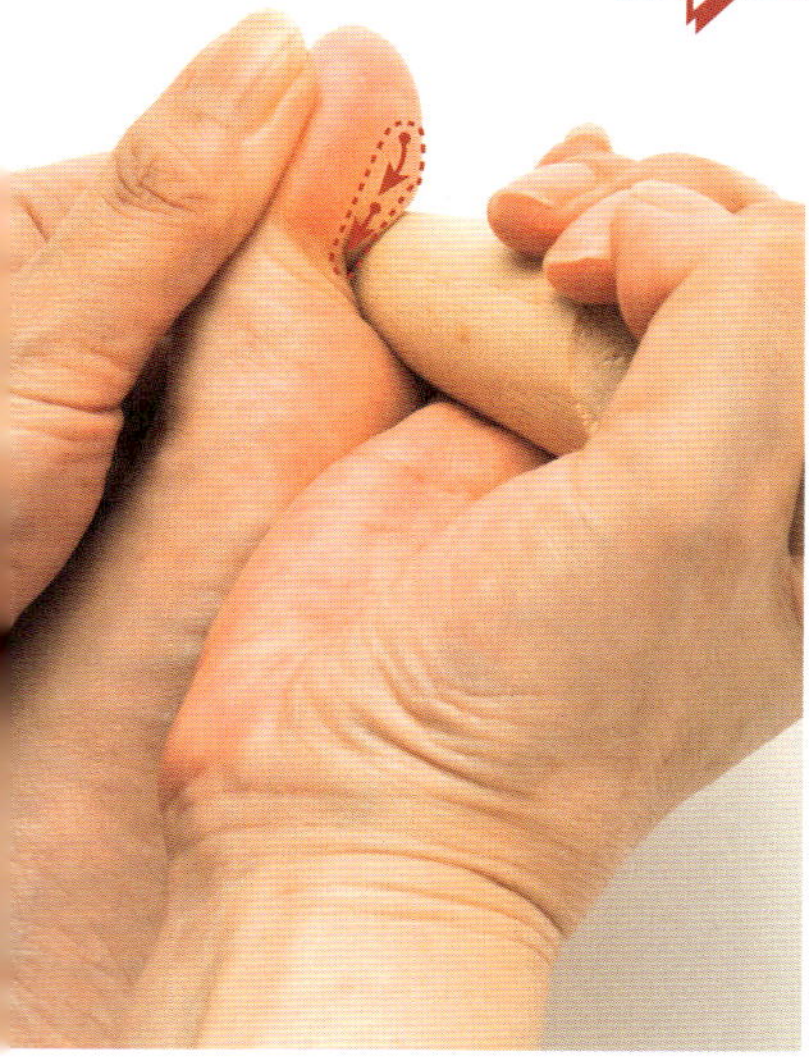

もむ順番

準備もみ

リンパ腺 3 & 基本ゾーン 5

＋

STEP 1 脳幹・小脳

STEP 2 脾臓

STEP 3 三半規管

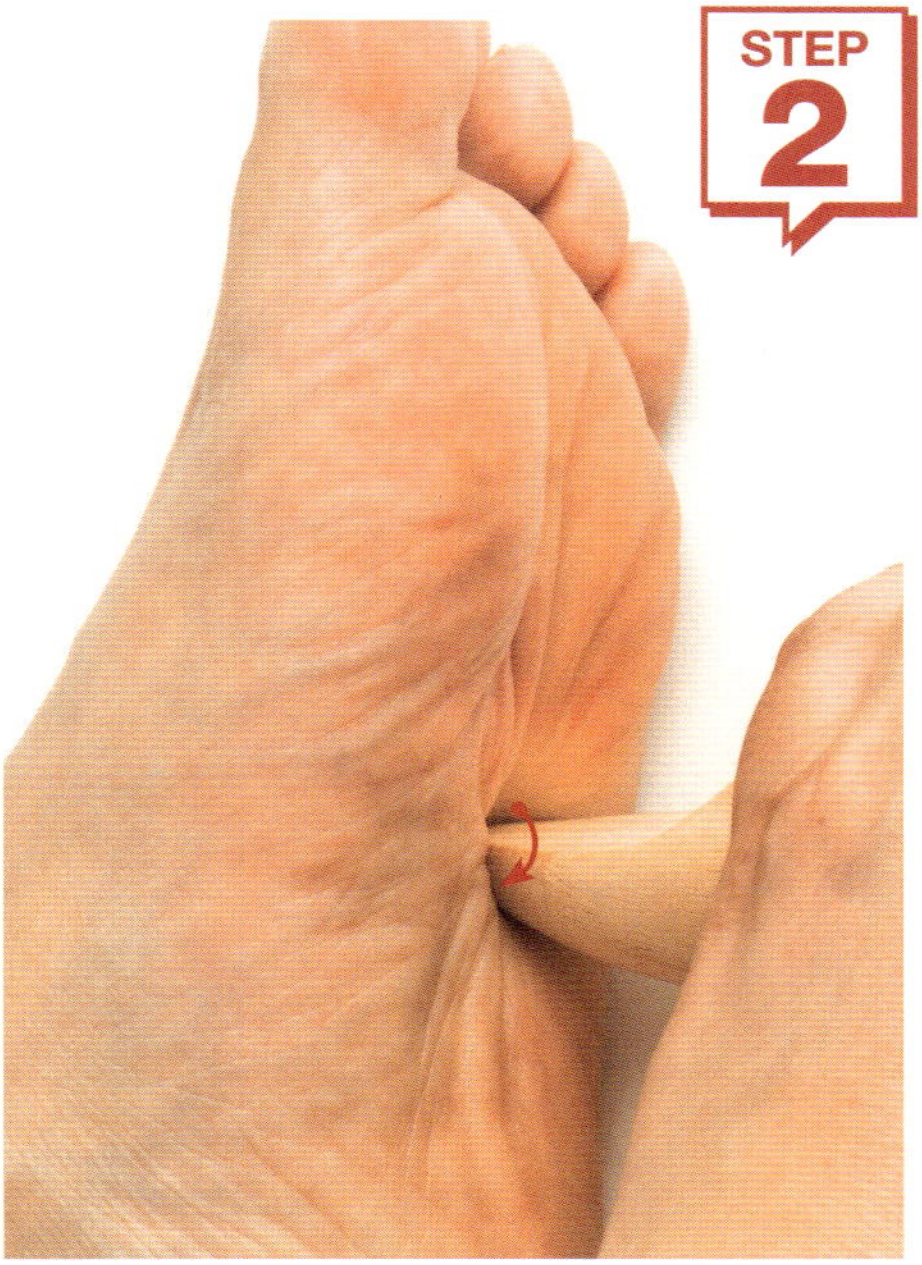

STEP 2

脾臓をもむ

「脾臓」の反射区は左足にしかありません。薬指と小指の間を下へたどったところから、かかとの方向に向かって下に掘るようにかき出します。

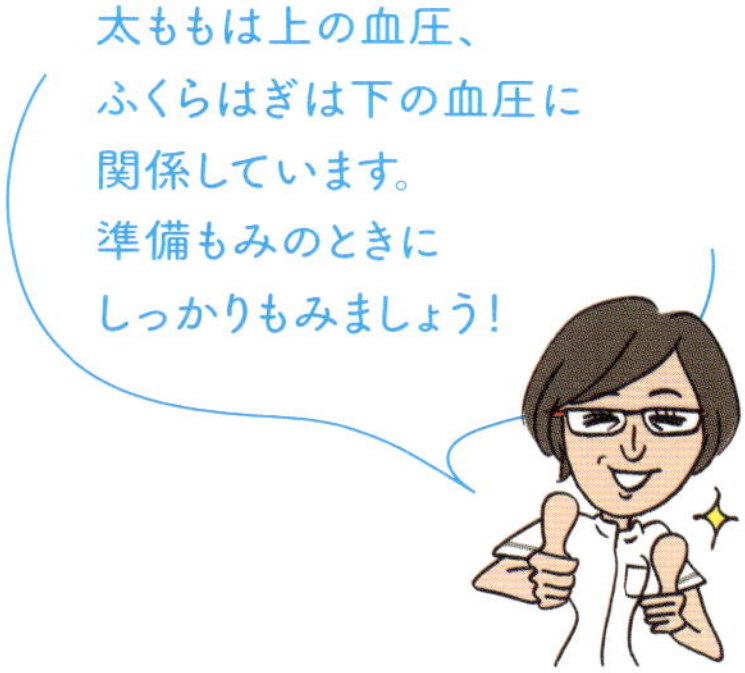
太ももは上の血圧、
ふくらはぎは下の血圧に
関係しています。
準備もみのときに
しっかりもみましょう！

STEP 3

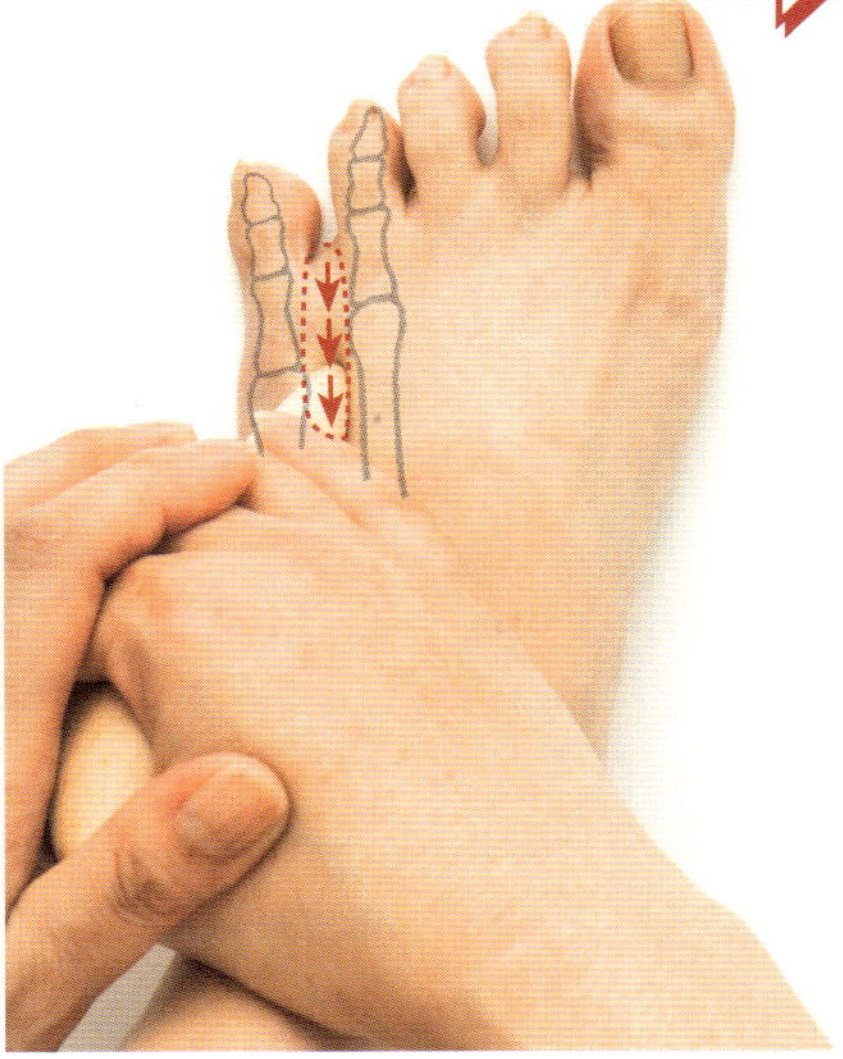

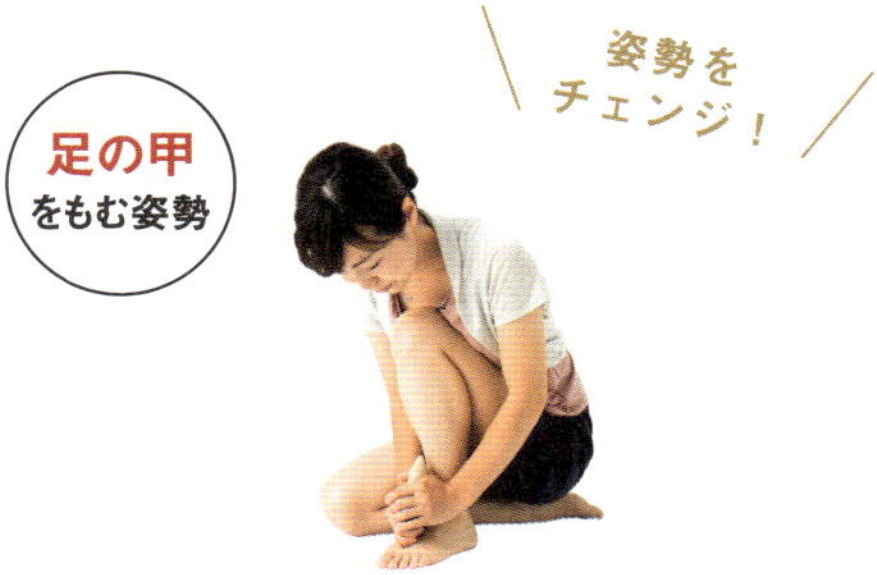
足の甲
をもむ姿勢
姿勢を
チェンジ！

三半規管をもむ

体の平衡感覚を保つ「三半規管」の反射区は、足の甲の小指と薬指の骨の間に位置します。骨と骨の間に棒を差し込んで、毒をもみ崩し、足首側に向かって流します。

昔の事故が原因で不調が現れることも

事故の後遺症改善

ココをもみます！

今ある偏頭痛などの不調の原因が、実はだいぶ昔に遭った交通事故やスポーツでのアクシデントで腰を痛めたことだった……なんてことも多いです。

※親指全体と、首・頸椎の反射区も硬いかチェックを！

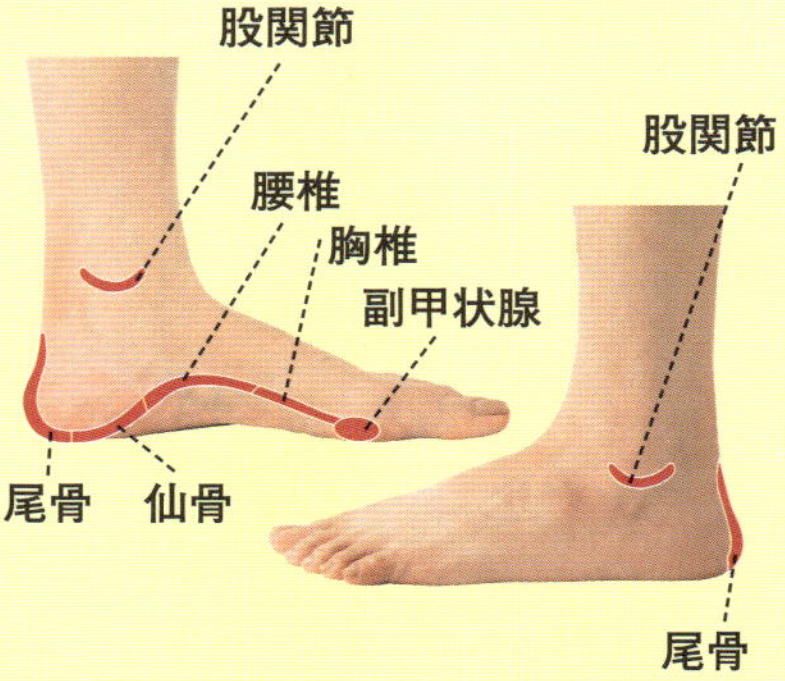
股関節
腰椎
胸椎
副甲状腺
尾骨
仙骨
股関節
尾骨

もむときの姿勢

基本
姿勢

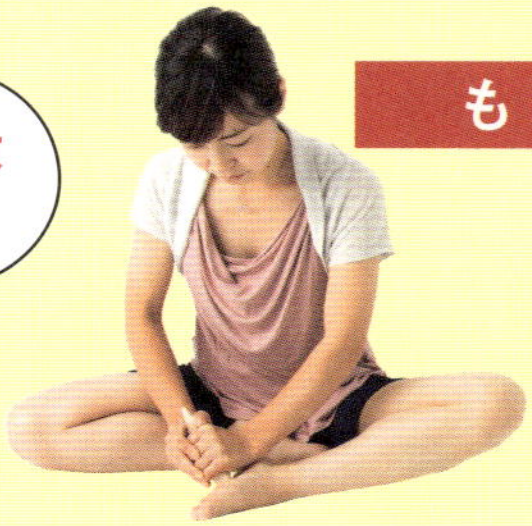

もむ順番

準備もみ

リンパ腺 3 & 基本ゾーン 5

＋

STEP 1 副甲状腺

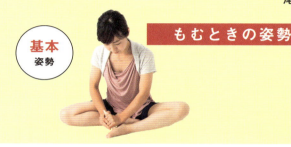

STEP 2 胸椎・腰椎・仙骨・尾骨

股関節

Column

＼ 打ち身、捻挫、骨折 ／

熱や痛みを取り除く「豆腐湿布」

私は30年前から実践し役に立ってます！ 腫れや熱があるときにぜひやってみて！ 氷と違って豆腐の程良い冷たさで熱を下げて痛みも和らぎます。赤ちゃんからどなたでも安い豆腐とガーゼがあれば簡単！ 熱を取った豆腐はぽろぽろになるので交換してください。

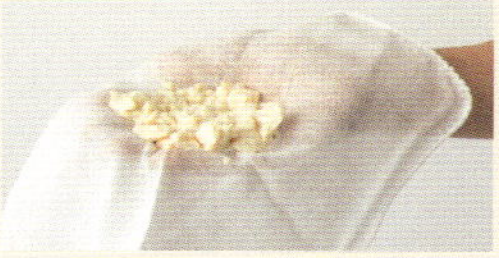

軽く水切りした豆腐を潰してガーゼにのせる。

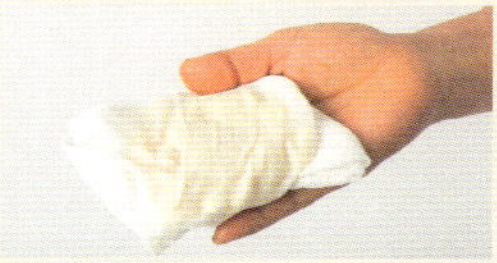

ガーゼで包んで患部に当て、サージカルテープで固定する。

STEP 1

もみ方

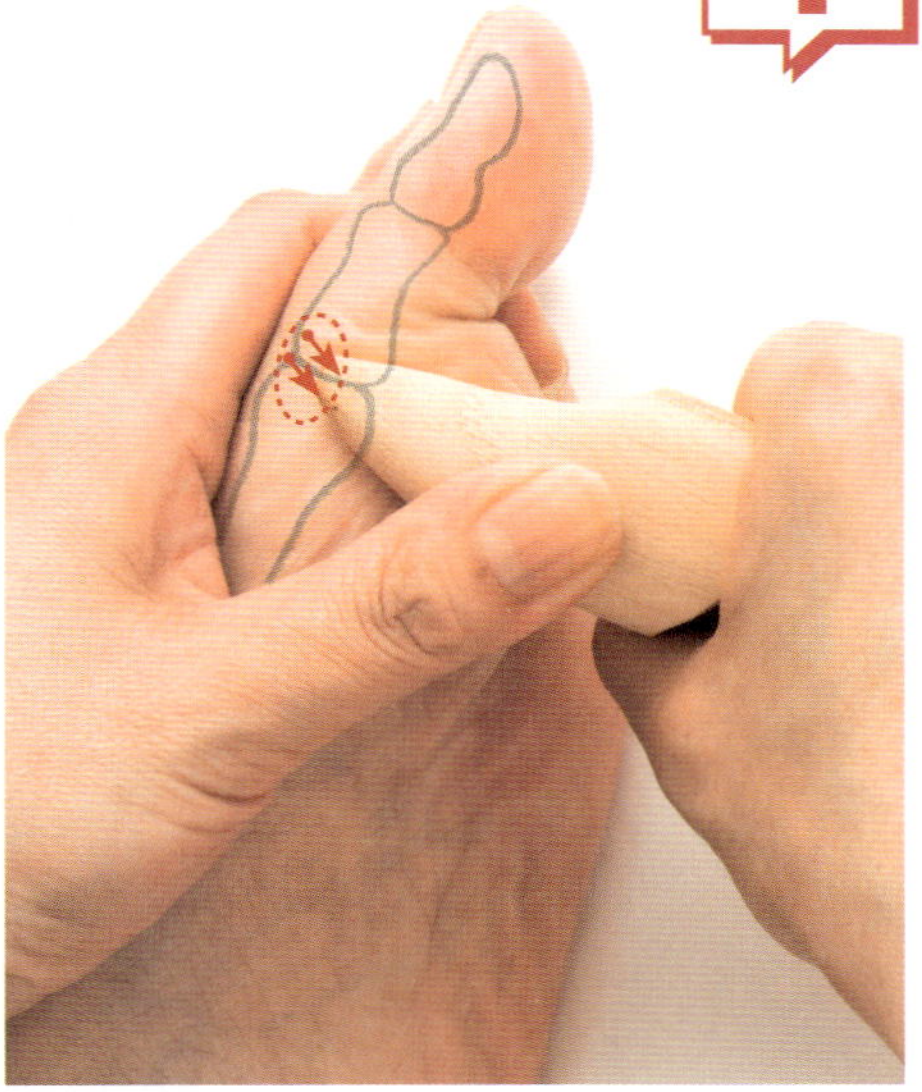

副甲状腺をもむ

カルシウムの代謝を司り、骨を丈夫にする「副甲状腺」の反射区は、親指の付け根の外側の下にあります。棒を持っていないほうの指を棒の先端に添え、足の裏に向かって落とすようにもみ崩します。

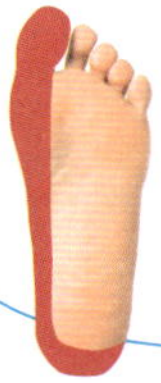

足の裏

ここが特に硬い人は、
事故の後遺症かも。
硬い部位を軟らかくなるまで
しっかりもみ崩して！

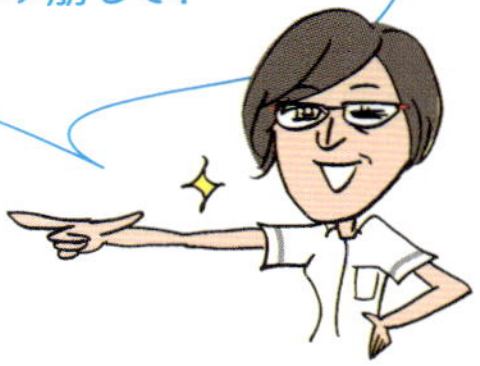

STEP 2

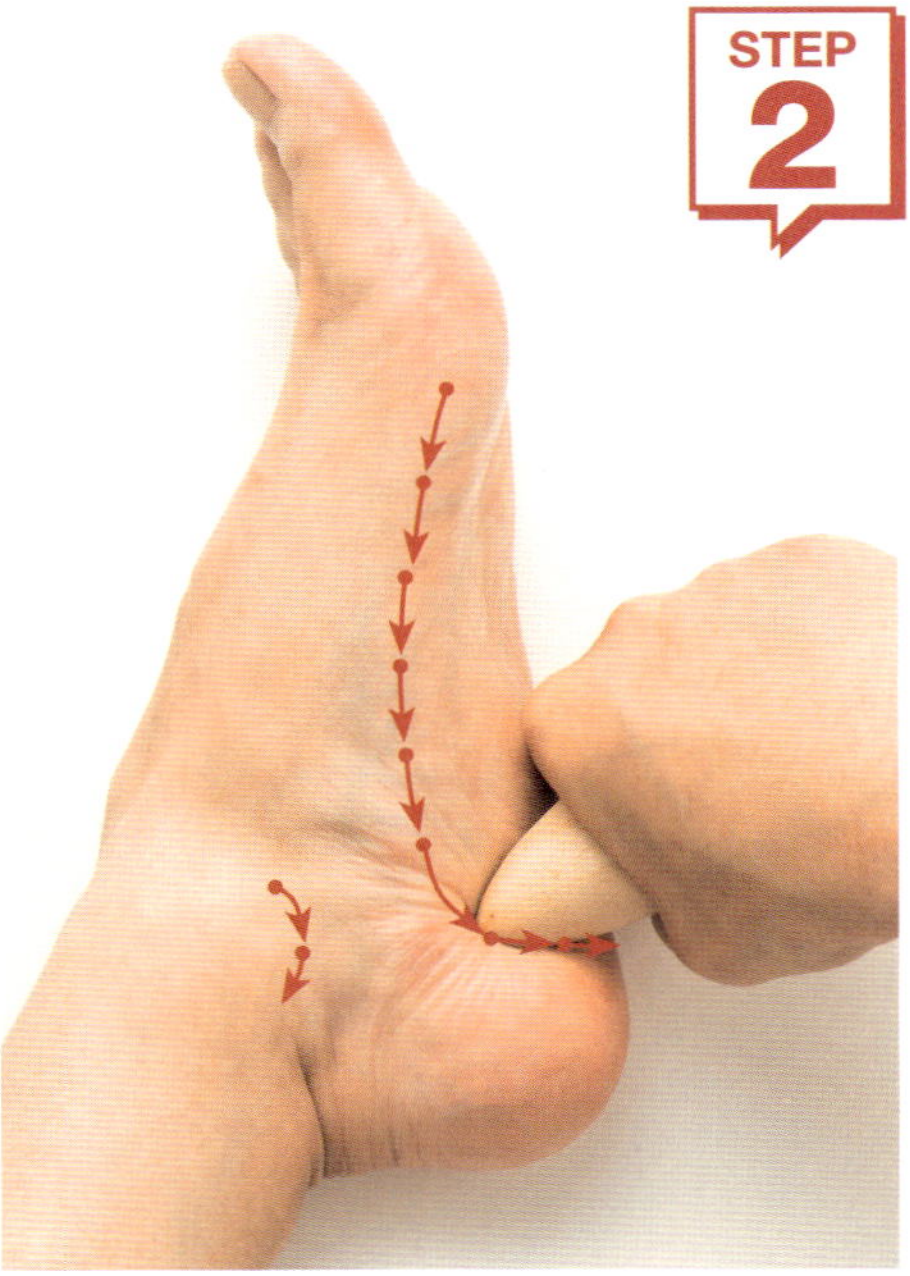

胸椎・腰椎・仙骨・尾骨をもむ

股関節をもむ

土踏まずのアーチに沿って、母指球の下からかかとの方向にかき出します。親指からかかとの方向へ、土踏まずのアーチがしっかり見えるようになるまで、溜まった毒をかき出しましょう。「尾骨」は、アキレス腱がくっきり出るようにもみ崩します。

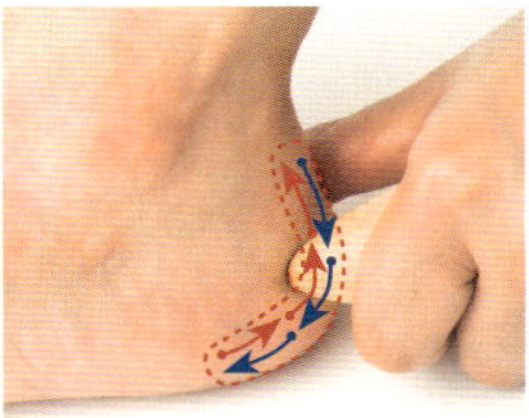

→の方向でも
←の方向でもOK

おわりに

「毒出し足もみ」は自分自身を幸せにできる足もみです！

ここまで読んでくださってありがとうございました。37年の経験からたどりついたKMR式独自の「毒をかき出す」足もみを、1人でも多くの方に実践していただけるように、できるだけわかりやすく、ボリュームいっぱいに詰め込んだつもりです。

この本の「はじめに」で、足もみで人生が変わる、未来が変えられる、と書きました。これは決して誇張や大げさではありません。ここで、実際に足もみに出会って人生が180度変わった、私自身の経験を少しお話ししたいと思います。

不調のデパートだった若いころの私

現在の私は、元気いっぱいに皆さんの足をもむ毎日を送っています。「院長から元気やパワーをもらえる」「どうしてそんなにパワフルなんですか?」と言っていただくことも多いのですが、子どものころや若いころは「不調のデパート」というくらい、体調不良に悩まされる日々でした。

7歳のときに交通事故で左足を複雑骨折してから、肩こりや腰痛がひどくなり、病院では側弯症と診断されました。骨盤が歪んで背骨がねじれているというのです。思春期に入ってからも、肩こり、腰痛、ひどい生理痛、慢性の下痢、蓄膿症、尿管結石など、次から次へといろいろな症状に悩まされました。鍼灸治療などで一時的には良くなるのですが、しばらく経つと症状は戻ってきてしまいます。

高校卒業後、夢だった女優になるために、私は芸能界に進みました。ドラマに出演したり、モデルとして雑誌のグラビアを飾るなど、充実した毎日でしたが、表向きには華々しい世界の裏で、体調不良と闘う日々でした。自律神経失調症やパニック障害も患い、せっかくいただいた仕事を、泣く泣くお断りしなくてはならないこともありました。

30歳のときに子宮内膜症を患った私は、痛みに耐えきれず手術を受けました。その翌年に妊娠しますが、医師から「無事に出産することは90％難しいでしょう」と告げられました。それでも無事に長男を出産しましたが、息子はとにかく病弱な子どもでした。

官足法に出会い、足もみで子宮の腫瘍が消えた！

長男を出産した翌年、子宮内膜症の激痛が私を襲います。子宮の左右に５００円玉大と10円玉大の腫瘍ができて、医師からは子宮を全摘出することをすすめられました。２人目の子どもを望んでいた私は、もう子どもが産めなくなってしまう、と精神的にも追い詰められました。そんな切羽詰まった状態のときに「官足法」の官有謀先生に出会ったのです。

官有謀先生は、温かいお人柄で、愛に満ち溢れた素晴らしい先生でした。それからは官先生やお弟子さんに師事し、徹底的に官足法を勉強しました。子宮摘出の手術を勧められた病院には「半年待ってください」と頼み込み、毎日2時間、自分の足をもみました。半年後、病院に行ったら、子宮の腫瘍は左右とも消えてなくなっていたのです。その後、無事次男を授かることができ、あのとき「官足法」に出会えたことには感謝しかありません。

子どものころは病弱だった長男の裕貴が足もみで健康になり、現在は勤続10年になる足もみKMRの講師でもあり、サロンのリーダーとして私を支えてくれています。結婚の早かった次男は2人の子どもに恵まれたので、私は孫に囲まれてにぎやかで楽しい生活を送っています。あのとき、足もみに出会わなかったら、私は今も多くの不調に悩まされていたかもしれません。私の未来は、足もみで大きく変わったのです!

自分で自分を健康にできるのが「毒出し足もみ」

健康な体になるための三大条件は「運動」「食事」「睡眠」だといわれていますが、さらに足もみをすることで効果が何倍にもなります。足もみで柔軟性を取り戻した筋肉で運動すれば、血液循環が良くなります。血液循環が良くなれば、食事から摂取した栄養素も細胞の隅々までいき渡り、内臓の反射区をもむことで消化吸収も高まるでしょう。不眠や冷え症、自律神経失調症などを足もみで改善していけば、良質な睡眠を得ることができます。

この本を手に取ってくださったということは、現在、病気や不調を抱えて、つらい思いをされているのかもしれません。まずは、ご自身の足に触れてみてください。足には「今」の体の状態がすべて表れます。自分の手で足に溜まった毒をもみほぐしてかき出すことで、自分自身を元気に、健康にすることができます。

人の喜ぶ姿を見るのが私にとって最高の幸せ

足もみは、誰でも気軽に始められる健康法ですが、とても奥の深い世界です。41年目にしてまだまだ奥があるのを感じており、日々、新しい発見があります。

私は、生涯現役でこの仕事を続けたいと思っています。今の私にとっていちばんの幸せは、足もみで元気になった方々が喜ぶ姿を見ることなのです。

私がここまで足もみを続けられているのも、家族やスタッフに恵まれているからです。勤続29年になる佐久間直子副院長、勤続21年の澤田直子主任、勤続14年の葛西真由美以下、それぞれのスタッフがプロフェッショナルな仕事をしてくれています。

私の人生を大きく変えてくださった官有謀先生、官先生に会わせてくださり、今もお世話になっている文化創作出版の行本昌弘社長にも心から感謝を申し上げます。そして、KMRを支えてくれる部長こと主人、長男の裕貴、次男の嫁の信子にも感謝を。

最後に、この本を手に取ってくださった、すべての皆様に感謝を申し上げます。

ＫＭＲ式官足法療法院　院長　**和智恵子**

私を支えてくれるスタッフたち

足もみＫＭＲ／（有）ＫＭＲ式官足法療法院

●スタッフ

副院長　佐久間直子／主任　澤田直子／本部講師　葛西真由美／本部講師　和智裕貴／本部講師　和智信子／本部講師　清水宏志／和智成男

●支部

山梨甲府支部　角田京子／埼玉入間支部　宮本さよ／栃木那須塩原支部　小野晶子／仙台支部　及川陽子／富山支部　大野歩／埼玉浦和支部　髙橋知子

和智　惠子（わち けいこ）
足もみKMR／KMR式官足法療法院 院長

- (有)KMR式官足法療法院 代表取締役 社長
- 公益財団法人日本スポーツクラブ協会(JSCA)認定
  スーパーマスター・介護予防運動スペシャリスト
  スーパーマスター・スポーツクラブインストラクター
- 内閣府認証日本成人病予防協会会員
  健康管理士一般指導員
  文部科学省後援健康管理能力検定1級
- 官足法指導員
- 官足法友の会認定講師
- 若石官足健康普及指導士
- メイクアップアーティスト
- 美容研究家

7歳のとき交通事故をきっかけに側弯症になり、一生医者通いから抜けられないと告げられる。高校卒業後に女優として活動するが、体調がネックとなり断念し、メイクアップアーティストに転向する。1986年に官 有謀先生の提唱する「官足法」との出会いにより、病弱を自ら克服する。その後、官 有謀先生に弟子入りし、官足法を身につけ、それまで学んだ健康法のノウハウを官足法に取り入れた独自の「KMR式官足法」を考案する。

足もみKMRのホームページ　http://www.kmr-ashimomi.com

引用参考文献

『足の汚れ（沈澱物）が万病の原因だった』官 有謀（文化創作出版）
『からだが蘇る! 奇跡の足もみ』和智惠子（宝島社）

STAFF

協力	官足法友の会
撮影	松橋晶子
デザイン	清水圭子 高 八重子
イラスト	小迎裕美子 はまだなぎさ
取材・文	佐治 環
衣装協力	ヨギー・サンクチュアリ http://yoggy-sanctuary.com

女性の不調に全対応!
毒をかき出す足もみ大全

2018年8月9日　第1刷発行
2023年5月22日　第3刷発行

著者	和智惠子
発行人	蓮見清一
発行所	株式会社宝島社 〒102-8388 東京都千代田区一番町25番地 編集　☎03-3239-0926 営業　☎03-3234-4621 https://tkj.jp
印刷・製本	株式会社光邦

乱丁・落丁本はお取り替えいたします。
本書の無断転載・複製・放送を禁じます。

©Keiko Wachi 2018
Printed in Japan
ISBN978-4-8002-8677-2